乳房影像病理学

主　编　赵江民
副主编　杨　华　王小明
　　　　钱海珊　梁海胜

人民卫生出版社

图书在版编目（CIP）数据

乳房影像病理学/赵江民主编. —北京：人民卫生出版社,2017
ISBN 978-7-117-23355-2

Ⅰ.①乳…　Ⅱ.①赵…　Ⅲ.①乳房疾病-影象诊断②乳房疾病-病理学　Ⅳ.①R655.8

中国版本图书馆 CIP 数据核字(2017)第 090402 号

| 人卫智网 | www. ipmph. com | 医学教育、学术、考试、健康，购书智慧智能综合服务平台 |
| 人卫官网 | www. pmph. com | 人卫官方资讯发布平台 |

乳房影像病理学

主　　编：赵江民
出版发行：人民卫生出版社（中继线 010-59780011）
地　　址：北京市朝阳区潘家园南里 19 号
邮　　编：100021
E - mail：pmph @ pmph. com
购书热线：010-59787592　010-59787584　010-65264830
印　　刷：北京顶佳世纪印刷有限公司
经　　销：新华书店
开　　本：787×1092　1/16　印张：15
字　　数：365 千字
版　　次：2017 年 8 月第 1 版　2017 年 8 月第 1 版第 1 次印刷
标准书号：ISBN 978-7-117-23355-2/R·23356
定　　价：118.00 元
打击盗版举报电话：010-59787491　E-mail：WQ @ pmph. com
（凡属印装质量问题请与本社市场营销中心联系退换）

《乳房影像病理学》编委会

倪　炯　同济大学附属同济医院（医学影像学　副主任医师、医学博士）

黄晓蕾　上海交通大学医学院附属第九人民医院（医学影像学　规培医师、医学硕士）

梁海胜　上海交通大学医学院附属第九人民医院（医学影像学　主治医师）

续晋铭　同济大学附属杨浦医院（医学影像学　主任医师）

葛婷婷　上海交通大学医学院附属第九人民医院（医学影像学　规培医师、硕士研究生）

韩洪秀　上海交通大学医学院附属第九人民医院（病理学　副教授、主任医师、医学博士）

鲁　煜　上海交通大学医学院附属第九人民医院（医学影像学　医师、医学硕士）

游建雄　上海交通大学医学院附属第九人民医院（医学影像学　主治医师，硕士研究生）

詹　青　上海中医药大学附属第七人民医院（神经病学与神经康复学　主任医师）

蔡伶伶　上海交通大学医学院附属第九人民医院（医学影像学　主治医师，医学硕士）

薛　杨　天津医科大学代谢病医院（医学影像学　规培医师、医学硕士）

糜　军　上海交通大学基础医学院（肿瘤分子生物学　教授、医学博士、博士后）

前　言

　　学科的交叉与融合是现代科学技术发展的必然趋势，随着精准医学时代的到来，打破了各学科间的壁垒，使各学科间的交叉与融合不断发生，并形成新的学科。医学影像学也不断与其他相关基础医学或临床医学的学科甚至其他非医学领域的学科进行交叉与融合，产生了"神经影像学""心脏介入学""分子影像学"及"影像病理学"等一批新兴学科，呈现出"医学影像学+"的发展态势。

　　本专著就是将医学影像学和病理学知识交叉与融合编写的一次尝试。通过结合临床表现、实验室检查、手术中病灶观察、术后病变大体手术标本以及病理检查资料，来分析乳房疾病影像表现的病理基础，还应用了组织学、细胞、分子生物学，甚至物理学、化学和数学等相关学科的知识来阐述其影像表现形成的机理；最终，归纳出部分疾病特征性的影像表现。本书结合美国肿瘤联合会（AJCC）第8版癌症分期手册及2015年早期乳腺癌 St Gallen 国际专家共识的最新动态，详细阐述乳腺癌的临床分期、术后复发临床危险度分级、肿瘤相关标志物及其预后，并探讨影像病理学的发展前景。

　　全书采用了超声图61幅，X线图159幅，CT图12幅，MRI图260幅，大体标本、组织、病理标本HE染色和免疫组化染色图154幅，引用图3幅，共计649幅。书中尽可能将影像征象的图片与对应病理改变的图片相结合，使之以"理"（病理改变）说"影"（影像征象），识"影"知"理"，形成图文并重的乳腺影像病理学，以提高书籍的科学性、实用性与可读性。

　　鉴于目前乳房影像病理学书籍空缺和急切需要的现实，笔者结合30余年医学影像及基础医学的学习与工作经验，组织了乳房疾病诊疗与科研相关领域的部分专家和研究人员，编写了此书。因为书中内容除乳腺小叶和乳导管等乳房腺体组织（乳腺组织）的疾病外，还包括了乳房局部的皮肤、乳头、皮下结缔组织、血管和淋巴组织，及其深部肌肉等组织的疾病，所以定名为"乳房影像病理学"。

　　期望本书有助于影像医师和相关临床科室的医师形成较好的影像诊断思维方法，能对乳房疾病做出较快速且更准确的诊断。同时也可帮助医学生提升与拓宽知识面。本书还可作为医学影像学、病理学及乳房疾病相关临床及科研工作者的参考书籍。

　　书稿虽经反复推敲，多次修改，但由于缺乏此类书籍的参考和编写的经验，加之影像分类诊断，甚至病理的分级，也存在主观因素，所以书中欠妥之处，甚至错误之处仍在所难免，恳请广大读者批评指正，为今后的升级完善提供帮助，在此不胜感激！

赵江民

2017年3月于上海

目　录

第一章 乳 房

第一节 乳房解剖学表现

乳房（mamma；breast）是皮肤特殊分化的器官，位于胸前部，是哺乳动物特有的结构。男性和女性的乳房均来源于相同的胚层组织，但两性乳房的形态在青春期后发生了明显不同的变化：女性乳房的腺体于青春期开始发育生长，在妊娠和哺乳阶段有分泌活动，同时发育的乳房也是女性重要的第二性征之一；男性乳房腺体不发达，其乳头的位置通常位于第 4 肋间隙水平，因此常作为体表定位的标志。

临床上，经常可见乳房与乳腺概念混淆。准确地说，乳腺就是乳房内的腺体组织，它主要由乳腺小叶和导管组成；而乳房不但包括乳腺，还有皮肤、乳头、乳晕、结缔组织、肌肉、神经、血管和淋巴管等。

一、乳房解剖结构

（一）位置

成年女性的乳房，上缘约平第 2 肋，下缘约平第 6 肋，内侧缘达胸骨旁线，外侧缘至腋中线，位于胸大肌和胸筋膜的表面。乳房腺体组织与胸肌筋膜之间为乳房后间隙（retromammary space），内含疏松结缔组织和淋巴管。由于其内没有大血管，在隆乳术时通常将假体植入到此间隙内，使乳房隆起。

（二）形态

女性乳房的大小和轮廓常随着年龄、妊娠、哺乳等不同生理时期的变化而改变，同时也存在显著的个体差异。成年未生育的女性乳房呈半球形，紧张而富有弹性。乳头（mammary papilla）位于乳房的中央，相当于第 4 肋间隙或第 5 肋与锁骨中线相交处，输乳管向乳头汇集并开口于乳头顶端。乳头周围皮肤色泽较深的环形区为乳晕（areola of breast），其表面有许多小的突起，突起的深面为乳晕腺（areolar gland），分泌的脂性物质，具有润滑乳头的作用。在妊娠期和哺乳期，由于乳腺增生，乳房形态增大；而停止哺乳后，乳腺组织萎缩，乳房形态变小；到老年时，乳房由于乳腺组织萎缩而下垂。

（三）结构

乳腺（mammary gland）是乳房的功能单位，由乳腺小叶、输乳管、纤维结缔组织以及脂肪等构成（图 1-1-1）。纤维组织包绕乳腺，将乳腺分割为 15~25 个乳腺叶（lobe of mammary gland），每个腺叶分成若干个乳腺小叶（lobule of mammary gland），每一乳腺小叶又由 10~100 个腺泡组成。这些腺泡紧密地排列在小乳管周围，开口处与小乳管相连。多个小乳管汇集成小叶间乳管，多个小叶间乳管又进一步汇集成输乳管（lactiferous duct）。输乳管以乳头为中心呈放射状排列，汇集于乳晕区域的深部，最终开口于乳头。输乳管在靠近乳头处膨大为输乳管窦（lactiferous sinus），具有储存乳汁的作用，至乳头开口处变狭窄。乳腺的输乳管结构犹如一棵形态各异的小树（图 1-1-2）。乳腺周围的纤维组织发出许多小纤维束，两端分别附着于皮肤和胸肌筋膜，称为乳房悬韧带（suspensory ligament of breast），即 Cooper 韧带。Cooper 韧带主要起固定乳腺的作用，可以使乳房具有一定的活动度。当癌肿组织侵及 Cooper 韧带时，可牵拉局部皮肤向内凹陷，形成以 Cooper 韧带为中心的"酒窝征"。

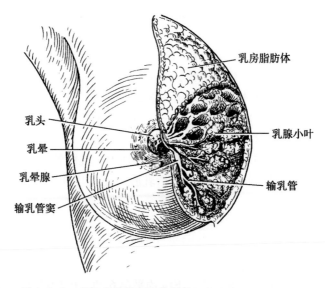

图 1-1-1　成年女性乳房正常结构

（四）血供和淋巴引流

1. 乳房动脉血供　乳房的动脉血供主要来源于腋动脉、胸外侧动脉、胸廓内动脉以及一些肋间动脉的分支。腋动脉发出几条分支供应乳房：胸上动脉、胸肩峰动脉的胸肌支、胸外侧动脉（又称乳房外侧动脉，从腋静脉的深面穿出，绕过胸大肌外侧缘，主要参与乳腺外侧的血液供应）及肩胛下动脉。胸廓内动脉（又称乳房内侧动脉）发自锁骨下动脉，紧贴胸膜顶前面进入胸腔，沿胸骨旁下行，于第 6 肋间隙水平处移行为腹壁上动脉，在胸骨旁相应的肋间水平发出分支穿过胸大肌，分布于乳房前内侧部。另外根据格氏解剖学（第 39 版）介绍，第 2~4 肋间前动脉从各自相应的肋间穿出后与乳房内、外侧动脉的分支吻合，负责乳房的上部、乳头、乳晕及邻近乳房组织的血供。

2. 乳房静脉回流　乳房的静脉血管可分为浅、深两组。浅层静脉位于浅筋膜结缔组织内，横向的静脉汇集到胸骨边缘，穿过胸肌注入内乳静脉；纵向的静脉走行至锁骨上窝注入颈根部的浅静脉。在乳晕周围形成一环形静脉丛，来自该静脉丛的血液及来自腺体组织的静脉血汇入与动脉伴行的深静脉，即腋静脉、胸廓内静脉和肋间静脉。

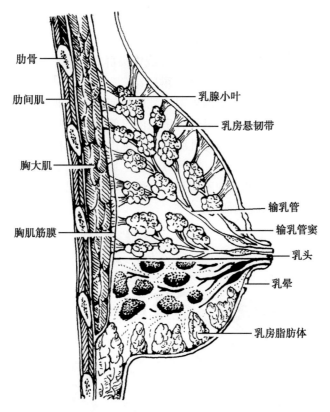

肋骨

肋间肌

胸大肌

胸肌筋膜

乳腺小叶

乳房悬韧带

输乳管

输乳管窦

乳头

乳晕

乳房脂肪体

图 1-1-2　成年女性乳房正常结构（矢状切面）

乳房深静脉回流主要有 3 条途径。

（1）胸廓内静脉穿支：即乳内静脉穿支，是伴行于胸廓内动脉下部的两条静脉，在第 3 肋软骨处合并，向上行于该动脉的内侧，注入头臂静脉。汇入同侧无名静脉后，经右半心进入肺毛细血管网，是乳腺癌转移至肺的主要途径。

（2）腋静脉属支：主要引流乳房深部组织、胸肌和胸壁的血液，汇入锁骨下静脉和无名静脉，经右半心进入肺毛细血管网，也是乳腺癌转移至肺的一个重要途径。

（3）肋间静脉：是乳房最重要的引流静脉，主要与脊椎静脉相通，注入奇静脉，经上腔静脉入肺，乳腺癌也可经此途径向肺部转移。由于椎静脉丛无静脉瓣且压力较低，椎静脉腔内的血液可来回流动，因此乳腺癌可经此途径转移到脊椎骨；另外椎静脉系统向上穿硬脊膜，经枕骨大孔与硬脑膜窦相通，向下与盆底静脉丛广泛交通，乳腺癌可经此途径发生骨盆、股骨上段、颅骨、肩胛骨及脑等部位的多发转移。

3. 乳房淋巴引流　乳房的淋巴回流变异较大，在乳腺小叶间的结缔组织、输乳管壁及乳晕下区相互交通的淋巴丛。在深筋膜下面也有一个微小淋巴管丛，但是它在正常的淋巴回流和癌症的早期扩散上几乎不起作用，在通常的回流途径受阻时起替代作用。

乳房约 75% 淋巴管主要汇入腋窝淋巴结，另外 20%～25% 汇入胸骨旁淋巴结，少数可直接注入锁骨上淋巴结，另外还有部分可引流到膈下、腹壁及对侧腋窝。

乳腺淋巴的主要引流途径（图 1-1-3）：

（1）乳腺外侧部及中央部淋巴管注入腋窝淋巴结前群及中央群。

（2）乳腺内侧部淋巴管注入胸骨旁淋巴结。

（3）乳腺底部淋巴管注入腋窝淋巴结尖群或中央群。

（4）乳腺内上部淋巴管直接注入锁骨上淋巴结。

乳腺各部淋巴引流方向并无恒定的界限，乳腺任何部位的淋巴液均可引流到腋窝淋巴结，同时也可回流到胸骨旁淋巴结；另外乳房内淋巴管网相互吻合，并与胸部、颈部、腋窝、腹部、脊椎等处淋巴网相通，因此乳腺癌可经淋巴途径转移至这些部位。当癌组织阻塞乳房皮下淋巴管，使淋巴回流受阻，可导致相应区域的皮肤水肿，而毛囊和皮脂腺的皮肤与皮下组织紧密相连，使该处水肿不明显，从而使皮肤出现点状凹陷，临床上称为"橘皮样改变"，通常为乳腺癌的晚期征象。

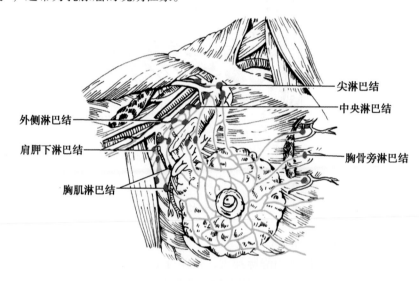

图 1-1-3　乳房淋巴回流

二、乳房生理演变过程

乳房历经婴幼儿期、青春期、性成熟期、妊娠期、哺乳期和老年期的演变，从发育到萎缩过程中受多种激素的影响，尤其是卵巢的周期性变化，使乳腺在月经前后发生规律性改变。这种改变因人而异，临床表现也各不相同，熟悉这些变化规律对于乳腺疾病的正确诊断具有重要意义。现将女性乳腺在不同生理阶段的生理变化简述如下：

1. 婴幼儿期　婴幼儿的乳房主要由脂肪组织及少量乳管组成，乳腺小叶处于静止状态。在这一期内，男、女孩的乳腺在生理及解剖上基本无本质的差异。

2. 青春期　是乳腺从发育到性成熟的阶段。一般在月经来潮前的 3 ~ 5 年乳腺开始发育；到青春期时，乳腺在卵巢性激素的作用下生长加速，乳房、乳头和乳晕增大，乳房皮下脂肪组织、结缔组织及间质成分增生，导管周围间质内血管丰富，导管扩张，延伸，分支变多，小导管末梢基底细胞增生，逐渐形成导管腺泡和小叶，整个乳腺、乳晕、乳头相继增大，乳头、乳晕色泽加深。此时腺体层增厚、致密，脂肪组织相对较少。

3. 性成熟期　在雌激素和孕激素的周期性作用下，月经周期稳定，乳腺腺体也发生周期性变化,可分为经前增生期和经后复原期。经前增生期是指从月经干净数日到下次月经来潮期间,此期乳腺导管上皮细胞增生、变大,管腔增大,新腺泡形成,增生末期乳管和乳腺小叶内可见分泌物,腺腔周围的组织水肿,结缔组织增生,淋巴细胞浸润,组织充血,此过程在月经来潮前达高峰。增生期末期乳房体积增大,可有轻度胀痛,触诊可有结节感。经后复原期为月经来潮后至月经后 7~8 天,由于此期雌激素和孕激素水平迅速降低,乳腺呈退行性改变,腺泡上皮消失,末端乳管及小乳管萎缩,上皮细胞萎缩、剥脱,残留的上皮细胞呈低柱状,管周结缔组织紧缩呈玻璃样变,淋巴细胞减少,可见少许游走的吞噬细胞。此期乳腺组织中的水分被吸收,乳房变小、变软,胀痛及触痛减轻或消失。

4. 妊娠期 此期乳房、乳头增大,乳晕扩大,颜色变深。妊娠初期,在雌激素和黄体酮的作用下,末端导管增生,并新生萌芽性小管,形成新的小叶,小管数量增加,管腔体积扩大,小叶得到完好的发育,乳房体积增大,外形饱满;妊娠中、后期腺泡扩张更加明显,腺泡上皮细胞内含有分泌空泡,腔内分泌物增多。妊娠期乳房体积明显增大,乳头变硬、增大,部分女性挤压乳房时可见初乳流出。

5. 哺乳期 分娩后由于雌激素、孕激素水平降低,催乳素分泌量增加。在催乳素作用下,腺泡及小叶内导管明显增多,腺泡腔扩张、增大,腺泡上皮顶端脱落形成乳汁进入乳腺导管内储存。

6. 老年期 此期乳腺的退化主要表现在乳腺终末导管-小叶系统,乳腺小叶和导管逐渐萎缩,基质细胞及胶原纤维逐渐减少,乳腺腺体逐渐被脂肪组织所取代,上皮及特化间质可发生囊性变化(小叶囊性退化)。据统计,国内近半数 50 岁以上的妇女乳腺间质中可以见到弹性纤维组织聚集,弥漫分布于间质中或围绕血管和导管分布。此期个体间脂肪组织的差异性较大,如乳房内脂肪组织相对增多而外观丰满,乳房可能恢复到类似青春期前的状态。

(武士兴 蔡伶伶 詹 青)

参考文献

1. Wenting Zhu, Celeste M. Nelson. Adipose and mammary epithelial tissue engineering [J]. Biomatter, 2013, 3 (3): e24630

2. 武志兵, 刘学敏, 李德明, 等. 女性乳房的应用解剖 [J]. 解剖学研究, 2010, 32 (5): 341-343

3. Suami H, Pan WR, Mann GB, Taylor GI. The lymphatic anatomy of the breast and its implications for sentinel lymph node biopsy: a human cadaver study [J]. J Ann Surg Oncol. 2008, 15 (3): 863-871

4. Roy J. Levin. The breast nipple areola complex and human sexuality [J]. Sexual and Relationship Therapy, 2006, 21 (2): 237-249

5. 柏树令. 系统解剖学 [M]. 6 版. 北京: 人民卫生出版社, 2006: 197-198

6. Nickell WB, Skelton J. Breast fat and fallacies: more than 100 years of anatomical fantasy [J]. J Hum Lact, 2005, 21 (2): 126-130

7. Patrick Jr CW. Breast tissue engineering [J]. Annu. Rev. Biomed. Eng, 2004, 6: 109-130

8. Gusterson BA, Stein T. Human breast development [J]. Seminars in Cell & Developmental Biology, 2000, 23 (5): 567-73

第二节　乳腺组织学表现

一、乳腺组织结构

成人正常乳腺组织主要由导管、小叶及结缔组织等组成。乳腺导管起始于乳头皮肤开口部，与之相连的是乳腺大导管并以乳头为顶点向后方腺体呈锥形束样辐射，再逐级分支为中、小导管，最后为终末导管。每侧乳腺含有 15~25 个腺叶，每一腺叶又分为若干小叶，每一小叶又由一终末导管与之相连的 10~100 个腺泡组成。

乳腺终末导管-腺泡是小叶系统的基本结构，均为典型双层细胞结构，由内层（腔面）的上皮细胞层和外层（基底面）的肌上皮细胞层组成。这种双层细胞结构对乳腺疾病的诊断异常重要，其发生改变是恶性病变早期诊断的重要指标之一。正常乳腺小叶由一支终末导管和数量不等的腺泡组成。小叶腺泡埋于富含纤维和血管的小叶间质内，间质内还含有数量不等的淋巴细胞、浆细胞、巨噬细胞和肥大细胞，这种特化的小叶内间质与周围小叶间或小叶外的间质成分（包括脂肪组织）分界清楚。终末导管和与其相连的一组腺泡一起被称为终末导管-小叶单位（terminal ductal lobular unit，TDLU）（图 1-2-1），它是乳腺的基本结构和功能单位。在泌乳期，终末导管和腺泡的腺上皮细胞均可因体内激素水平的变化而发生改变。所以，终末导管同时具有分泌、输送乳汁至小叶外导管系统的作用。

静止期乳腺导管和腺泡的腔内上皮细胞呈立方形或柱状，胞质呈淡嗜酸性，细胞核呈卵圆形，大小一致。外层或肌上皮层细胞形态变化较大，肌上皮细胞形态可表现为不明显扁平细胞到典型上皮样细胞，同时伴有丰富的透亮胞质。基底膜位于肌上皮细胞与小叶内间质之间，为乳腺小叶系统与其周围间质的分界线。基底膜主要由Ⅳ型胶原纤维及层黏连蛋白组成，围绕乳腺大小导管、终末导管和腺泡。正常情况下导管周围间质内可见数量不等的弹性纤维，老年女性弹性纤维的含量多于年轻女性，终末导管或腺泡周围常无弹性纤维（图 1-2-2）。

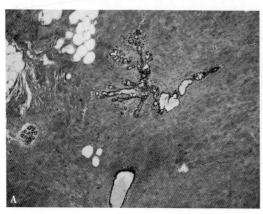
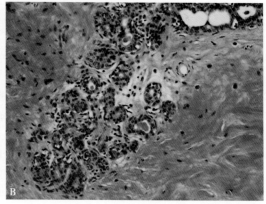

图 1-2-1　乳腺小叶单位（HE 染色 ×40、×100）

女性，40 岁，一侧乳房切除，对侧乳房皮肤完整，无红肿、色素沉着及瘢痕，乳房皮肤无凹陷，乳头无回缩及溢液。正常乳腺组织取自乳腺癌患者对侧正常乳房切除标本。

镜下丰富结缔组织中可见乳腺腺泡和小导管形成的乳腺小叶单位（图 A），局部放大可见导管和腺泡的上皮细胞呈立方形或柱状，内腔较小（图 B）

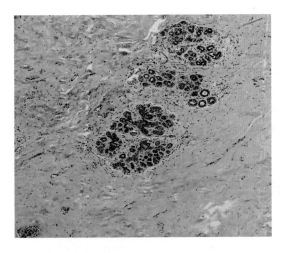

图1-2-2 乳腺典型小叶结构（HE染色×40）
女性，45岁，无自觉症状，体检发现左乳肿块，行手术切除，病理证实为乳腺硬化性腺病，切除肿块边缘的正常组织制备组织切片。
镜下见乳腺脂肪组织和结缔组织丰富，其中可见典型乳腺小叶结构，乳腺导管和腺泡上皮细胞呈立方形或柱状，腺泡腔较小

二、乳腺生理变化

乳腺于青春期开始发育，其结构随着年龄和生理状况而变化：

1. **未孕女性乳腺** 未孕女性乳腺腺体不发达，腺泡和导管成分较少，脂肪组织和结缔组织丰富，在月经周期的分泌期，腺泡和导管略有增生，乳腺稍微增大，在未妊娠女性乳腺中偶尔可见单个小叶呈分泌性改变。

2. **妊娠期和哺乳期乳腺** 又称为活动期乳腺。妊娠期在雌激素和孕激素的作用下，乳腺腺体增生、腺泡增大，结缔组织和脂肪组织相对减少。特别是妊娠后期在催乳素的刺激下，腺泡开始分泌含有丰富脂滴、乳蛋白、乳糖等的分泌物，同时还含有浆细胞与腺上皮细胞联合产生的分泌型免疫球蛋白A（secretory immunoglobulin A，SIgA）、含脂肪颗粒的巨噬细胞（又称初乳小体）。哺乳期乳腺腺体更加发达，在不同的小叶内合成与分泌活动可交替进行，因此可以看到分泌前的腺泡上皮细胞为高柱状，分泌后的腺泡上皮细胞呈扁平状，而腺腔内充满乳汁。当停止哺乳后，催乳素水平下降，乳腺组织萎缩，乳腺小叶逐渐恢复到妊娠前状态。恢复期的小叶外形不规则，常有淋巴细胞和浆细胞浸润。

3. **绝经期乳腺** 随着雌激素和孕激素水平的降低，乳腺终末导管-小叶单位表现退化性改变，腺体萎缩，小叶内特化性间质成分消失，导管可不同程度地扩张。绝经后女性乳腺特征性地表现为腺体组织和胶原性间质成分明显减少，而脂肪成分增多。在更年期的末期阶段，残留的乳腺终末导管-小叶单位常由导管和萎缩的腺泡组成，周围绕以透明变性的结缔组织，或埋陷于含有少量或无间质的脂肪组织中。

（武士兴 蔡伶伶 袁琼兰）

参考文献

1. Apesteguia L，Pina LJ. Ultrasound-guided core-needle biopsy of breast lesions［J］. Insights Imaging，2011，2（4）：493-500
2. 邹仲之. 组织学与胚胎学［M］. 6版. 北京：人民卫生出版社，2006：208-209
3. 李玉林. 病理学［M］. 6版. 北京：人民卫生出版社，2006：316-318
4. 于泽平，李幼生，王少华，等. 细针穿刺吸取细胞学检查对乳腺癌的诊断价值［J］. 医学研究生学

报，2006，19（5）：474-475

5. Orell SR, Miliauskas J. Fine needle biopsy cytobgy of breast lesions: a review of interpretative difficulties [J]. Adv Anat Pathol, 2005, 12 (5): 233-245

6. Dennison G, Anand R, Makar SH, et al. A prospective study of the use of fine-needle aspiration cytologyand core biopsy in the diagnosis of breast cancer [J]. Breast J, 2003, 9 (6): 491-493

7. Giuliano AE, Haigh PL, Brennan MB, et al. Prospective observational study of sentinel lymphadenectomy without further axillary dissection in patients with sentinel node-negative breast cancer [J]. J Clin Oncol, 2000, 18: 2553-2559

第三节 乳房超声检查

超声波（ultrasound wave）是指振动频率 > 20 000Hz、超出人耳听觉范围的声波。超声成像则是利用超声波在人体内传播时，由于体内各种器官和组织对超声的反射和减弱规律不同，通过示波屏的显示来诊断疾病的方法。超声波具有良好的方向性，在人体内传播过程中，遇到密度不同的组织、器官时，可以发生反射、折射和吸收等现象，还可以显示体内某些脏器的活动功能，并能确切地鉴别出组织器官的成分及其变化。

超声检查操作简单、方便，可以多个断面检查，定位效果好，对病灶的发现率也较高，同时近年来由于超高频、宽频及变频探头的应用，以及 CDFI、二次谐波、超声造影剂、超声引导下穿刺活检及三维成像等新技术的推广，将对乳腺超声检查产生不可估量的作用。

一、检查方法

乳房超声检查前一般无需特殊准备，为避免生理状态对乳腺的影响，一般以月经结束一周后为宜。

1. 体位 检查时常规采用仰卧位，解开上衣，充分暴露乳房，双手上举过头（若乳房丰满、外侧象限检查困难时，可辅以侧卧位）。检查时通常将乳房分为乳头-乳晕区及外上、外下、内上、内下四个象限，共五个区域。检查时按一定的顺序对乳房进行连续的横切、纵切，并以乳头为中心做放射状扫查。扫查范围应包括整个乳房区域，尤其是腺体边缘及中央区，并且相邻两切面间应有一定的重复，以免遗漏。

2. 仪器探头及调节 乳房检查多采用电子线阵高频探头（探头频率为 7.5 ~ 10MHz），便于观察细小的病变。10MHz 以上的探头可提高成簇微小钙化的检出率，有条件者可以使用（10 ~ 13）MHz 的高频探头进行检查。

二、乳房超声表现

经乳房皮肤扫查时由浅入深的层次依次为皮肤、浅筋膜浅层、皮下筋膜、悬韧带、腺体组织、浅筋膜深层、乳腺后间隙、胸壁肌层和肋骨等，各层次结构的超声表现分析如下（图 1-3-1）。

1. 皮肤 表现为弧形强回声光带，厚 2 ~ 3mm，边缘光滑、整齐。乳头的大小通常与年龄、乳房的发育情况以及是否经产有关系。年轻未生育者乳头较小，回声低而均匀；哺乳后的乳头增大，回声增强。

图 1-3-1 乳房超声表现

女性，30 岁，乳房左右对称，皮肤无红肿、色素沉着及瘢痕，乳房皮肤完整，乳房皮肤无凹陷，乳头无回缩及溢液。定期健康体检。

二维超声显示乳房皮肤、皮下脂肪、腺体组织、深部脂肪组织、肌层及肋骨等结构清楚，腺体组织分布均匀

2. 皮下浅筋膜浅层与皮下脂肪层 除乳头外，乳房腺体层均被脂肪组织覆盖，Cooper 韧带穿行其间。Cooper 韧带显示为线状强回声，后方可有声影。Cooper 韧带将脂肪层分隔成团状，为低回声。脂肪层的厚度个体差异较大，主要与年龄、肥胖程度有关。年轻人皮下脂肪较薄，随着年龄的增加，皮下脂肪层逐渐增厚，致使乳房外观丰满。临床上常见某些经产妇或老年妇女 Cooper 韧带肥厚，触摸时感觉似有肿块，勿将其误认为肿瘤，检查时应注意鉴别。一般此种情况主要见于双侧乳腺，多角度扫查可发现低回声组织与皮下脂肪层相连，其后方声影可随探查角度的改变而改变。

3. 乳腺导管 乳腺深部为乳腺腺叶及乳腺导管，乳腺腺叶呈中等强度的光点或光斑，其内可见或多或少的低回声脂肪组织和条状、斑片状中等回声纤维组织。多数乳腺导管在非哺乳期处于闭合状态，在声像图上常不能显示导管的管壁和管腔，少数可呈"＝"状强回声管壁和管腔结构，内径多小于 1.8mm。妊娠晚期和哺乳期可见乳腺导管扩张。

4. 乳腺后间隙 位于浅筋膜深层与胸大肌筋膜之间，表现为介于两条线状强回声之间的线状或条状低回声。体型瘦者两筋膜相贴而使此间隙薄而境界显示不清，肥胖女性的乳腺后间隙内因脂肪的存在而境界清晰。

5. 胸壁肌层 位于乳腺腺叶深层的胸大肌，呈均匀实质性低回声，可见与解剖结构排列一致的肌纤维纹理。

6. 肋骨 表现为薄片状强回声，后方回声衰减，肋软骨为低回声，短轴为圆形或椭圆形，边界清楚，形态规则，若发生钙化时内部可出现斑片状强回声。

三、乳房声像图分型

乳房腺体的厚度因乳房的发育程度不同而个体差异较大，约 1~3mm，老年人可萎缩至 0.5mm。腺体层主要由导管系统及间质成分组成，腺体回声与乳房发育程度及年龄等有关。成年女性在不同年龄时期腺体组织、间质成分和脂肪成分所占比例不同，构成声像图亦有差异。依据乳腺组织回声结构的特征，可将乳房声像图分为四型，即导管型、混合型、致密型和不均匀型。

1. 导管型 主要表现为乳腺导管征象，腺体组织成分较厚，脂肪组织较少，多见于18~30岁的年轻、未哺乳的女性，此型约占总数的8%（图1-3-2）。

2. 混合型 此型腺体组织较多，同时兼有部分脂肪组织，多常见于育龄期妇女，此型约占总数的54%（图1-3-3）。

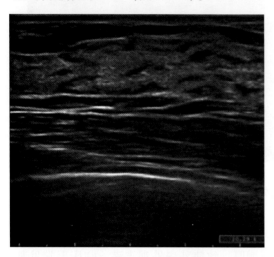

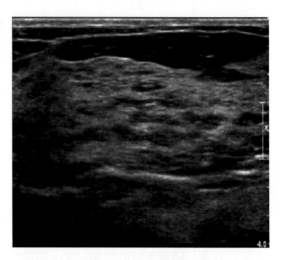

图1-3-2 乳房（导管型）超声表现

女性，32岁，无自觉症状，乳房左右对称，皮肤无红肿、色素沉着及瘢痕，乳房皮肤无凹陷，乳头无溢液。定期健康体检。

二维超声显示正常乳房结构，腺体组织较多，腺体前缘可见乳腺导管，脂肪组织较少

图1-3-3 乳房（混合型）超声表现

女性，38岁，乳房左右对称，皮肤完整，无红肿、色素沉着及瘢痕，乳房皮肤无凹陷，乳头无回缩及溢液。定期健康体检。

二维超声显示乳腺腺体组织厚且较致密，兼有脂肪成分

3. 致密型 此型腺体组织萎缩、变薄，纤维组织和脂肪组织增多，多见于绝经期妇女，50岁以后随着年龄增加比例逐渐增高，此型约占总数的31%（图1-3-4）。

4. 不均匀型 此型较少见，年龄段区分不明显，腺体较杂乱，导管征象不明显，约占总数3%（图1-3-5）。

四、乳房引流淋巴结声像图

乳房检查时需常规扫查引流淋巴结，主要包括腋窝淋巴结、胸骨旁淋巴结、锁骨上下淋巴结。其中腋窝淋巴结是检查重点，约75%乳房淋巴液汇入腋窝淋巴结。

1. 腋窝淋巴结 腋窝淋巴结分为5组，扫查时以中央群为主。在正常情况下腋窝中央群淋巴结多为1~3枚，长度多在5~20mm，厚度在3~8mm。结构特点为皮质菲薄，呈线状弱回声，中央为髓质结构多呈较强回声。随着年龄增长，内部脂肪成分增多可表现为脂肪样低回声。血流表现为0~1级。锁骨下淋巴结（尖群）一般很小，不易显示，一旦查见淋巴结应注意其结构，需结合病史考虑。

2. 胸骨旁淋巴结 正常胸骨旁淋巴结不显示，只有在病理情况下淋巴结才会被查见。如病变位于乳腺内侧部时，应注意扫查胸骨旁淋巴结。

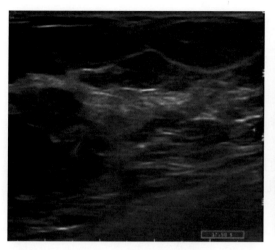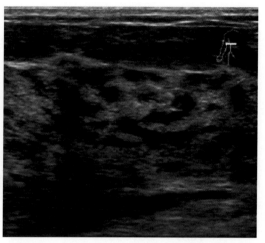

图 1-3-4　乳房（致密型）超声表现
女性，55 岁，乳房左右对称，皮肤完整，无红肿、色素沉着及瘢痕，乳房皮肤无凹陷，乳头无回缩及溢液。定期健康体检。
二维超声显示乳腺腺体组织比例减少且致密

图 1-3-5　乳房（不均匀型）超声表现
女性，35 岁，乳房左右对称，乳房皮肤无凹陷，皮肤无红肿、色素沉着及瘢痕，乳头无溢液。定期健康体检。
二维超声显示乳腺腺体成分较复杂、不均匀

3. 锁骨上淋巴结　正常情况下，锁骨上淋巴结大小一般在 5mm 左右，多不能显示。当乳腺癌转移到锁骨上淋巴结时常提示为乳腺癌晚期，转移淋巴结表现为测值增大、皮质增厚、髓质消失，多呈结节状弱回声，血流稀少。

（武士兴　桂霜　郑丽）

参考文献

1. 金征宇，龚启勇. 医学影像学 [M]. 3 版. 北京：人民卫生出版社，2015：467-470
2. 韩仁峻. 乳腺超声对乳腺疾病的诊断价值 [J]. 中国医药指南，2013，4（11）：252-253
3. 李朝霞，彭玉兰，史岩. 正常女性乳腺的超声分型研究 [J]. 临床超声医学杂志，2011，13（5）：314-316
4. O'Flynn EA, Wilson AR, Michell MJ. Image-guided breast biopsy: state-of-the-art [J]. Clin Radiol, 2010, 65（4）：259-270
5. 谢海珊，丛林，李丽萍，等. 乳腺超声在妇女健康体检中的应用价值 [J]. 临床和实验医学杂志，2010，8（16）：1219-1220
6. 吴恩惠，冯敢生. 医学影像学 [M]. 6 版. 北京：人民卫生出版社，2008：215-219
7. Ramsay DT, Kent JC, Hartmann RA, et al. Anatomy of the lactating human breast redefined with ultrasound imaging [J]. J Anat. 2005, 206（6）：525-534

第四节　乳房 X 线检查

乳房 X 线摄影（mammography，MG）是利用微弱剂量的软 X 线（小于 0.01Gy）对乳房进行检查的 X 线摄影技术。对乳腺内钙化尤其是乳腺的微小钙化检出率较高，其致癌性似接近自然发病率，X线摄影时间短、分辨率高、重复性好，同时不受年龄、体形的限制，是一种简便易行且无创可靠的检测手段，目前已经作为诊断乳房疾病的首选影像检查方法。X线可以检测出医生触诊不到的肿块，特别是对较大乳房和脂肪型乳房。

一、检查体位

乳房常规X线摄影应包括双侧乳房，以利于对比。被检查者通常取站立位，常规投照位置和方法包括：乳房内外侧斜位（MLO）、头尾位（CC），必要时辅以侧位、上外-下内斜位（SIO）、外内侧斜位（LMO）、局部压迫摄影及全乳或局部压迫放大摄影等。由于乳腺腺体组织随月经周期发生变化，因此进行乳房X线摄影的最佳时间常为月经结束后1~2周。

二、乳房X线表现

乳房是一个终身变化的器官。年龄、发育、月经周期、妊娠、生育、哺乳，以及内分泌等多种因素均可对乳腺的X线表现产生影响。因此，在乳腺疾病诊断时除注意运用双侧对比外，一般情况下，大多数人两侧乳房的影像表现基本对称，尚需密切结合患者年龄、生育史、临床表现、体格检查及实验室检查。现将乳房结构的X线表现简述如下：

1. 乳头、乳晕及皮肤　乳头位于乳房隆起的顶端和乳晕的中央，密度较高，一般两侧等大，但个体差异明显；乳晕位于乳头周围，呈盘状，乳晕区皮肤厚度为1~5mm，稍厚于其周围的皮肤。乳房皮肤厚度较均匀，为0.5~3.0mm，呈线样影，但在乳房下后方邻近胸壁反褶处的皮肤略增厚。

2. 皮下脂肪　皮下脂肪层介于皮肤与浅筋膜浅层之间，厚度5~25mm。随年龄及胖瘦不同而异，年轻致密型乳腺皮下脂肪层较薄，肥胖者较厚，脂肪型乳腺的皮下脂肪层与乳腺内脂肪组织常融为一体，表现为低密度透亮带，其内可见交错、纤细而密度较淡的线样影，为纤维间隔及Cooper韧带等结缔组织和血管。

3. 悬吊韧带　又称为Cooper韧带，为连接于浅筋膜浅层与深层之间的网状束带。Cooper韧带的X线表现因发育不同而表现各异：发育较差者可不显示或仅显示为皮下脂肪层下纤细的线状影；发育良好者表现为狭长的三角形影，其基底位于浅筋膜的浅层。

4. 浅筋膜浅层　浅筋膜浅层表现为皮下脂肪层与腺体组织间连续而纤细的线样致密影，有时呈锯齿状，齿尖部即为悬吊韧带的附着处。

5. 腺体组织　X线片上的乳房腺体影像表现是由许多小叶及其内外纤维间质叠加而成的片状致密影，边缘多较模糊。腺体组织的X线表现与年龄有关：年轻女性或中年未育者腺体及结缔组织较丰富，脂肪组织较少，乳腺呈致密影，称为致密型乳腺（图1-4-1 A、B）；随着年龄增加，中年女性乳腺腺体组织逐渐萎缩，脂肪组织逐渐增加，X线表现为散在片状致密影，其间可见散在脂肪透亮区；生育后的老年女性乳腺大部或几乎全部由脂肪组织、导管、残留的结缔组织及血管构成，X线片显示较为透亮，称为脂肪型乳腺。

6. 乳腺导管　乳腺导管开口于乳头，正常人有15~20支导管，呈锥形束样放射状向乳腺深部走行，并逐级分支，最后分出终末导管与腺泡相连。X线片上多能清楚显示大导管，呈线状向乳腺深部走行，乳腺导管造影能清楚显示大导管及其分支导管走行、形态及大小（图 1-4-2），有时可相互重叠形成均匀密度的扇形影而无法辨认各支导管。当 X 线片中乳腺导管表现的线样阴影同纤维组织构成的线样阴影难以鉴别时，可统称为乳腺小梁（breast trabeculae）。

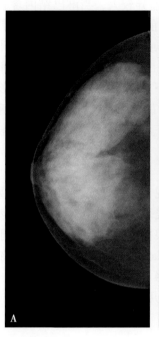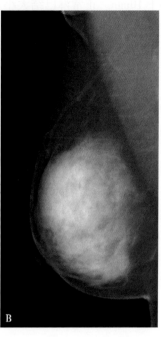

图 1-4-1　乳房（致密型）X 线表现
女性，36 岁，无自觉症状，乳房左右对称，无红肿、色素沉着及瘢痕，乳房皮肤无凹陷，乳头无回缩及溢液。定期健康体检。
A、B.（X 线摄影右侧乳房头尾位、内外侧斜位）示右侧乳腺腺体组织密度较高且分布较均匀，与脂肪组织分界清楚

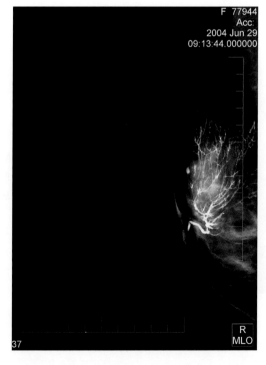

图 1-4-2　正常乳腺导管造影 X 线表现
女性，40 岁，乳房左右对称，皮肤无红肿、色素沉着及瘢痕，乳房皮肤无凹陷，乳头无回缩。乳头溢液来诊，行乳腺导管造影 X 线检查。
（右侧乳腺导管造影 X 线检查内外侧斜位）右侧乳腺导管造影显示造影支乳导管呈树状分布，各级乳腺导管分支和分布正常，充盈良好，未见充盈缺损

7. 乳腺后脂肪 位于乳腺浅筋膜深层与胸大肌表面深筋膜之间，与胸壁平行，表现为线样透亮影，其显示率较低，厚度为 0.5 ~ 2.0mm。

8. 淋巴结 乳房内淋巴管一般不显影，偶尔可见圆形或类圆形结节影，最大直径多小于 10mm。正常淋巴结大小差异较大，当淋巴结内含有大量脂肪时可大至数厘米。乳房 X 线摄影常见淋巴结多位于腋前或腋窝软组织内，根据其与 X 线投照方向的关系可表现为圆形、椭圆形或蚕豆状的环形或半环形影，边缘光滑。淋巴结"门"（hilum）是疏松结缔组织、血管、神经和淋巴管进出淋巴结的部位，表现为低密度区。

9. 血管 乳房上部的皮下脂肪层中多能见到静脉影，一般两侧大致等粗。未婚妇女静脉多较细小，生育及哺乳后静脉增粗。乳腺动脉在致密型乳腺多不易显示，在脂肪型乳腺有时可见迂曲走行的动脉影。动脉壁钙化时，可呈双轨或柱状表现。

三、乳房 X 线分型

由于正常乳房的 X 线表现个体差异很大，年龄、妊娠、月经周期、哺乳情况及内分泌改变等因素均可影响乳房 X 线表现，目前尚无统一的分型标准。美国放射学会（American College of Radiology，ACR）根据乳房内成分比例的不同提出的乳房影像报告和数据系统（breast imaging-reporting and data system，BI-RADS），将乳腺致密度分为 4 类，并根据腺体组织的比例在诊断时按 1 ~ 4 分原则进行评分。

1. 脂肪型 此型乳房内几乎全部为脂肪组织，腺体组织成分 < 25%，打 1 分（图 1-4-3）。

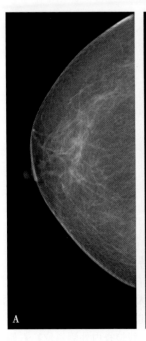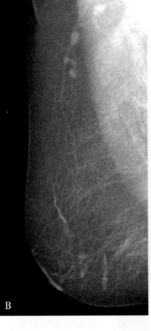

图 1-4-3 乳房（脂肪型）X 线表现

女性，76 岁，无自觉症状。双侧乳房对称，表面皮肤完整光滑，无红、肿、热、痛，未见溃疡及瘢痕，乳头无回缩，皮肤无凹陷，乳头、乳晕未见异常。定期健康体检。

A、B.（X 线摄影右侧乳房头尾位、内外侧斜位）示右侧乳房内腺体组织几乎全部为脂肪组织所代替，可见钙化血管影，腺体组织 < 25%

2. 少量腺体型 腺体组织散在分布于乳房内，占 25% ~ 50%，打 2 分（图 1-4-4）。

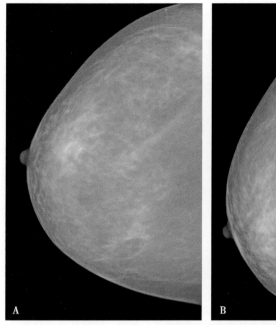
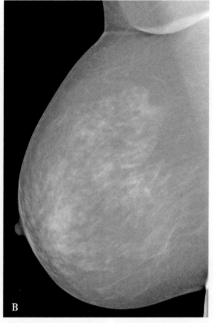

图 1-4-4 乳房（少量腺体型）X 线表现

女性，62 岁，无自觉症状，双侧乳房对称，表面皮肤无红肿、溃疡及瘢痕，乳头、乳晕无异常，乳头无溢液。定期健康体检。

A、B.（X 线摄影右侧乳房头尾位、内外侧斜位）示右侧乳腺腺体组织散在分布，密度不均，腺体组织占 30%～35%

3. 多量腺体型 乳房呈不均匀致密表现，腺体组织占 50%～75%，打 3 分（图 1-4-5）。

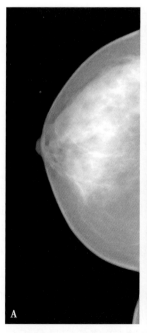
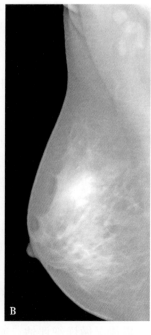

图 1-4-5 乳房（多量腺体型）X 线表现

女性，42 岁，左右乳房对称，皮肤完整，无红肿、色素沉着及瘢痕，乳头无回缩及溢液。定期健康体检。

A、B.（X 线摄影右侧乳房头尾位、内外侧斜位）示右侧乳腺组织密度致密，欠均匀，腺体组织约占 65%

4. 致密型　乳房呈均匀致密表现，腺体组织约＞75%，打4分（图1-4-6）。

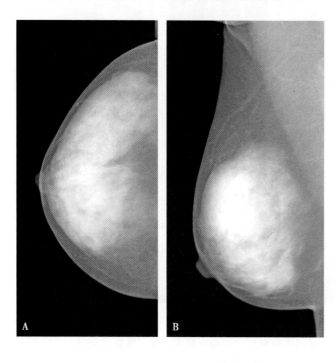

图 1-4-6　乳房（致密型）X 线表现

女性，52 岁，自觉触及右侧乳房"肿块"来诊，双侧乳房对称，皮肤无色素沉着、溃疡及瘢痕，乳头无回缩，无溢液，乳晕未见异常。

A、B（X 线摄影右侧乳房头尾位、内外侧斜位）示右侧乳房腺体组织均匀致密，局部呈结节样改变，腺体组织约＞75%

（武士兴　蔡伶伶　钱海珊）

参考文献

1. 吴恩惠，冯敢生. 医学影像学 [M]. 6 版. 北京：人民卫生出版社，2008：215-219
2. 金征宇，龚启勇. 医学影像学 [M]. 3 版. 北京：人民卫生出版社，2015：467-470
3. 王书轩，范国光. X 线读片指南 [M]. 2 版. 北京：化学工业出版社，2014：264-277
4. 李坤成，孙泽民. 乳腺影像诊断学 [M]. 北京：人民卫生出版社，2003：68-70
5. Moon WK, Myung JS, Lee YJ, et al. US of ductal carcinoma in situ [J]. J RadioGraphics, 2002, 22 (2)：269-281
6. 李洪林，朱利，李静，等. 超声与钼靶摄影诊断乳腺导管内癌的对照研究 [J]. 中国超声医学杂志，2006, 22 (11)：828-831

第五节　乳房 CT 检查

CT（computed tomography，CT）检查由于射线剂量较大，并不作为乳腺疾病常规检查方式，目前大多数病例仅为胸部的肺或纵隔甚至胸壁 CT 扫描时偶然发现乳房疾病，对此乳腺图像进行分析。在某些特殊情况下可行乳房 CT 检查。乳房 CT 检查同样是基于 X 线的检查方式，利用 X 线产生二维断层影像，对疾病作出诊断分析的方法。与 X 线摄影相比，CT 采用断层扫描的方式，具有较高的空间分辨率和软组织分辨率，同时还可以通过调节窗宽和窗位观察不同密度的组织结构，能较清晰地显示乳头、皮肤、皮下脂肪及 Copper 韧带等结构，并且能做大范围的扫描成像，不但可以显示乳房腺体或乳房内病变的细节，还能对病变周围结构和远隔器官的受累情况做详细评估；通过 CT 值的定量分析与测量，可以分析病变内部成分，对病变性质作出初步判断；乳房 CT 增强扫描在乳腺病变的诊断中相当重要，多采用碘对比剂静脉团注法行不同时相快速动态扫描，通过增强扫描，可以对腺体内病变的血供情况作出评价，对病变情况进行进一步的分析定性。

检查时，被检者可取仰卧位、俯卧位或侧卧位，如单独 CT 扫描，则应选择俯卧位，双手交叠于头部，腹部垫高，使乳房处于自然悬垂状态，自双乳下界向上直至腋窝顶部进行连续扫描，扫描层厚可根据情况而定。

在 CT 图像上，乳房表现为三角形或扇形，不同扫描层面所覆盖的乳房组织范围各异：皮肤表现为线状软组织密度影，乳晕皮肤较厚，其余部分相对较薄，平均厚度为 0.5 ~ 3.0mm；皮肤下方及腺体后方与胸大肌之间可见低密度脂肪影填充，CT 值小于 0Hu，平均值为 -100 ~ -80Hu，分别对应于浅层的皮下脂肪和深部的乳房后脂肪间隙，脂肪组织内可见纤维条索影、血管影，有时在皮下脂肪内可见线状 Copper 韧带。

乳房腺体组织表现为片状致密影，密度可均匀或不均匀，其中可见多少不一的脂肪组织，CT 值为 10 ~ 30Hu。根据乳腺实质类型的不同，CT 表现也有所不同：致密型乳腺密度较高且较为均匀，呈一致性致密影，缺乏层次对比；脂肪型乳腺大部分腺体为脂肪组织所代替，密度较低，层次及对比较为清晰；混合型乳腺在高密度的腺体间混杂有低密度的脂肪成分，CT 表现介于两者之间。增强前后，正常乳腺腺体强化均匀，呈轻度强化，CT 值增加 10 ~ 20Hu。大导管在 CT 上表现为自乳头下呈扇形的致密影，但各支乳腺导管影多难以辨认出。

CT 大范围扫描应涵盖腋窝，可显示腋窝肿大淋巴结，正常腋窝淋巴结表现为圆形或卵圆形稍高密度结节影，边缘光滑，可以见到淋巴结"门"结构，表现为中心低密度区域（图 1-5-1）。

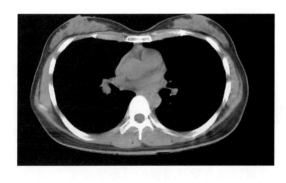

图 1-5-1 正常乳房 CT 表现
胸部低剂量 CT 健康体检。女性，40 岁，体格检查：乳房左右对称，皮肤完整，无红肿、色素沉着、溃疡及瘢痕，乳房皮肤无凹陷，乳头无溢液。
胸部 CT 平扫显示双侧乳房腺体密度均匀，结构清晰

（蔡伶伶 都祎 钱海珊）

参考文献

1. 金征宇，龚启勇. 医学影像学［M］. 3 版. 北京：人民卫生出版社，2015：467-470
2. 王书轩，范国光. CT 读片指南［M］. 2 版. 北京：化学工业出版社，2014：384-385
3. 吴恩惠，冯敢生. 医学影像学［M］. 6 版. 北京：人民卫生出版社，2008：215-219
4. Oriuchi N, Higuchi T, Ishikita T, et al. Present role and future prospects of positron emission tomography in clinical oncology［J］. Cancer Sci, 2006, 97（12）：1291-1297
5. American College of Radiology. Breast imaging reporting and data system, breast imaging atlas［M］. 4th ed. Reston, VA：American College of Radiology, 2003：17-95
6. 李坤成，孙泽民. 乳腺影像诊断学［M］. 北京：人民卫生出版社，2003：68-70

第六节　乳房 MRI 检查

磁共振成像（magnetic resonance imaging，MRI）具有较高的软组织分辨率，可在矢状面、横断面及任意方位成像，同时具有无辐射等优点；另外不同扫描序列可以形成多种图像对比，提供更多的诊断信息。近年来，随着 MRI 技术的发展，尤其是乳房专用线圈的开发和广泛应用，使得 MRI 越来越多地应用于乳房疾病的检查和诊断中，特别是一些新的磁共振功能成像方法的出现，如扩散加权成像（diffusion weighted imaging，DWI）、磁共振波谱成像（magnetic resonance spectroscopy，MRS）等，极大地提高了磁共振诊断乳房疾病的准确率。

一、检查方法

乳房 MRI 检查的最佳时间也为月经期后 1~2 周。被检查者取俯卧位，双乳悬垂于特制的乳房线圈的双孔内，保持乳房的自然形态。定位扫描后，采用常规序列平扫、脂肪抑制技术及动态增强扫描，采用横轴位、矢状位、冠状位等扫描方位进行扫描（扫描范围要包括双侧乳房上下缘，必要时要包括腋窝）。乳房 MRI 扫描最常用的成像序列有自旋回波序列（spin-echo sequence，SE）、快速自旋回波序列（fast spin echo，FSE）、扩散加权成像序列（diffusion-weighted imaging，DWI）和短恢复时间反转恢复序列（short T1 inversion recovery，STIR）等，其中 STIR 序列主要应用于脂肪抑制，是乳房 MRI 检查中必不可少的序列。而 DWI 序列主要用于检测表观扩散系数（apparent diffusion coeffecient，ADC）值，正常乳腺 ADC 值 $>0.0012\text{mm}^2/\text{s}$。

动态增强扫描在乳房 MRI 检查中对乳房疾病的诊断具有重要意义，通常采用快速小角度激发序列（fast low angle short，FLASH）进行 3D 动态增强扫描。在第一次扫描结束后注入对比剂钆喷酸葡胺（gadopentetate dimeglumine，Gd-DTPA）及生理盐水，注药的同时启动增强扫描，将增强扫描后的图像分别与第一次平扫图像进行减影，获得减影图像，然后再将减影获得的图像行最大信号强度投影法（maximum intensity projection，MIP）重建，获得三维增强图像。通过对减影图像与平扫及增强图像对病灶的改变比较，可对腺体及病变的血供情况作出较准确评价，同时还可以对病变进行进一步分析、定性。根据动态增强的结果绘制时间-信号强度曲线，可分析病变的血流动力学及增强的形态学改变。

时间-信号强度曲线是病灶内血管的血流灌注和流出，血管大小、多少，甚至循环时间等多种因素的综合反映，通常分 3 型：Ⅰ型为增长型/流入型（increase/wash-in），信号强度迅速上升到峰值后呈平缓上升状态，多为良性病灶表现；Ⅱ型为平台型（plateau），强化初期迅速上升，在强化中后期呈平台状，为可疑病灶表现；Ⅲ型为下降型/流出型（decrease/wash-out），增强早期快速上升，信号强度在中后期呈下降趋势，为恶性病灶表现。

二、乳房 MRI 表现

乳房组织的 MRI 表现因所用脉冲序列不同而有所差异，现将乳房组织的 MRI 表现叙述如下。

1. 皮肤和乳头　增强后乳房皮肤可呈程度不一的渐进性强化，皮肤厚度基本均匀，乳头亦呈轻至中度渐进性强化，双侧大致对称。在皮下脂肪组织内可见到呈线状或网状低信号的 Cooper 韧带（图 1-6-1）。

2. 脂肪组织　包括皮下脂肪和乳后脂肪，在各角度成像上，两者均相互连续包绕乳房腺体组织，在 T_1WI 及 T_2WI 上通常均呈高信号，在脂肪抑制序列上呈低信号。

3. 腺体组织　参见 乳腺 MRI 分型。

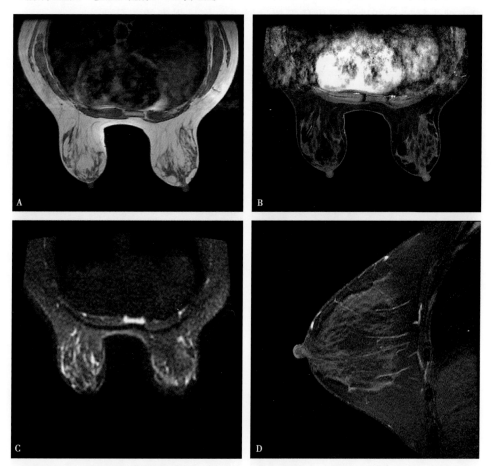

图 1-6-1　正常乳房 MRI 表现

女性，34 岁，无自觉症状，乳房左右对称，表面皮肤完整，无红肿、色素沉着及瘢痕，乳房皮肤无凹陷，乳头无回缩及溢液。定期健康体检。

A. MRI 轴位，T_1WI 示腺体组织分布均匀，呈低信号，脂肪组织呈高信号；B. MRI 轴位，动态增强腺体组织呈轻度强化；C. MRI 轴位，DWI 未见明显高信号肿块；D. MRI 矢状位，脂肪抑制 T_2WI 示左侧乳腺导管呈线状较高信号引向乳头区

三、乳腺 MRI 分型

根据乳房内的乳腺腺体组织与脂肪组织成分比例的多少，参照 X 线分型方法，大致将其分为：致密型乳腺、脂肪型乳腺和混合型乳腺（多量腺体型和少量腺体型）。

不同类型的乳腺腺体组织 MRI 表现亦有所差异：致密型乳腺的腺体组织占乳房的大部或全部时，其在 T_1WI 和 T_2WI 上表现为一致性的中等或稍高信号，周围是高信号的脂肪组织（图 1-6-2）；脂肪型乳腺主要由高信号的脂肪组织构成，在 T_1WI 和 T_2WI 上表现为高信号脂肪组织中夹杂有斑片样或条索状的稍低或中等信号的腺体组织及间质（图 1-6-3）；多量腺体型（图 1-6-4）和少量腺体型（图 1-6-5）表现为在高信号的脂肪组织中夹杂有斑片状的中等信号腺体组织。动态增强时，正常乳腺腺体组织表现为轻度、渐进性强化且不超过增强前信号强度的三分之一。

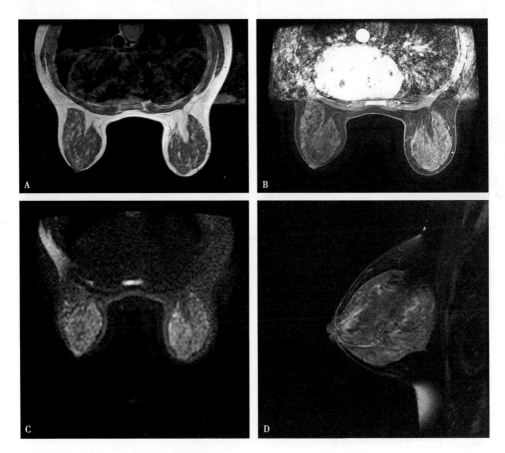

图 1-6-2 乳房（致密型）MRI 表现

女性，52 岁，自觉触及右侧乳房"肿块"来诊，双侧乳房对称，皮肤无色素沉着、溃疡及瘢痕，乳头无回缩，无溢液，乳晕未见异常。

A. MRI 轴位，T_1WI 示腺体组织占乳房大部，呈低信号，与胸壁肌肉信号相似，周围脂肪组织呈高信号；B. MRI 轴位，动态增强示腺体组织呈轻度强化；C. MRI 轴位，DWI 未见明显高信号肿块；D. MRI 矢状位，脂肪抑制 T_2WI 示左侧乳腺导管呈线状较高信号引向乳头区

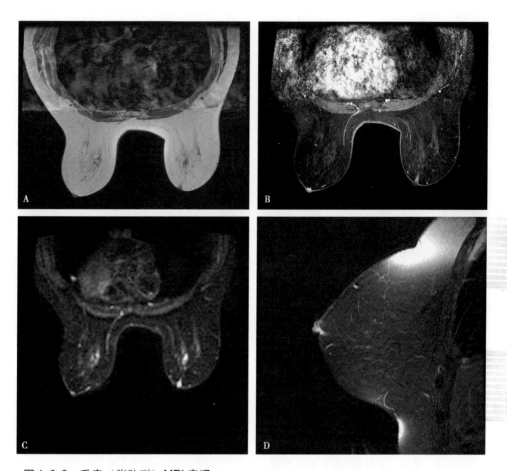

图 1-6-3 乳房（脂肪型）MRI 表现

女性，76 岁，无自觉症状。双侧乳房对称，表面皮肤完整光滑，无红、肿、热、痛，未见溃疡及瘢痕，乳头无回缩，皮肤无凹陷，乳头、乳晕未见异常。定期健康体检。

A. MRI 轴位，T_1WI 示腺体组织呈低信号，脂肪组织占乳房大部，呈高信号；B. MRI 轴位，动态增强腺体组织呈轻度强化；C. MRI 轴位，DWI 未见明显高信号；D. MRI矢状位，脂肪抑制 T_2WI 示右侧乳腺导管呈线状较高信号引向乳头区

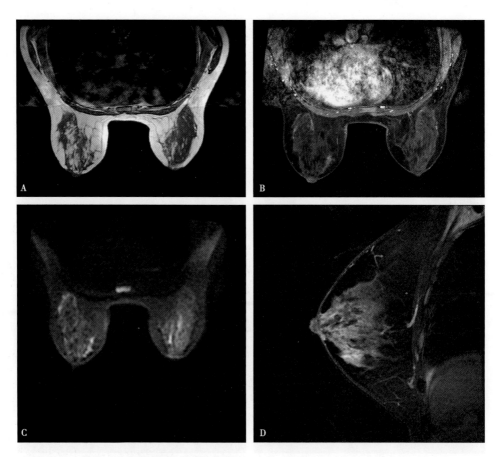

图 1-6-4　乳房（多量腺体型）MRI 表现

女性，42 岁，左右乳房对称，皮肤完整，无红肿、色素沉着及瘢痕，乳头无回缩及溢液。定期健康体检。

A. MRI 轴位，T_1WI 示腺体组织分布均匀，呈低信号，脂肪组织呈高信号；B. MRI 轴位，动态增强腺体组织呈轻度强化；C. MRI 轴位，DWI 未见明显高信号肿块；D. MRI 矢状位，脂肪抑制 T_2WI 示右侧乳腺导管呈线状较高信号引向乳头区

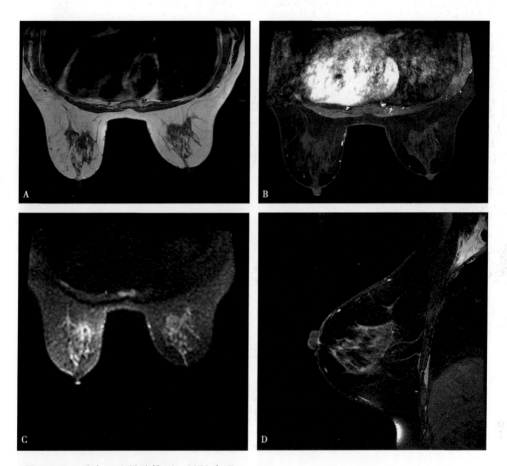

图 1-6-5 乳房（少量腺体型）MRI 表现

女性，62 岁，无自觉症状，双侧乳房对称，表面无红肿、溃疡及瘢痕，乳头、乳晕无异常，乳头无溢液。定期健康体检。

A. MRI 轴位，T_1WI 示腺体组织呈斑片状低信号，脂肪组织呈高信号；B. MRI 轴位，动态增强腺体组织呈轻度强化；C. MRI 轴位，DWI 未见明显高信号肿块；D. MRI 矢状位，脂肪抑制 T_2WI 示右侧乳腺导管呈线状较高信号引向乳头区

四、特殊生理期乳房

女性乳房在哺乳期处于特殊生理时期，在催乳素作用下，乳腺体积增大，腺泡及小叶内导管明显增多、密集，腺泡腔扩张、增大，小叶间组织明显减少，腺泡上皮分泌活跃，乳腺导管内乳汁储存，从而使乳房形态饱满，乳头增大，乳晕色泽变深（图1-6-6）。

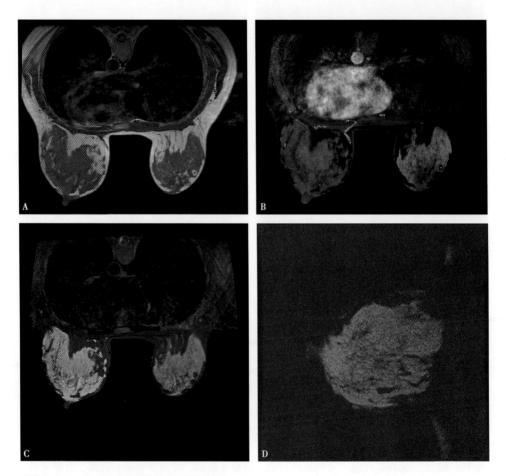

图1-6-6 特殊生理时期乳房 MRI 表现

女性，39岁，乳房对称，两侧乳房饱满，皮肤完整，无红肿、瘢痕，乳头未见下陷。产后哺乳期行健康体检。

A. MRI轴位，T_1WI示两侧乳腺腺体呈低信号，与胸壁肌肉信号相似，腺体组织丰富，呈斑片状改变；B. MRI轴位，动态增强腺体较明显强化，未见明显强化肿块影；C、D. MRI轴位 STIR 及矢状位脂肪抑制 T_2WI，示左乳前部腺体及导管呈斑片状较高信号影，其中可见密集线样及点状高信号的大导管汇向乳头区

（蔡伶伶　王克钢　钱海珊）

参 考 文 献

1. 金征宇，龚启勇. 医学影像学 [M]. 3 版. 北京：人民卫生出版社，2015：467-470

2. 王书轩，范国光. MRI 读片指南 [M]. 2 版. 北京：化学工业出版社，2014：127-139

3. 张静，蔡幼铨. 乳腺 MR 影像报告和数据系统（BI-RADS—MRI）的临床应用 [J]. 中国医学影像学杂志，2009，1（17）：51-53

4. 吴恩惠，冯敢生. 医学影像学 [M]. 6 版. 北京：人民卫生出版社，2008：215-219

5. Liberman L, Morris EA, Dershaw DD, et al. Ductal enhancement on MR imaging of the breast [J]. AJR, 2003, 181（2）：519-525

6. 李坤成，孙泽民. 乳腺影像诊断学 [M]. 北京：人民卫生出版社，2003：68-70

第二章 乳房疾病的临床表现与实验室检查

第一节 乳房疾病临床表现

乳房疼痛、乳房肿块、乳头溢液、乳房皮肤改变和乳头形态改变是乳房疾病的四大主要局部临床表现。许多患者以这些临床表现中的一项或多项为主诉而就医。这些临床表现也是诊断乳房疾病的重要依据。另外，部分乳房疾病还可出现全身临床表现。

一、局部临床表现

（一）乳房疼痛

乳房疼痛是最常见的临床表现，约60%以上的女性在其人生某个阶段都会出现乳房疼痛。乳房疼痛可分为周期性和非周期性。周期性乳房疼痛常在经期前加重，通常与孕激素水平升高有关。非周期性乳房疼痛则需要与肋软骨等周围组织疾病引起的疼痛相鉴别。

（二）乳房肿块

乳房肿块也是常见的临床表现，大多数是患者自己触摸时发现，且多数为良性。绝经后妇女新发现乳房肿块的恶性率明显升高。研究发现，40～69岁女性在10年的随访期中有约6%的受访者发现了乳房肿块，其中又有约10%的受访者最后诊断为乳房恶性肿瘤。

（三）乳头溢液

超过90%的乳头溢液是由于良性病变引起的。乳头溢液有乳汁样溢液、浆液性溢液、自发性血性溢液等。乳汁样溢液常由垂体泌乳素瘤或甲状腺功能紊乱等引起；自发性血性溢液最应引起重视，其多数由乳腺导管内乳头状瘤所致，但也可以是导管内癌引起。此外，肿瘤还可出现浆液性溢液。

（四）乳房皮肤和乳头形态的改变

乳房皮肤和乳头形态的改变是乳房疾病的重要临床表现，包括皮肤改变和乳头形态改变，其表现复杂，主要有以下几方面。

1. 乳房皮肤改变

（1）良性病变的皮肤改变

1）皮肤回缩：多见于术后和胸壁浅表血栓性静脉炎（mondor disease）等。

2）皮肤肿块：常见的有痣、疣、皮脂腺囊肿、神经纤维瘤病等。

3）皮肤增厚：可见于放疗后的乳房、急性乳腺炎、腋窝淋巴结切除或腋尾区的乳房活检等，其可导致淋巴回流受阻引起皮肤增厚改变（乳腺腺体外上部呈角状伸向腋窝的部分称为 Spence 腋尾区，在乳腺癌根治切除术时有重要意义，手术切除时的解剖境界必须包括上述范围）。

（2）恶性病变的皮肤改变

1）皮肤增厚：多见于炎性乳腺癌、肿瘤浸润、肿块切除复发、乳房转移性疾病等导致淋巴回流受阻或肿瘤直接侵犯。

2）皮肤回缩：常见于恶性肿瘤浸润 Cooper 韧带，其牵拉皮肤所致。

3）皮肤毛孔扩大：常见于淋巴管水肿或炎性乳腺癌，导致皮肤肿胀，加之 Cooper 韧带牵拉，使毛孔变深变大。

2. 乳头形态改变　包括生理性改变和解剖变异，良性病变和恶性病变引起的乳头改变。

（1）生理性改变和解剖变异　包括乳头形态、大小以及位置的变化，主要有以下几种。

1）乳头周期性回缩。

2）乳头固定性回缩。

3）分裂状乳头。

4）沿乳线生长的副乳房（多乳头畸形）等。

（2）良性病变导致的乳头改变　主要有乳头湿疹伴分泌物、术后乳头回缩、乳头血管瘤等改变。

（3）恶性病变引发的乳头变化　恶性病变累及乳头区时常牵拉乳头，根据牵拉的程度可有乳头回缩、乳头变平、乳头凹陷或内翻四种表现，多见于乳腺癌。湿疹或溃疡为乳头 Paget 病的常见表现，乳头血性溢液多见于乳腺导管内肿瘤，色素性病变可见于黑色素瘤等。

二、全身性临床表现

部分乳房疾病与内分泌有关，可合并有内分泌异常的全身表现，而乳腺癌中、晚期可通过直接浸润、淋巴转移或血行转移至全身其他组织或器官。

1. 直接浸润　乳腺癌细胞可沿乳腺导管直接浸润，累及相应的乳腺小叶；或沿导管周围组织间隙扩散到周围脂肪组织，甚至可侵及胸大肌和胸壁。

2. 淋巴转移　是乳腺癌最常见的转移途径。主要途径有：①外侧转移途径：乳腺癌细胞经胸大肌外侧缘淋巴管侵入同侧腋窝淋巴结，然后经锁骨下淋巴结至锁骨上淋巴结，进而可经胸导管或右淋巴导管流入静脉而向远处播散，是乳腺癌淋巴转移的主要途径。②内侧转移途径：乳腺癌细胞进入内乳淋巴管，沿着内乳淋巴管的肋间穿支引流到胸骨旁淋巴结，也就是胸廓内动脉或乳房内动脉周围淋巴结，再到达锁骨上淋巴结，并通过前述相同方式进入血流。③对侧转移途径：胸壁皮肤有广泛的微细淋巴管形成的淋巴管网，一侧乳腺癌可沿皮肤表浅淋巴管网转移至对侧乳房和对侧腋窝。④下行转移途径：乳房淋巴液可向下经腹直肌鞘深面淋巴管，通过肝圆韧带伴行淋巴管达肝门和膈下。⑤其他：乳房内侧部位的恶性肿瘤也可经乳房内上部淋巴管侵入锁骨上淋巴结，此为淋巴引流的一条捷径，往往预后较差。

3. 血行转移　有些乳腺癌早期即可有远处转移。癌细胞可经淋巴途径进入静脉，也可直接侵入血液循环导致远处转移。最常见的远处转移器官依次为骨、肺、肝。在骨转移中，最常见部位依次为椎骨、骨盆和股骨。

（葛婷婷　陈豪　詹青）

参考文献

1. 吴在德，吴肇汉. 外科学 [M]. 7版. 北京：人民卫生出版社，2011：303-313
2. Fitzgibbons PL，Page DL，Weaver D，et al. Prognostic factors in breast cancer. College of American Pathologists Consensus Statement 1999 [J]. Archives of Pathology & Laboratory Medicine，2000，124（7）：966-978
3. 吴祥德. 乳腺疾病诊治 [M]. 2版. 北京：人民卫生出版社，2009：319-364
4. Barnard NJ. Diseases of the Breast [J]. Journal of Clinical Pathology，1986，39（9）：253-254

第二节　乳房疾病实验室检查

乳房病变的实验室检查可分为非乳腺癌相关的实验室检查和乳腺癌相关的实验室检查两大类。前者常根据乳房具体病变而进行相关检查。例如，化脓性乳腺炎常进行感染相关的实验室检查，如血常规、血沉、C反应蛋白等；双侧乳头分泌液体在排除妊娠相关原因后要考虑激素原因，可检查血液中的催乳素水平，结合垂体鞍区的增强磁共振扫描，可发现垂体微腺瘤导致的乳头溢液；乳腺纤维囊性增生跟女性的年龄及周期性激素水平密切相关，另外某些围绝经期妇女会采用激素替代治疗，这些患者可进行血液中的雌激素、孕激素水平监测。而本节主要介绍与乳腺癌相关实验室检查。

一、乳腺肿瘤相关标记物

与乳腺癌相关的实验室检查一大部分是肿瘤标志物，用来辅助乳腺癌的早期诊断。在癌变过程中，由肿瘤细胞产生、分泌，直接释放到细胞组织中，并以抗原、酶、激素或代谢产物的形式存在于肿瘤细胞内或宿主液中，这类物质称肿瘤标志物。乳腺癌常用的肿瘤标志物有：

1. 癌胚抗原（CEA）　为非特异性抗原，在许多肿瘤及非肿瘤疾病中都有升高，无特异性鉴别诊断价值。可手术的乳腺癌术前检查20%～30%血中CEA含量升高，而晚期及转移性癌中则有50%～70%出现CEA高值。

2. 铁蛋白　血清铁蛋白反映体内铁的储存状态，在很多恶性肿瘤如白血病、胰腺癌、胃肠道肿瘤，乳腺癌中也可有铁蛋白水平的升高。

3. 单克隆抗体　用于乳腺癌诊断的单克隆抗体CA15-3对乳腺癌诊断符合率为33.3%～57.0%。

4. 精氨酸酶（Arginase，ARG）　精氨酸酶是作用于C-N键的水解酶，主要存在于肝脏中，是催化尿素合成的最后一步反应。据Straus等报道，精氨酸酶在正常者血清中的含量为（14.53±3.5）U/L；手术前乳腺癌患者的精氨酸酶含量23～92U/L，平均为41U/L，高于正常值4倍；术后一周ARG迅速下降，15～30天内恢复到正常水平。其诊断灵敏度为86%。良性乳房肿瘤者的精氨酸酶含量为正常水平。在良性或恶性肝脏疾病时也可见精氨酸酶含量升高，在排除由肝脏病变造成的精氨酸酶升高后需怀疑乳腺癌的可能性。

5. 雌激素　乳腺癌发病的刺激因素很多，其中之一就是绝经前、后的雌激素水平。雌激素主要是指雌二醇。血清雌二醇以结合型和游离型两种形式存在。绝经后的妇女，雌激素主要是由脂肪组织中的雄激素转化而来的，据 Bernstein 等报道，绝经后的乳腺癌患者血清雌二醇（2.57pmol/dl）、尿雌二醇（43.7nmol/12h）、雌三醇（111.0nmol/12h）的含量要比正常对照组分别高14.6%、40.0% 和43.5%。绝经前、后的乳腺癌患者中血清游离雌二醇百分比（1.98 ± 0.5）均比正常妇女（1.60 ± 0.4）和良性乳房疾病患者（1.72 ± 0.4）要高，尤其是绝经后三组妇女中更为明显。67%的乳腺癌患者游离雌二醇百分比要比正常对照组的均值高。Bennett 等提出血清游离雌二醇百分比可作为乳腺癌的早期诊断的辅助指标。

二、乳腺肿瘤预后相关指标

和乳腺癌相关的实验室检查另一大部分是乳腺癌的预后指标。在诊断为乳腺癌后，就要进行手术治疗、化疗或内分泌治疗。这些治疗手段是否有效，是否会发生进一步的转移、复发，就要用一些指标来进行评估。其中最常见和检查最广泛的是激素受体水平。乳腺癌组织中雌激素受体（ER）和孕激素受体（PR）已被作为制定治疗计划和预后评估的主要依据。ER 和 PR 都是胞质蛋白，前者对雌二醇有高度亲和性。患乳腺癌的妇女，其 ER 均值高于正常妇女的 ER 均值。绝经前乳腺癌患者约50% ER 阳性；绝经后乳腺癌患者的 ER 阳性率可达70%左右，43% ~60% 的 ER（+）患者对激素治疗有效，ER（-）患者对治疗有效的不到10%。因此，ER（+）比 ER（-）者预后好，患者存活时间长，且其复发前存活时间比 ER（-）稍长。绝经前患者 ER 出现是一个有意义的预后指标。类似的，孕激素阳性的晚期乳腺癌或淋巴结受累的患者比 PR 阴性的预后好。PR 状态也可作为早期复发的判断指标。

（葛婷婷　陈豪　詹青）

参 考 文 献

1. 吴在德，吴肇汉. 外科学 [M]. 7 版. 北京：人民卫生出版社，2011：303-313

2. 吴祥德. 乳腺疾病诊治 [M]. 2 版. 北京：人民卫生出版社，2009：319-364

3. Porembska Z, Luboiński G, Chrzanowska A, et al. Arginase in patients with breast cancer [J]. Clinica Chimica Acta, 2003, 328 (1-2)：105-111

4. 鲍润贤. 中华影像医学：乳腺卷. 2 版. 北京：人民卫生出版社，2002：127-130

5. Barnard NJ. Diseases of the Breast [J]. Journal of Clinical Pathology, 1986, 39 (9)：253-254

6. Jick H, Walker AM, Watkins RN, et al. Replacement estrogens and breast cancer [J]. American Journal of Epidemiology, 1980, 112 (5)：586-594

第三章 乳房基本病变影像表现、病理基础与BI-RADS分类

第一节 乳房基本病变影像表现及其病理基础

一、超声

1. 部位 乳房肿块多发生于外上象限。

2. 形态 肿块的形态与生长方式有关。良性肿块呈膨胀性生长，形态一般规则，呈圆形或卵圆形，分叶状可见于乳腺纤维腺瘤，可见完整包膜。恶性肿块常呈浸润性生长，形态不规则，常无明显包膜。

3. 壁结构 包括境界、边缘与周边。①境界：肿块与非肿块的衔接部，良性肿块境界锐利、清晰，恶性肿块境界钝、不清晰。②边缘：为境界附近的肿瘤内侧部分，良性肿块边缘光滑、整齐（图3-1-1），恶性肿块边缘不光滑、不整齐，呈"蟹足样"（图3-1-2）。③周边部分：恶性肿块浸润性生长，周边部被破坏，良性肿块膨胀性生长，周边部完整。

4. 纵横比 肿块的纵径与横径的比值。纵径为与皮肤垂直的肿块前后径，横径为与皮肤平行的肿块左右径。恶性肿块的纵横比大于1（图3-1-3），良性肿块的纵横比小于1。

5. 回声改变 包括：①肿块内部回声；②肿块后方回声有无衰减；③有无侧方声影。内部回声反映肿块内部的物理特性，良性肿块内部回声均匀，为低回声或无回声，中间声影减弱，而恶性肿块内部回声不均匀，可有中间声影。后方回声反映肿块的声阻抗及吸收超声声能的情况。良性肿块内部为均匀低回声，后方回声多增强；恶性肿块内部在增生及变质过程中产生的胶原及胶原纤维对超声后方的回声影响很大，多表现为后方回声减弱，甚至消失。侧方声影反映肿块的壁结构，为超声声束探及肿块弧形壁的某一区域所产生。良性肿块边缘清晰、有包膜，构成大界面反射时可形成侧方声影，恶性肿块边缘不清晰、无包膜，构成小界面，产生散射则无侧方声影形成（图3-1-4～图3-1-9）。

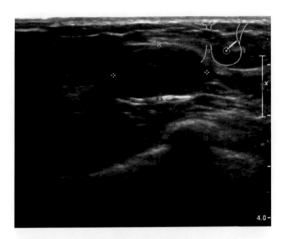

图 3-1-1　乳房良性肿块（边缘改变）

女性，25 岁，发现左乳结节 2 个月余。多次乳腺超声随访病灶无明显变化。

二维超声显示左乳 2 点钟处可见低回声肿块，大小约 18mm×10mm，形态规则，呈椭圆形，有包膜，边缘光滑，纵横比小于 1，后方回声衰减不明显

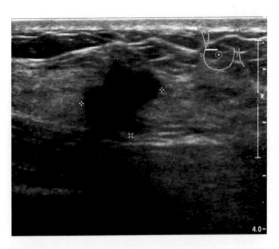

图 3-1-2　乳房恶性肿块（边缘改变）

女性，40 岁，无意中发现右乳肿块 1 周余。病理证实为乳腺浸润性导管癌。

二维超声显示右乳 9 点钟处可见低回声肿块，大小约 16mm×15mm，形态不规则，无包膜，边缘不光滑、不整齐，呈"蟹足样"

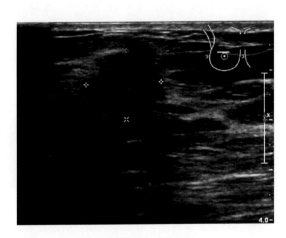

图 3-1-3　乳房恶性肿块（纵横比）

女性，45 岁，自述无意中发现右乳肿块 3 个月余。病理证实为乳腺浸润性导管癌。

二维超声显示右乳 12 点钟处可见不规则低回声肿块，大小约 13mm×15mm，纵横比大于 1

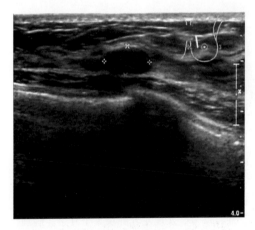

图 3-1-4　乳房良性肿块（内部回声）

女性，25 岁，发现左乳结节 2 个月余。病理证实为乳腺纤维腺瘤。

二维超声显示左乳 11 点钟处可见低回声肿块，内部回声均匀

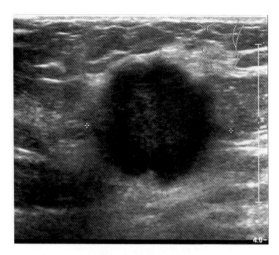

图3-1-5　乳房恶性肿块（内部回声）

女性，47 岁，体检时发现右乳肿块 3 天。病理
证实为乳腺浸润性导管癌。

二维超声显示右乳 9 点钟处可见低回声肿块，
内部回声欠均匀，可见中间声影

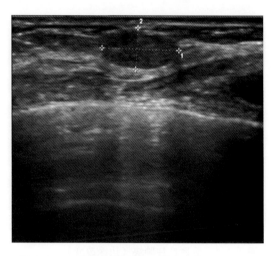

图3-1-6　乳房良性肿块（侧方声影）

女性，19 岁，自我体检时发现右乳肿块 7 天。
病理证实为乳腺纤维腺瘤。

二维超声显示右乳 3 点钟处可见低回声肿块，
可见侧方声影

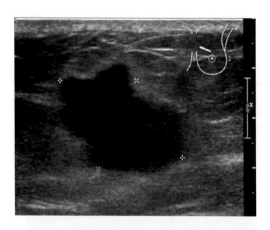

图3-1-7　乳房恶性肿块（无侧方声影）

女性，32 岁，发现左乳肿块 3 个月余。病理
证实为乳腺浸润性导管癌。

二维超声显示左乳 11 点钟处可见不规则低回
声肿块，未见明显侧方声影

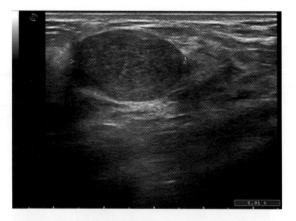

图3-1-8　乳房良性肿块（后方回声）

女性，55 岁，发现左乳肿块 2 天余。病理证实为
乳腺纤维腺瘤。

二维超声显示左乳 3 点钟处可见边缘光滑低回声肿
块，后方回声增强

　　6. 活动性　良性肿块膨胀性生长，与周围组织无粘连，探头加压时肿块可发生移动。
恶性肿块浸润性生长，与周围组织粘连，探头加压时肿块不发生移动。炎性包块发生液化
时，探头加压后内部可出现流动感。

7. 钙化　良性肿块出现钙化，一般为粗大钙化，后方可出现声影，恶性肿块一般为沙砾状微钙化，后方无声影（图 3-1-10）。

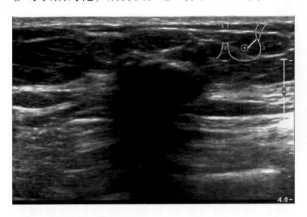 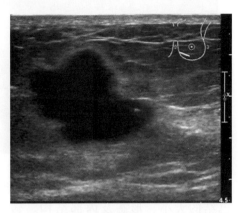

图 3-1-9　乳房恶性肿块（后方回声）

女性，47 岁，发现左乳肿物 1 周余。病理证实为乳腺浸润性导管癌。

二维超声显示左乳 2 点钟处可见不规则低回声肿块，后方回声衰减

图 3-1-10　乳房恶性肿块（钙化）

女性，38 岁，发现左乳肿块 5 个月余。病理证实为乳腺浸润性导管癌。

二维超声显示左乳 7 点钟处可见不规则低回声肿块，内部可见微小钙化

8. 彩色多普勒　通过彩色多普勒反映肿块生长情况。良性肿块内部多为彩色血流信号，恶性肿块内部可见较为丰富的高速低阻型动脉血流。炎性肿块未见明显液化时，内部及周边均可见丰富的血流信号，血流阻力指数中等，结合病史及临床表现可资判断（图 3-1-11、图 3-1-12），而探头加压后血流信号增多为血管瘤的特征性表现。

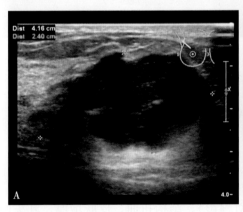 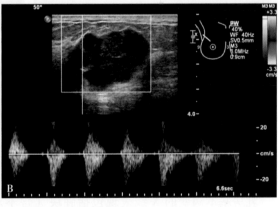

图 3-1-11　乳房恶性肿块（血流）

女性，49 岁，发现右乳肿块 1 周余。病理证实为乳腺浸润性导管癌。

彩色多普勒超声显示右乳 2 点钟处可见低回声肿块，内部及周边可见较为丰富血流信号，肿块内部血流阻力指数增高（RI = 0.80）

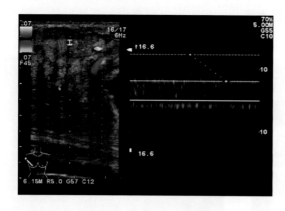

图3-1-12 乳腺炎改变（血流）

女性，32岁，哺乳期女性右乳疼痛两天。

彩色多普勒超声显示右乳片状回声减低，周边及内部可见血流信号，血流阻力指数中等（RI = 0.57）

9. 腋窝淋巴结　恶性肿块发生转移时可表现为腋窝淋巴结肿大，超声可显示淋巴结的大小、形态及内部结构。转移性淋巴结表现为形态变圆，淋巴门结构消失（图3-1-13），而炎性及增生可同样出现淋巴结肿大，但其形态结构类似正常淋巴结（图3-1-14）。

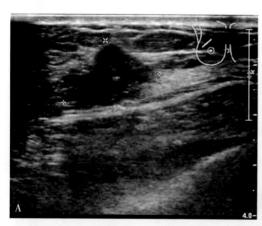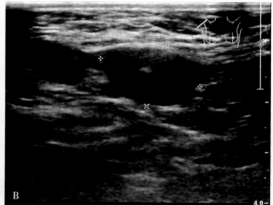

图3-1-13 乳房恶性肿块（肿大淋巴结）

女性，41岁，发现双乳肿块1个月余。病理示左乳内上象限：浸润性导管癌，1级；右乳内上象限：浸润性导管癌，2级。

二维超声显示右乳11点钟处可见不规则低回声肿块（A），大小约20mm×13mm，同侧腋窝可见肿大淋巴结（B），形态变圆，淋巴门结构显示不清

二、X线

乳房基本病变的X线表现包括肿块（含不对称影）、结构扭曲、皮肤增厚、乳头回缩、腋窝淋巴结肿大、乳腺导管改变和钙化等。

1. 肿块　肿块的描述包括三个方面：形态、边缘和密度。

（1）形态：可表现为圆形、卵圆形、分叶形或不规则形等。在判断病变良恶性质时，肿块形态要结合其他征象综合考虑，不规则形肿块多为恶性病变（图3-1-15）。

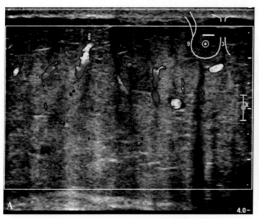
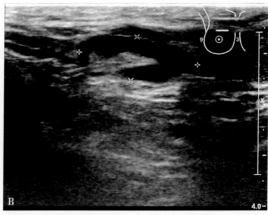

图 3-1-14 乳腺炎（肿大淋巴结）

女性，28 岁，哺乳 5 个月余，哺乳期乳腺炎性改变伴同侧腋窝淋巴结肿大。

A. 彩色多普勒超声显示右乳片状低回声区，内部可见短线状血流信号；B. 二维超声显示同侧腋窝肿大淋巴结，形态为椭圆形，有正常淋巴门结构

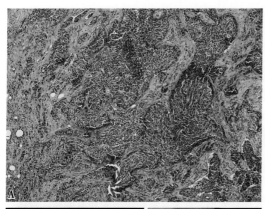

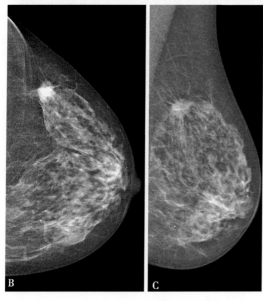

图 3-1-15 乳房恶性肿块（形态）

女性，62 岁，体检发现左侧乳房肿块 2 天。查体：患者 2 天前外院体检发现左乳肿物，大小约 20mm×20mm，质硬，边界欠清，活动度尚可，无压痛，皮肤无红肿及"橘皮征"样改变，无乳头凹陷、溢液。双侧腋窝未扪及明显肿大淋巴结。病理证实为乳腺浸润性导管癌

A.（HE 染色 ×100）镜下可见肿瘤细胞排列成条索状、簇状及小梁状。B、C.（X 线摄影左侧乳房头尾位、内外侧斜位）左乳外上象限可见不规则肿块影，密度不均，可见不规则细小钙化，边缘可见分叶及毛刺，邻近腺体结构受牵拉，左侧腋窝前份未见明显肿大淋巴结

（2）边缘：肿块的边缘改变对判断病变的性质最为重要，可分为边缘清晰、浅分叶、受遮挡、模糊、毛刺等。肿块边缘清晰、锐利者多属良性病变；而边缘模糊、毛刺多为恶性病变（图3-1-16）。而浅分叶多见于乳腺纤维腺瘤。边缘清晰是指肿块的边缘有75%以上的与周围正常组织分界清晰、锐利。边缘受遮挡是指约超过25%的肿块边缘被重叠的或者邻近的正常组织遮掩，因此不能进一步的评估边缘情况。此时超声和乳房X线摄影点压位有助于进一步判断边缘情况。

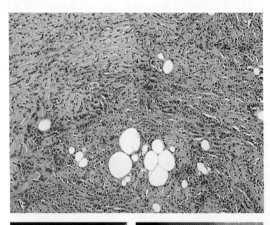

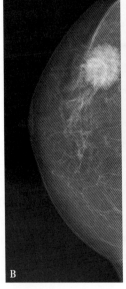
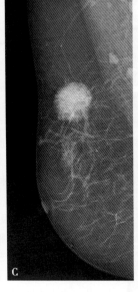

图3-1-16 乳房恶性肿块（边缘）

女性，61岁，于1年前无意间发现右乳肿块，黄豆大小，近来自觉肿块增大伴有隐痛。查体：右乳外上象限10点处可扪及一肿块，质硬，无压痛，表面粗糙，边界欠清，活动度可，表面皮肤略凹陷，双侧腋窝淋巴结及锁骨上淋巴结未触及明显肿大。病理证实为乳腺浸润性小叶癌。

A.（HE染色×200）镜下可见肿瘤细胞单行排列，浸润生长。B、C.（X线摄影右侧乳房头尾位、内外侧斜位）右乳外上象限乳后间隙胸大肌前方可见一类圆形肿块影，大小约36mm×31mm，其内密度不均，病灶边缘欠光整，见分叶及毛刺，周围腺体结构受压

（3）密度：乳腺与周围或对侧相同部位和体积的正常乳腺组织密度比较，分为高、等、低密度和脂肪密度四种描述。大多数乳腺癌呈高或等密度，极少数呈低密度。含脂肪量多的肿块通常是良性的，如错构瘤、脂肪瘤和含脂囊肿等。肿块的密度还要结合乳腺组织的致密度分型，在致密型乳腺中不含脂肪的肿块通常呈等密度或稍高密度（图 3-1-17）。

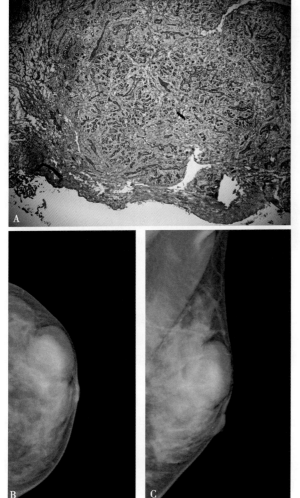

图 3-1-17　乳房肿块（良性改变）

女性，27 岁，4 年前无意中发现左乳肿块，伴触痛。未特殊诊治，近来感肿块疼痛加重。查体：左乳外上象限可及一肿块，质硬，伴触痛，表面粗糙，边界清晰，活动度可。病理证实为乳腺纤维腺瘤。

A.（HE 染色 ×40）镜下见左乳肿块由增生的导管和纤维结缔组织混合构成，边缘有完整包膜。B、C.（X 线摄影左侧乳房头尾位、内外侧斜位）左乳外上象限见类圆形等密度肿块影，可见"晕圈征"，虽然乳腺是致密型使得肿块基本呈等密度，但由于肿块较大且有锐利边缘而不易漏诊

2. 不对称影　常规乳房 X 线摄影包括左右两侧乳房的头尾位、内外侧斜位共四个投照位置。通过左右对比，X 线摄影有时会把单侧乳腺腺体组织堆积显示为缺乏显著三维形态的肿块样密度，也可仅在一个投照位置上见到可疑高密度影，称为不对称影。如果不对称影仅能在乳房 X 线摄影的一个投射位置上看到（即仅在一侧乳房的头尾位或内外侧斜位显示），通常是由于正常乳腺组织重叠引起，而不是真正的阳性表现（图 3-1-18）；但如果不对称影能在乳房 X 线摄影的两个投射位置上看到（一侧乳房的头尾位和内外侧斜位同时显示），则更具临床意义，需要进一步检查。

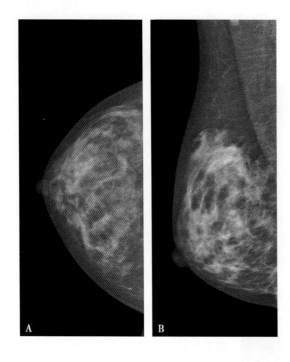

图3-1-18 乳腺不对称影

女性，38 岁，常规体检 X 线摄影右乳不对称影，随后超声检查及 X 线局部加压摄影均无阳性发现，表明其为局部的乳腺重叠所致。

A、B. (X 线摄影右侧乳房头尾位、内外侧斜位)内外侧斜位发现右乳外上方局部腺体密度增高影，但头尾位未见明显局部高密度影

对于在乳房 X 线摄影的两个投射位置上看到的不对称影可继续分为：

（1）局灶性不对称影：在两个投射位置上看到局部密度增高影，范围至少小于整个乳腺的 1/4，而且缺乏肿块所具有清晰轮廓，其可以是正常乳腺组织的重叠影，也可以是占位性病变。

（2）球形不对称影：不对称密度增高影至少占据整个乳腺的 1/4，在触诊没有阳性发现的情况下多是乳腺密度的正常变异，而如果触诊阳性时需要超声、MRI 或活检进一步检查与肿块相鉴别。

（3）进展性不对称影：不对称影较前一次检查出现新的、增大或密度增高而使不对称改变更加显著时，应警惕有恶性病变的可能，需要进一步检查。

3. 结构扭曲　乳腺结构紊乱但未见明显的肿块影，包括从一点发出的星状结构和乳腺腺体的局部回缩，或乳腺边缘的扭曲变形。易与正常乳腺组织重叠影相混淆，要在两个投射体位上都显示时才能判定。结构扭曲可出现在硬化性腺病、术后瘢痕、损伤后、含脂囊肿、浸润性导管癌、浸润性小叶癌、导管原位癌、黏液腺癌等病灶中。在临床工作中，乳腺结构扭曲最常见于术后瘢痕或乳房疾病硬化后形成的放射状瘢痕以及乳腺癌；X 线无法鉴别放射状瘢痕引起的乳腺结构扭曲和乳腺癌引起的乳腺结构扭曲，所以需进一步组织活检（图 3-1-19）。

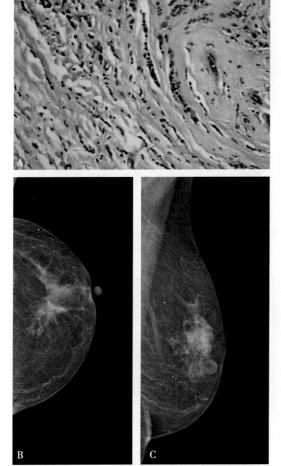

图 3-1-19　乳腺腺体结构扭曲

女性，82 岁，无明显诱因，发现左乳肿块。病理证实为乳腺浸润性小叶癌。

A. （HE 染色 ×200）镜下见肿瘤细胞散在，瘤细胞较小，纤维间质丰富；肿瘤细胞结构上呈索状或线状，弥散在纤维组织或胶原束间。

B、C. （X 线摄影左侧乳房头尾位、内外侧斜位）左乳后方中区见团块状腺体结构扭曲，密度不均，正常结构丧失，未见明显团块改变，伴斑点状钙化灶

4. 皮肤增厚　皮肤增厚可见于恶性肿瘤，由于肿瘤穿越浅筋膜浅层及皮下脂肪层而直接侵犯皮肤；或由于血供增加、静脉淤血及淋巴回流障碍等原因造成皮肤增厚；也可为手术瘢痕，或见于炎性病变等（图 3-1-20）。

5. 乳头回缩　乳头后方的肿瘤与乳头间有浸润时，可导致乳头回缩、内陷，但乳头回缩也常见于先天性乳头发育变异。判断乳头是否内陷，必须是标准的头尾位或侧位片，即乳头应处于切线内。所以在排除是正常变异的乳头回缩后，需警惕肿瘤引起的乳头回缩（图 3-1-21）。

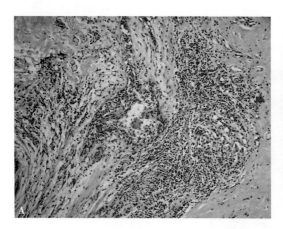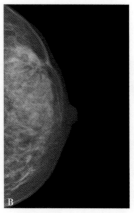

图 3-1-20 乳房皮肤增厚

女性，26 岁，于 1 个月前无明显诱因感到左乳胀痛，较明显，并伴有少量白色乳汁流出，无流血、流脓，1 周前胀痛减退。追问病史，患者 9 个月前剖宫产第二胎，未哺乳。病理证实为乳腺炎。

A.（HE 染色 ×40）镜下可见左乳病灶内大量炎性细胞；B.（X 线摄影左侧乳房头尾位）左乳外侧可见腺体密度增高，未见明显肿块样影，可见局部皮肤增厚，伴牵拉凹陷

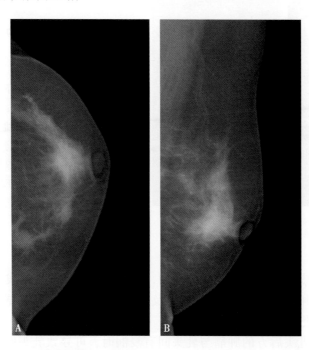

图 3-1-21 乳头回缩

女性，52 岁，6 个月前无意间发现左乳肿块，同时有左侧胸部疼痛。病理证实为乳腺浸润性导管癌。

A、B.（X 线摄影左侧乳房头尾位、内外侧斜位）左侧乳晕后方腺体内可见密度增高肿块影，有分叶改变，乳头凹陷

6. 腋窝淋巴结肿大　X 线可显示腋窝正常淋巴结。淋巴结增大可为肿瘤转移所致，也可能是炎症所致，恶性淋巴结增大一般呈圆形或不规则形，外形膨隆，边界模糊，甚至可以与原发灶一样发生钙化，还可以发生融合，最早出现在腋窝前组淋巴结，其密度增高，淋巴结门的低密度脂肪结构消失（图 3-1-22）。

7. 乳腺导管改变　乳腺导管造影可显示乳腺导管异常改变，包括导管扩张、截断、充盈缺损、受压移位、走行僵直、破坏、分支减少及排列紊乱等（图 3-1-23）。

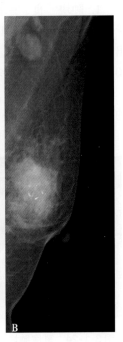

图 3-1-22　腋窝前淋巴结肿大

女性，61 岁，发现左侧乳房肿块，无明显诱因。病理证实为乳腺浸润性导管癌伴腋窝淋巴结转移。

A、B.（X 线摄影左侧乳房头尾位、内外侧斜位）左乳晕后上方可见一不规则肿块影，密度不均，可见成簇沿导管分布的蠕虫样、线样及分支状不规则细小钙化，左乳晕皮肤增厚伴凹陷；左侧腋窝前见明显肿大淋巴结

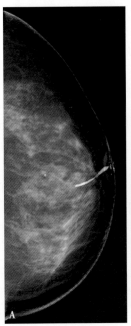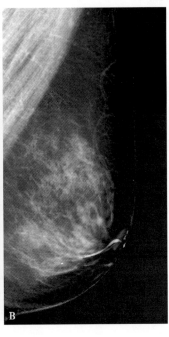

图 3-1-23　乳腺导管改变（充盈缺损）

女性，40 岁，因乳头溢液行乳腺导管造影 X 线检查。病理证实为乳腺导管内乳头状瘤。

A、B. 左侧乳腺导管造影 X 线检查（头尾位、内外侧斜位）示左侧乳腺至导管内可见充盈缺损影

8. 钙化　详见第三节。

三、CT

目前，CT 不作为乳房病变的常规影像检查手段。CT 检查发现的乳房异常改变多为其他原因行胸部 CT 检查时的偶然发现（图 3-1-24），或者经其他检查如 X 线发现乳房占位后行 CT 检查排除胸部转移而进一步在 CT 上显示乳房肿块。

1. 肿块　良、恶性肿块的形态学表现在 CT 与乳房 X 线上类似。CT 的密度分辨率高于 X 线摄影，有时可以发现较小的病变；根据 CT 值测量还可对囊肿、肿块内的脂肪以及出血、坏死进行判断。增强 CT 检查良性肿块常呈中等程度强化，强化后 CT 值可增高 30~40Hu；恶性肿块多为明显强化，CT 值增高 >50Hu。

2. 钙化　乳房良、恶性病变的钙化鉴别在 CT 表现上与 X 线类似，但对于细微钙化灶的显示，CT 不如乳房 X 线摄影。在 CT 上能显示的一般多为粗大钙化，常以良性钙化为主（图 3-1-25）。

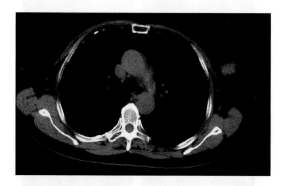

图 3-1-24　乳房肿块

女性，62 岁，X 线发现左乳肿块后，入院行术前胸部 CT 平扫检查评估肺部情况。病理证实为乳腺浸润性导管癌。

胸部 CT 平扫显示左乳不规则肿块，边缘可见分叶及毛刺改变，提示恶性病变

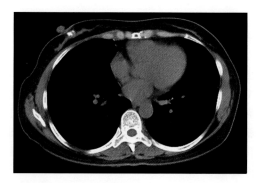

图 3-1-25　乳内钙化

女性，53 岁，常规胸部 CT 检查偶然发现右乳钙化，后经多次 X 线检查随访右乳钙化无明显变化，提示为良性钙化

胸部 CT 平扫显示右乳内粗大钙化灶，未见明显乳房肿块

3. 乳头回缩、内陷及局部皮肤增厚　当乳腺癌对乳头或表面皮肤有浸润时，可导致乳头回缩、内陷或局部皮肤增厚，密度增高。如 Cooper 韧带受累，局部皮肤可向肿瘤方向内陷（图 3-1-26）。

4. 乳腺后间隙消失及淋巴结肿大　恶性肿瘤侵及胸壁肌肉时，乳腺后低密度脂肪间隙消失。有淋巴结转移时，在腋窝及胸骨后可见肿大的淋巴结（图 3-1-27）。

四、MRI

MRI 对乳房病变的分析应包括病变形态学表现、内部结构、边缘情况和信号改变，特别是 DWI，尤其要重视动态增强后强化的方式和血流灌注的表现特征，包括早期强化程度、廓清情况和时间-信号强度曲线类型等。乳房 MRI 能早期发现微小病变，尤其是致密

型乳腺中的病变或乳房多中心性病变，且对恶性肿瘤检出的敏感性高，可达 88%~100%。如同时行 MRI 扩散加权成像和[1]H-MRS 检查，还可对乳房病变的表观扩散系数（ADC）值和总胆碱化合物（Cho）进行测量和分析，更有助于良恶性病变的鉴别。

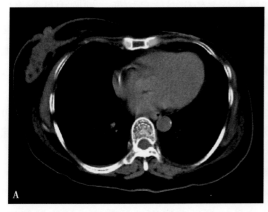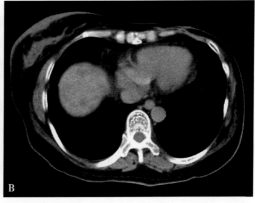

图 3-1-26　乳头凹陷及皮肤增厚

女性，51 岁，左侧乳腺癌切除术后，随访中行胸部 CT 平扫检查评估胸部情况。病理证实为右侧乳腺浸润性导管癌。

胸部 CT 平扫发现右乳皮肤明显增厚伴乳头回缩，左乳术后缺如

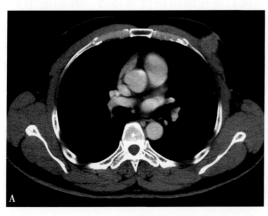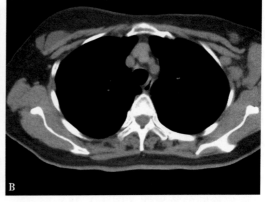

图 3-1-27　乳腺后间隙消失及腋窝淋巴结肿大

男性，65 岁，4 个月前无意间发现左侧乳房肿块，同时有左胸部疼痛，自认为心脏疾患未加注意。后肿块进行性增大，伴疼痛明显来诊。病理证实为左侧乳腺浸润性筛状癌，伴左侧腋窝淋巴结转移。

胸部 CT 显示：A. 左乳见一约 31mm×25mm×23mm 大小肿块影，分叶状，可见细毛刺，密度尚均匀，乳头牵拉凹陷，后方与胸大肌粘连，两者间脂肪间隙消失；B. 左侧腋窝可见多发肿大淋巴结

1. 形态表现（包括边缘）

（1）形状：跟 X 线表现类似，乳房病变的肿块在 MRI 上可以是圆形、卵圆形、分叶状或不规则形。分叶状肿块可有波纹状轮廓，而不规则肿块的形状更是参差不齐使之不能归为圆形、卵圆形、分叶状。如果乳房肿块是不规则形的，则其为恶性病变的概率约为 30%。

（2）边缘：肿块边缘可描述为光滑、不规则或毛刺。肿块边缘光滑，多为良性病变。

边缘有毛刺的肿块最多见的就是乳腺癌和放射状瘢痕，恶性病变的概率约为80%。

2. 信号（包括 ADC 值）　平扫 T_1WI 大多数病变为低或中等信号，部分可呈 T_1WI 高信号，如脂肪或脂质、亚急性出血、黑色素瘤及少数钙化组织；T_2WI 病变信号强度依据其细胞、纤维成分及含水量不同而异，通常纤维成分多的病变信号较低，细胞内外含水量多的病变信号较高，但黑色素瘤及钙化可呈低信号，急性出血呈稍高信号。一般良性病变的信号较均匀，但不少纤维腺瘤内可有由胶原纤维形成的纤维分隔，这种分隔在 T_2WI 上常表现为低或中等信号强度；恶性病变内可有坏死、液化、囊性变或纤维化，甚至出血，可表现为高、中、低混杂信号。

平扫 T_1WI 非脂肪抑制序列还能显示病灶的脂肪呈高信号。此序列病灶中央高信号可见于乳内淋巴结、脂肪坏死或错构瘤。乳房含有明显脂肪信号的肿块通常为良性病变，除非快速生长的肿块。

平扫脂肪抑制 T_2WI 序列主要观察肿块的水含量。此序列高信号的病变常见有囊肿、淋巴结和脂肪坏死。这些均为良性病变，而此序列高信号恶性病变较少，最常见于胶样乳腺癌。平扫脂肪抑制 T_2WI 序列上病灶呈现低信号的常见于浸润性导管癌、硬化性腺瘤、瘢痕组织等。平扫脂肪抑制 T_2WI 序列上病灶呈现中等信号的常见于浸润性小叶癌、导管原位癌和纤维囊性变。

DWI 是目前唯一能活体观察乳房水分子微观运动的成像方法，可早期检测病变的水通道蛋白及水含量改变，根据水分子运动受限的程度反映组织结构特点，并有助于良、恶性病变的鉴别。乳房恶性肿瘤细胞增殖旺盛，细胞密度较高，细胞外间隙减少，同时，细胞生物膜的限制和大分子物质如蛋白质对水分子的吸附作用增强，且微血管灌注明显增加，这些因素综合作用阻止了恶性肿瘤内水分子的有效运动，限制了扩散，因而一般恶性肿瘤在 DWI 上呈高信号，ADC 值降低，而乳腺良性病变的 ADC 值一般较高。目前诊断标准为一般低于 $0.0012\mathrm{mm}^2/s$ 为可疑恶性。由于乳腺正常腺体组织与良、恶性病变具有不同的细胞外间隙及含水量，ADC 值存在明显差异，因而根据病灶 ADC 值鉴别乳房肿瘤良、恶性具有较高的特异性。需要注意的是，部分良性乳房病变在 DWI 上呈高信号，但所测得的 ADC 值较高，这是由于 T_2 透射效应所致，而并非扩散能力降低。DWI 成像时间短，但其空间分辨率和图像质量不如增强检查，两者相结合可提高对乳腺癌诊断的特异性（图 3-1-28）。

3. MRS　MRI 功能和分子影像是目前无创检测活体内代谢和生化信息的有效方法，近年来逐渐应用于乳房疾病诊断，旨在提高乳房良、恶性病变诊断的特异性。磁共振波谱成像（magnetic resonance spectrum，MRS）在乳腺癌诊断方面得到了开发和应用，动态增强 MRI 检查结合 MRI 功能成像明显提高了对乳腺癌诊断的特异性。

MRS 利用不同化合物自身磁性在强磁场下共振频率的差异，反映一些生化物质在体内不同区域的含量。在乳房组织中，^{1}H-MRS 主要检测胆碱及代谢物含量，反映乳房上皮细胞的代谢水平。癌细胞生长增殖迅速，细胞密度增高因而细胞膜胆碱含量较正常组织及良性肿瘤高，故可将 ^{1}H-MRS 用于乳房良、恶性肿瘤的鉴别诊断。

4. 增强表现　对于乳房病变的结构显示及其定性诊断应常规行 MRI 增强检查，其主要是根据病变异常强化的时间-信号强度曲线、增强早期病变的形态学改变来分析。根据美国放射学会提出的 BI-RADS-MRI 标准，乳房异常强化被定义为病灶信号强度高于或低

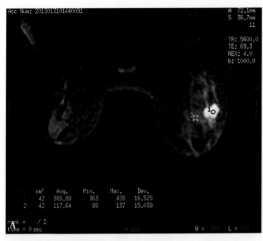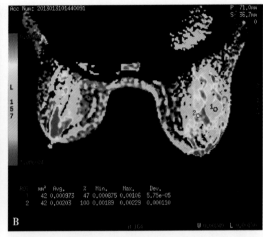

图 3-1-28　右侧乳腺肿块（DWI、ADC 图）

女性，58 岁，4 个月前无意间发现右侧乳腺肿块，后肿块进行性增大来诊。病理证实为右侧乳腺浸润性导管癌，伴右侧腋窝淋巴结转移。

A. MRI 轴位，DWI 示右侧乳腺见一大小约 31mm×25mm×23mm 明显高信号肿块；B. MRI 轴位，肿块的 ADC 值为 0.000973mm²/s，低于 0.0012mm²/s，提示病灶为恶性可能

于正常乳腺实质。对异常强化病变的形态学观察和分析应在高分辨率动态增强早期时相，以避免由于病变内的对比剂廓清或周围乳腺组织的渐进性强化影响其观察。乳房异常强化表现可概括为点状、肿块和非肿块样强化。

（1）点状及局灶性强化：表现为小斑点状强化，其形态和边缘特征较难准确描述，多无明显的占位效应，通常小于 5mm。其可为多发、散在分布于乳腺组织内。局灶性强化可为乳腺腺体组织局灶性增生性改变（图 3-1-29），病灶大于 5mm，但其范围仍较局限，若两侧乳房呈对称性表现则提示良性病变可能性大或与内分泌激素水平高低有关。

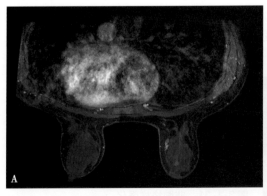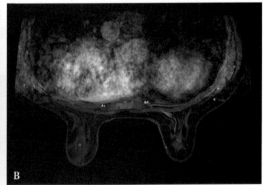

图 3-1-29　局灶性强化与点状强化

病例 1，女性，40 岁，因双侧乳房肿胀感行磁共振乳腺扫描。穿刺活检病理证实为右侧乳腺纤维增生性腺病。A. MRI 轴位，T₁WI 增强可见右乳条状局灶性强化。

病例 2，女性，35 岁，因乳腺疼痛不适行磁共振乳腺扫描。穿刺活检病理证实为左侧乳腺纤维增生性腺病。B. MRI 轴位，T₁WI 增强可见左乳小点状强化

（2）肿块样强化：典型表现为具有三维立体结构的异常强化的占位性病变。其提示为恶性病变的形态学表现包括形态不规则，呈星芒状或蟹足样，边缘不清或呈毛刺样改变（图3-1-30）；而形态规则、边缘清晰则多提示病变为良性。但小病灶和少数病变可有不典型性形态学改变。

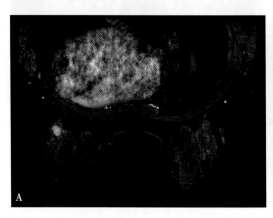 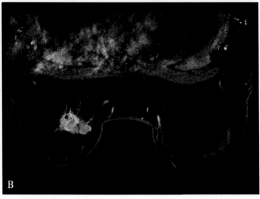

图3-1-30 肿块样强化

病例1，女性，40岁，因超声发现乳腺肿块行磁共振乳腺扫描。病理证实为左侧乳腺纤维腺瘤。A. MRI轴位，T_1WI增强可见左乳类圆形肿块样强化，边界清晰、光滑。

病例2，女性，46岁，发现左侧乳腺肿块1年余，近来感觉肿块进行性增大，行乳腺磁共振增强扫描。病理证实为左侧乳腺浸润性导管癌。B. MRI轴位，T_1WI增强可见不规则肿块样明显强化病灶，边缘毛刺

（3）非肿块样强化：指比点状强化范围大但又无明显占位效应的强化。这种强化方式大量见于乳腺癌病例中。其中导管样强化（沿导管分布的强化）或区段性强化（多个导管强化，呈三角形或锥形强化，尖端指向乳头）多提示病变为恶性，特别多见于导管原位癌。区域性强化（非导管走行较局灶性强化范围大）、多发区域性（两个或两个以上的区域性强化）或弥漫性（整个乳腺广泛散在强化）强化常出现在绝经前和绝经后用激素替代治疗的妇女，多提示病变为良性增生性改变（图3-1-31）。

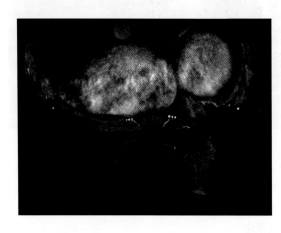

图3-1-31 非肿块样强化

女性，55岁，因右乳溢液就诊，询问病史患者因围绝经期症状行激素补充治疗。病理证实为右侧乳腺纤维增生。MRI轴位，T_1WI增强可见右乳呈弥漫性点片状强化

时间-信号强度曲线早期反映血流动力学改变随后可观察血流灌注改变。

对于异常强化病变时间-信号强度曲线的描述也包括两个阶段：第一阶段为早期时相（通常指注射对比剂后 2 分钟内），其信号强度常分为缓慢、中等或快速增强；第二阶段为延迟时相（通常指注射对比剂 2 分钟后），其变化决定曲线类型。

动态增强后按时间-信号强度曲线形态可分为 3 型：①流入型（Ⅰ型）：或称单向型，在动态观察时间内，病变信号强度表现为缓慢持续增加。此类强化方式多见于正常乳腺或良性病变（图 3-1-32）。②平台型（Ⅱ型）：注射对比剂后于动态增强早期时相病变信号强度达到最高峰，在延迟时相信号强度无明显变化。其可以是良性病变，也可以是恶性病变，需要结合形态学改变及 DWI-ADC 值等综合判断（图 3-1-33）。③流出型（Ⅲ型）：病变于动态增强早期时相信号强度达到最高峰，其后逐渐减低，此类强化方式在有肿块的前提下提示恶性可能，通常乳房恶性病变动态增强后信号强度多趋向快速明显升高而快速下降（快进快出），而呈流出型（图 3-1-34）。

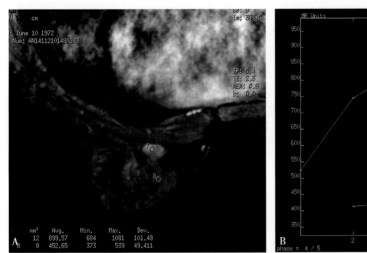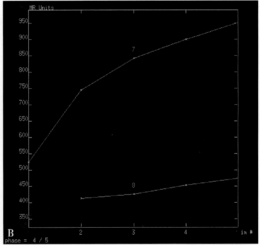

图 3-1-32 时间-信号强度曲线（流入型）

女性，43 岁，X 线体检发现左乳结节。病理证实为左侧乳腺纤维腺瘤。

A. 动态增强显示左乳可见一 8mm×10mm 大小肿块，呈均匀强化，边缘清晰；B. 时间-信号强度曲线为流入型，提示病灶为良性可能大

总之，良性病变多呈流入型或称单向型时间-信号强度曲线，恶性病变多呈流出型、平台型时间-信号强度曲线，常需结合形态改变和 DWI-ADC 值进行评判。

5. 周围组织受侵犯的 MRI 表现 乳腺癌可直接侵犯周围组织，导致受侵组织出现形态或信号的改变。如侵及胸肌时，乳腺后脂肪间隙可出现变形、狭窄或中断、消失，胸肌可出现异常强化。周围淋巴结转移时，常在腋窝部或胸骨后可见肿大的淋巴结，转移淋巴结的 ADC 值往往较低。

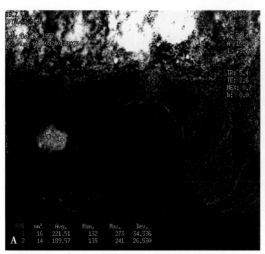
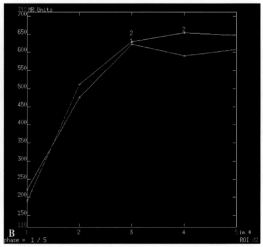

图 3-1-33　时间-信号强度曲线（平台型）

女性，60 岁，4 个月前体检 X 线发现左侧乳腺肿块来诊。病理证实为左侧乳腺浸润性导管癌。

A. MRI 轴位，动态增强显示左侧乳腺见一约 24mm×18mm 大小肿块，呈不均匀强化，边缘不光整；

B. 时间-信号曲线为平台型，提示病灶的良性、恶性均有可能，需结合病灶的其他影像表现

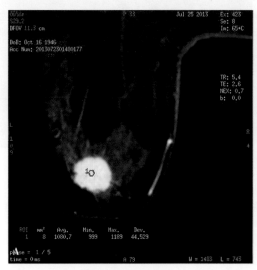
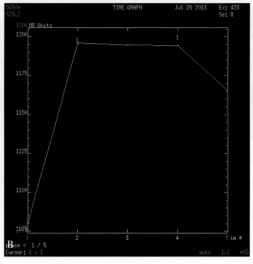

图 3-1-34　时间-信号强度曲线（流出型）

女性，70 岁，发现左乳肿块数年，无疼痛，无瘙痒，无烧灼感，未见明显溃烂，无周围皮肤红肿，无乳头溢液，左乳头轻度上翘、凹陷，无"橘皮征"。查体：双乳对称，左乳头上方 11 点方向可扪及肿块约 20mm×15mm，质韧，无压痛，活动度可。病理证实为左侧乳腺浸润性导管癌。

A. MRI 轴位，动态增强检查显示左侧乳腺见一约 18mm×16mm×15mm 大小肿块，可见明显强化，边缘不光整，有多发毛刺；B. 时间-信号强度曲线为流出型，提示病灶为恶性可能大

（桂霜　陈豪　赵江民）

参 考 文 献

1. Brem R F, Lenihan MJ, Lieberman J, et al. Screening breast ultrasound：past, present, and future ［J］. American Journal of Roentgenology, 2015, 204 (2)：234-340

2. 王知力，唐杰，李俊来，等. 乳腺非肿块型病变的超声诊断 ［J］. 中国医学影像学杂志, 2013 (1)：13-15

3. 吴祥德. 乳腺疾病诊治 ［M］. 2 版. 北京：人民卫生出版社, 2009：19-364

4. Kuhl C. The current status of breast MR imaging. Part I. Choice of technique, image interpretation, diagnostic accuracy, and transfer to clinical practice ［J］. Radiology, 2007, 244 (2)：356-378

5. Kuhl C K. Current status of breast MR imaging. Part 2. Clinical applications ［J］. Radiology, 2007, 244 (3)：672-691

6. Lazarus E, Mainiero MB, Schepps B, et al. BI- RADS Lexicon for US and Mammography：Interobserver Variability and Positive Predictive Value ［J］. Radiology, 2006, 239 (2)：385-391

7. Erika Rubesova MD, Grell AS, Maertelaer VD, et al. Quantitative diffusion imaging in breast cancer：a clinical prospective study ［J］. Journal of Magnetic Resonance Imaging, 2006, 24 (2)：319-324

8. 娄丽，马玉香，王克，等. 超声诊断乳腺肿块 ［J］. 中国医学影像技术, 2004, 20 (12)：1812-1814

9. 鲍润贤. 中华影像医学：乳腺卷 ［M］. 2 版. 北京：人民卫生出版社, 2002：27-130

10. Morris EA, Schwartz LH, Drotman MB, et al. Evaluation of pectoralis major muscle in patients with posterior breast tumors on breast MR images：early experience ［J］. Radiology, 2000, 214 (1)：67-72

第二节　乳房钙化影像表现及其病理基础

钙化对乳房疾病的诊断具有非常重要的临床意义，各种诊断方法都可以显示乳房的钙化，但其敏感性却有较大差异；同时不同类型的钙化对病变的良恶性鉴别又具有十分重要的价值。因此本节重点对乳房的钙化进行详细地阐述。

一、钙化的组织类型

大多数乳房钙化形成于终末导管（导管内钙化）和腺泡（小叶钙化），另外乳房间质和乳房皮肤也可发生钙化。

1. 导管内钙化　导管内钙化是由导管内细胞碎片或分泌物钙化并黏附在导管壁上而来。参差不齐的细胞碎片的钙化导致了钙化不规则的轮廓。其钙化在大小、密度和形状上都是多变的。有时可形成导管样的铸型，其分布与导管走行一致，向乳头方向汇聚，这就解释了导管内钙化呈细线样或分支样形态和分布的原因。导管内钙化多见于恶性肿瘤，常被归为 BI- RADS 分类的 4 类或 5 类。

2. 小叶钙化　乳腺小叶钙化填充在小叶腺泡内，可导致形状一致、密度均匀且边缘锐利的钙化，通常为点状或圆形的钙化。当腺泡增大时，例如在囊样增生时，小叶钙化可形成乳滴样改变，称为钙乳钙化，其浓度往往较低。然而当乳腺发生纤维化时，例如在硬化性腺病时，小叶钙化常常会变得更小、形状不一致。这种情况下很难将它们与导管内钙化区分。小叶钙化通常是弥漫或散在分布的，多见于乳腺良性病变。

3. 间质钙化　发生在脂肪、血管和纤维组织等乳房间质内的钙化多为良性钙化。

4. 皮肤钙化 皮肤钙化多为良性钙化灶，X线片上需与乳腺内的钙化鉴别。

乳房钙化更常按提示病变的良恶性可能程度来分类。乳房良、恶性病变均可出现钙化。通常，良性钙化多较粗大，形态可呈颗粒状、爆米花样、粗杆状、蛋壳状、新月形或环形，密度较高，分布比较分散；恶性钙化多呈细小沙砾状、细线样或细线分支样，大小不一，密度较淡且均匀，常密集成簇或呈线样走行及段性分布。乳房内钙化可位于肿块内，也可见于非肿瘤性病变，还可发生于正常乳腺内。乳房钙化的鉴别诊断主要依据钙化的形态、密度、分布以及随访变化，其中钙化形态改变是最重要的征象。临床上，部分早期乳腺癌可根据钙化典型表现做出影像诊断。

二、钙化与 BI-RADS 分类

新分类法依据美国放射学会提出的 BI-RADS，将乳房钙化表现类型分为典型良性、中间性和高度怀疑恶性三类。

1. 典型良性钙化

（1）皮肤钙化：典型呈片状分布，边界清晰，在切线位可呈粗线样改变。故在钙化皮肤的切线位可以确认一些不典型者。皮肤钙化多见于乳腺炎和乳腺术后，也可存在于皮肤病变内或其表面，如痣、角化病、皮赘下等。乳房皮肤的任何部位均可发生，乳晕区和手术切口最多见（图3-2-1）。乳房刺青（文身）也可在X线片上显示为局部皮肤的钙化。

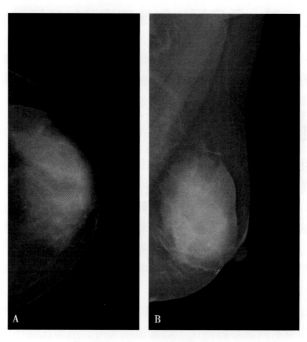

图3-2-1 乳房皮肤钙化

女性，47岁，因健康体检行X线摄影筛查，无发热，未触及肿块。

A、B.（X线摄影左侧乳房头尾位、内外侧斜位）示左侧乳晕旁皮肤钙化灶

（2）血管钙化：乳房小动脉壁可发生钙化，可与肾动脉钙化伴发，也可继发于甲状旁腺功能亢进。在 X 线上呈线状或轨道状，通常呈迂曲走行，与乳腺导管内钙化不同，其分布与导管走行无关。早期动脉钙化可呈斑点状，沿血管走行方向分布是诊断的关键，血管造影可以证实（图 3-2-2）。

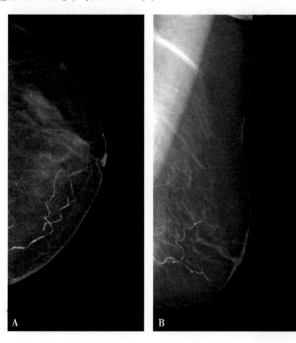

图 3-2-2　乳房小动脉钙化
女性，46 岁，因健康体检行 X 线摄影筛查，无发热，未触及肿块。
A、B.（X 线摄影左侧乳房头尾位、内外侧斜位）示乳房血管壁钙化，呈长条形致密影

（3）爆米花样粗大钙化：此类钙化直径通常大于 2～3mm，呈爆米花样，多为良性表现。典型的爆米花样钙化多见于纤维腺瘤的退化过程和静止期（图 3-2-3）。

图 3-2-3　乳房腺体内爆米花样钙化
女性，46 岁，因健康体检行 X 线摄影筛查，无发热。病理证实为乳腺纤维腺瘤。
A、B.（X 线摄影右侧乳房头尾位、内外侧斜位）示右侧乳腺可见小结节伴粗大爆米花样钙化灶

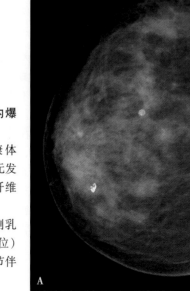

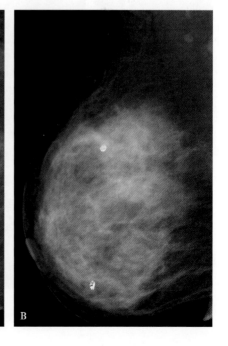

（4）粗杆状钙化：此类钙化形成于扩张的较大导管内，呈杆状，偶尔可呈分支状。其不同于恶性的细小分叉状钙化，粗杆状钙化的直径通常会 >1mm。如果钙化是在导管壁上，可有中心透亮区。此类钙化主要位于乳晕下区且沿导管走行方向分布，常见于双侧乳腺，可为分泌性钙化，最常见于 60 岁以上的女性。另外，浆细胞性乳腺炎可引起导管分泌物外渗到导管周围结缔组织而发生钙化，也可是粗杆状。

（5）圆形和点状钙化：可表现为多发、大小不一、散在分布的致密影。圆形钙化大小0.5~1.0mm，常形成于终末导管-小叶单位的腺泡内。当钙化直径小于 0.5mm 时，称为点状钙化，如为孤立的、成簇的点状钙化，应密切随访或活检。圆形和点状钙化可见于纤维囊性病变或腺病（图 3-2-4）、皮肤钙化、皮肤上的滑石粉，极少见于导管原位癌。当钙化很小（点状），并且呈现不均质性，尤其是呈簇状分布，并伴有线样或节段样钙化时，应怀疑导管原位癌。

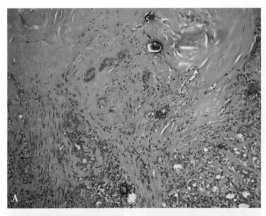

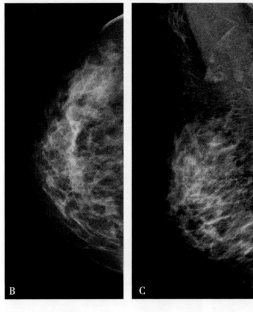

图 3-2-4 乳房腺体内点状钙化

女性，46 岁，体检发现双侧乳房结节 2 个月，质韧，表面粗糙，边界不清晰，不伴触痛。病理证实为乳腺硬化性腺病。

A.（HE 染色 ×40）右乳增生由腺体、导管和纤维结缔组织混合构成，无包膜，纤维组织过度增生，管泡萎缩甚至消失，导管内可见钙化。

B、C.（X 线摄影右侧乳房头尾位、内外侧斜位）右侧乳腺实质呈片状密度增高，主要分布于中央区和外上象限，右侧乳腺中区可见呈簇状分布的多发点状钙化

（6）中空状钙化：圆形或椭圆形钙化，直径可以从小于 1mm 到大于 10mm 不等，中心透亮，其壁厚于蛋壳样或环形等类型的钙化。多见于脂肪坏死或导管内碎片钙化引起，有时也见于纤维腺瘤（图 3-2-5）。

（7）蛋壳样或环形钙化：此类钙化多为良性，呈菲薄的囊壁样，通常厚度不超过 1mm。常见于含脂囊肿壁的钙化（图 3-2-6）。

（8）钙乳钙化：多为大囊肿或微小囊肿内沉积物的良性钙化，在头尾位上表现为绒毛状、圆形或无定形状钙化影，在水平侧位上呈线形、新月形或杯状。此类钙化最重要的特点是在不同的乳房 X 线摄影体位上形态不一样。

（9）缝线钙化：为切口缝合材料上的钙沉积，多呈光滑线状、曲线状或结节状，通常发生在乳房病灶手术切除术和术后放疗后患者手术切口处的缝线或缝合的材料处。

（10）营养不良性钙化：常发生在放疗（图 3-2-7A、B）或外伤（手术）或炎症后（图 3-2-7C、D）的乳房内。可呈粗大、不规则、熔岩样的钙化，>0.5mm。约 30% 的乳腺癌放疗后的女性在经过治疗后 3～5 年会出现这样的钙化。需要把它们和复发的恶性肿瘤区分开来是很重要的。

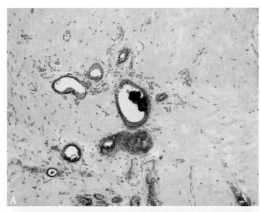

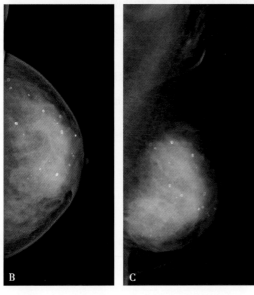

图 3-2-5 乳房腺体内中空状钙化

女性，47 岁，因双乳触诊颗粒感行 X 线检查。病理证实为左乳纤维囊性乳腺病。

A.（HE 染色 ×40）轻度扩张的乳腺导管内可见钙化灶；B、C.（X 线摄影左侧乳房头尾位、内外侧斜位）左侧乳房乳晕后腺体内可见弥漫类圆形钙化灶，钙化形态规则，弥漫分布，此钙化形态及分布均提示良性

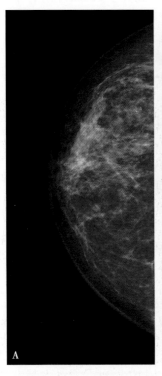
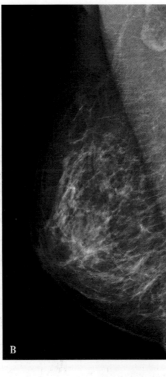

图 3-2-6　乳房腺体内蛋壳样钙化

女性，42 岁，因右乳触诊硬结节灶行 X 线检查。病理证实为右乳纤维囊性乳腺病。

A、B（X 线摄影右侧乳房头尾位、内外侧斜位）示右乳外下象限腺体内可见类似蛋壳样钙化灶，壁薄，提示良性病变可能大

2. 中间性（不能定性）的钙化

（1）不定形钙化：这些钙化通常形态很小或模糊，无法确定其形态学分类。良性和恶性的乳房病变都可有不定形钙化（图 3-2-8）。不定形钙化之良恶性疾病发生比例详见表 3-2-1。

表 3-2-1　不定形钙化的良恶性乳腺病变发生比例

良恶性比例	常见病变
60% 良性	纤维囊性变
	乳头状瘤、纤维腺瘤或硬化性腺病伴肿块形成
	（双侧弥漫性或双侧多发簇状分布者尤为常见）
20% 高危	非典型导管增生
	非典型小叶增生
	小叶原位癌
20% 恶性	低级别导管原位癌
	10% 浸润性导管癌
	（合并肿块者多见）

注：表 3-2-1 中内容引自本节后第 1~7 条参考文献

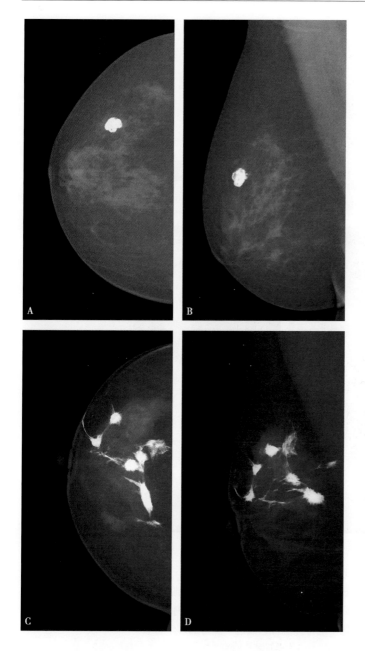

图 3-2-7　乳房腺体内营养不良性钙化

例1　女性，58 岁，患者左乳癌切除术后胸部放疗后。病理证实右侧乳腺钙化结节，为良性。A、B.（X线摄影右侧乳房头尾位、内外侧斜位）右乳外上象限见一枚结节状钙化灶，大小约 10mm×11mm。

例2　女性，58 岁，乳腺炎后。病理证实右侧乳腺钙化结节，为良性。C、D.（X线摄影右侧乳房头尾位、内外侧斜位）右乳散在熔岩样钙化灶

（2）不规则粗大钙化：不规则粗大钙化，过去称为粗颗粒钙化，指形状不规则、显著的钙化，通常 >0.5mm。它们和不定形微小钙化都属于中间性钙化。需要与多形性钙化相鉴别，大小、形态多变，直径通常 <0.5mm，和细线样微小钙化一同被认为是高度可疑恶性的。不规则粗大钙化趋向融合，并不是较大的不规则形营养不良性钙化的大小，可出现在恶性病变，也可出现在纤维化、纤维腺瘤或外伤后（图 3-2-9）。

3. 高度可疑恶性钙化

（1）微细多形性钙化：这种钙化较不定形钙化更可疑，有 25%～40% 可能性是恶性。其大小、形态多变，常 <0.5mm（图 3-2-10）。

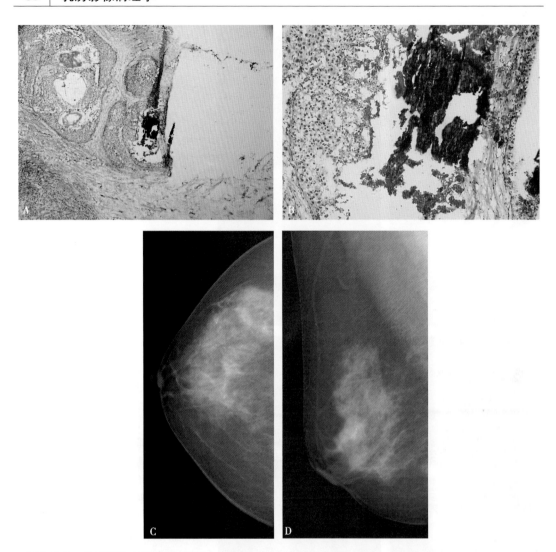

图3-2-8　乳房腺体内不定形钙化

女性，47岁，常规体检发现病变。病理证实为乳腺浸润性导管癌。

A、B.（HE染色×40、×200）镜下显示扩张导管腔内可见形态不规则钙化灶；C、D.（X线摄影右侧乳房头尾位、内外侧斜位）右侧乳房乳晕后方可见小簇状不定形钙化灶，簇状分布钙化良性居多，也见于恶性病变，此例不定形钙化不能排除恶性，故进一步行病理学检查

（2）微细线样及线形分支状钙化：为高度可疑恶性表现，表现为导管内铸型钙化，常不连续，宽度<0.5mm（图3-2-11）。

在BI-RADS分级中对钙化分布的描述有以下几种方式。

（1）弥漫或散在分布：指整个乳房散在的钙化或是多个类似的簇状的钙化。如点状和圆形钙化呈此种类型分布且为双侧，多为良性病变（图3-2-5）。

（2）区域性分布：分散在乳腺组织的一个较大范围内（体积>2cm³或长度>2cm），并且不是沿导管分布（图3-2-12）。

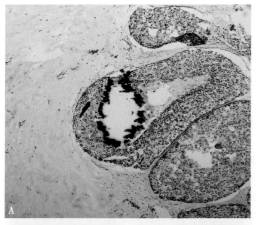

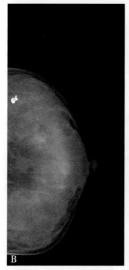
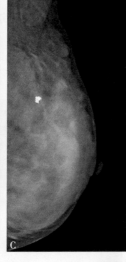

图 3-2-9 乳房腺体内不规则粗大钙化

女性，50 岁，因左乳触诊颗粒感行 X 线检查。病理证实为乳腺导管原位癌。

A.（HE 染色 ×100）镜下显示扩张的导管腔内可见不规则粗大钙化灶。B、C.（X 线摄影左侧乳房头尾位、内外侧斜位）左乳外上象限不规则粗大钙化，此类钙化不能排除恶性，故需进一步行病理学检查

图 3-2-10 乳房腺体内微细多形性钙化

女，52 岁，2 个月前无意中发现右乳肿块。查体：右乳房内下象限可及一肿块，质韧，伴触痛，表面粗糙，边界清晰，活动度可。病理证实为乳腺浸润性导管癌 2 级（占 25%），伴导管原位癌 3 级（占 75%）。

A、B.（X 线摄影右侧乳房头尾位、内外侧斜位）右乳内下象限乳后间隙胸大肌前方可见一不规则肿块影，大小约 19mm × 15mm，其内密度不均，可见成簇分布的沙砾样不规则细小钙化，病灶边缘欠光整，见分叶及小毛刺，邻近腺体结构受压，邻近皮肤可疑增厚及凹陷

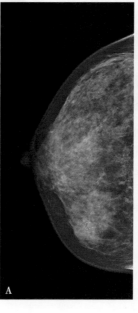
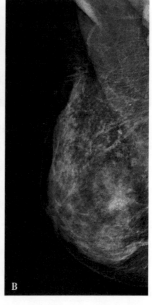

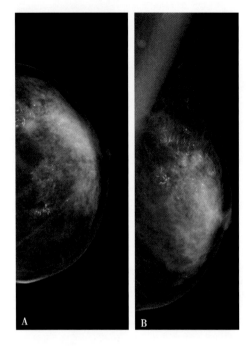

图3-2-11 乳房微细线样及分支状钙化

女性，47岁，因发现左乳肿块2个月检查，乳头糜烂，伴"橘皮征"，无发热。病理证实为乳腺导管原位癌（残留），累及乳头；乳头湿疹样癌（Paget病）。

A、B.（X线摄影左侧乳房头尾位、内外侧斜位）示左乳外上象限腺体密度不均匀，可见大量细线样及分支状钙化，左乳局部皮下组织增厚、密度不均匀

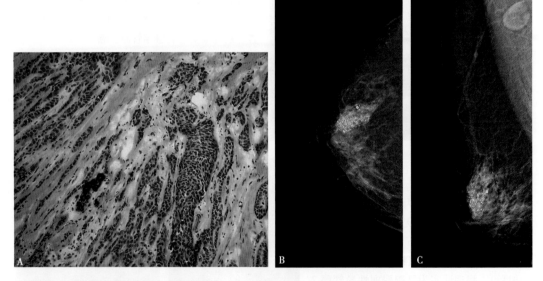

图3-2-12 乳房腺体内区域性分布钙化

女性，47岁，因无意中自觉右乳有结节，行X线检查。病理证实为乳腺浸润性导管癌。

A.（HE染色×40）镜下可见弥漫分布的癌细胞中有微小钙化灶；B、C.（X线摄影右侧乳房头尾位、内外侧斜位）右侧乳晕后腺体内可见散在区域性分布钙化灶，钙化形态呈不规则多形性。区域性分布钙化良性居多，也可见于恶性病变，此例钙化呈不规则多形性，形态提示恶性可能，故需进一步行病理学检查

（3）簇状分布：在小量乳腺组织体积内至少有5枚钙化点。此钙化分布在良性病变及恶性病变中均可见，通常需结合钙化形态来进一步评估（分布模式参见图3-2-8）。

（4）线样分布：钙化呈线样走行，这也提示是导管内钙化，且恶性可能性大。

（5）节段性分布：钙沉淀在段或小叶的导管及其分支内。尽管良性分泌性病变也可表现为区段性分布，但如钙化的形态不是典型良性钙化时，此种分布的钙化为恶性可能性较大（图3-2-13）。

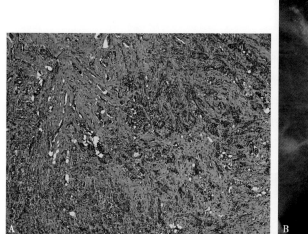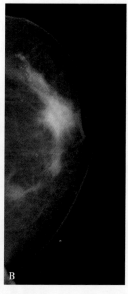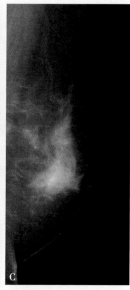

图3-2-13　乳房腺体内节段性分布钙化

女性，45 岁，因一周前无意中自己触到左乳肿块，行 X 线检查，无发热，伴轻度触痛。病理证实为乳腺浸润性导管癌。

A.（HE 染色×40）镜下可见细小钙化灶沉淀在段或小叶的导管及其分支内；B、C.（X 线摄影左侧乳房头尾位、内外侧斜位）左乳外上象限可见成簇沿导管走行的节段性分布细线样不规则钙化

（葛婷婷　陈　豪　钱海珊）

参考文献

1. Tse GM，Tan PH，Pang AL，et al. Calcification in breast lesions：pathologists' perspective ［J］. Journal of Clinical Pathology，2008，61（2）：145-151

2. Pijnappel RM，Peeters PH，Hendriks JH，et al. Reproducibility of mammographic classifications for non- palpable suspect lesions with microcalcifications ［J］. British Journal of Radiology，2004，77（916）：312-314

3. Loffman Felman RL. The tattoo sign ［J］. Radiology，2002，223（2）：481-482

4. 鲍润贤. 中华影像医学：乳腺卷 ［M］. 2 版. 北京：人民卫生出版社，2002：27-130

5. Georgiansmith D，Lawton TJ. Calcifications of lobular carcinoma in situ of the breast：radiologic- pathologic correlation ［J］. American Journal of Roentgenology，2001，176（5）：1255-1259

6. Levtoaff AS，Feig SA，Saitas VL，et al. Stability of malignant breast microcalcifications ［J］. Radiology，1994，192（1）：153-156

7. Linden SS，Sickles EA. Sedimented calcium in benign breast cysts：the full spectrum of mammographic presentations ［J］. American Journal of Roentgenology，1989，152（5）：967-971

8. Berg WA，Arnoldus CL，Teferra E，et al. Biopsy of amorphous breast calcifications：pathologic outcome and yield at stereotactic biopsy ［J］. Radiology，2001，221（2）：495-503

第三节 乳房疾病的"同病异影，异病同影"

"同病异影"是指同一疾病在影像上可以有不同的表现，可以是形态上的不同，也可以是密度或信号等的不同。"异病同影"的意思是不同疾病具有相同（相似）的影像学表现。例如硬化性乳腺病与浸润性导管癌可以在 X 线片上有相同的表现，都可表现为乳腺结构扭曲、局部密度异常或伴钙化等改变，明确鉴别需根据病理。

一、"同病异影"

关于"同病异影"，乳房最常见的良性肿瘤——纤维腺瘤就可以有不同的影像学表现。

最多见的影像表现为图 3-1-17 所示的境界清晰的纤维腺瘤，肿块常位于外上象限，呈圆形或椭圆形的结节状或团块状稍高密度影，边界清楚，具有较明显的良性影像特征。

当两个或多个腺瘤融合在一起时，易认为肿块呈分叶状改变，而误判断为恶性肿瘤可能（图 3-3-1）。

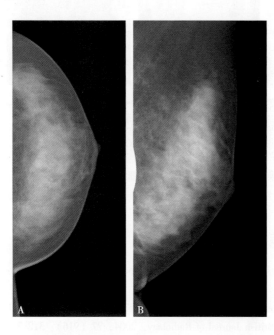

图 3-3-1 乳腺纤维腺瘤肿块边界欠清

女性，42 岁，无意中触及左乳肿块就诊。病理证实为乳腺纤维腺瘤。

A、B.（X 线摄影左侧乳房头尾位、内外侧斜位）左乳外上象限团块样致密影，边界欠清，密度不均匀，大小约 22mm。初步影像诊断：左乳外上象限肿块，考虑肿瘤性病变，BI-RADS 4a 类

乳腺癌在影像学表现就更为多变。同为乳腺小叶癌，有些 X 线片上无明显肿块，而有些则形成肿块（图 3-3-2、图 3-3-3）。

另外，乳腺恶性肿瘤，乳腺浸润性小叶癌与浸润性导管癌在影像上也有其差异之处。

乳腺浸润性小叶癌（invasive lobular carcinoma，ILC）较浸润性导管癌（invasive ductal carcinoma，IDC）临床发病率少。但其累及双侧乳腺比例较导管癌要高，某些患者出现乳房肿块，且常没有明显的界限，有些病例只表现为乳腺增厚或小结节感。大的肿块可固定，并引起皮肤挛缩，表浅且较小的瘤块也可引起局部皮肤改变。乳房影像学检查，最常见的图像是不对称性的、没有明确边缘的密度改变，钙化灶较导管癌明显少见。

乳腺浸润性小叶癌的表现可从乳房没有明显的改变到累及整个乳腺的弥漫性病变。典

型病例形成具有不规则边缘的肿块，质地硬到坚硬，肿瘤和周围乳腺组织融为一体，切面大多数病例为灰白色，有硬化性和纤维性外观，一般没有出血、钙化和黄白色条纹，也没有囊腔形成。有些切除标本肉眼看不到异常，触之只是稍硬、有橡皮感或揉面感，给人一种良性病变的感觉。有的病例形成无数的小硬结，触摸有沙砾感，局部与硬化性腺病类似。

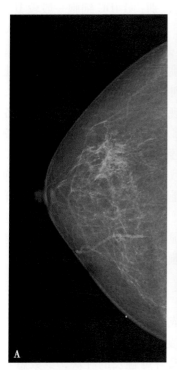
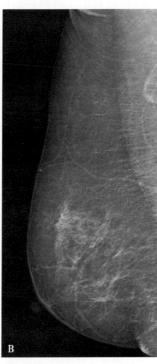

图 3-3-2　乳腺小叶癌无明显肿块

女性，58 岁，体检 X 线摄影发现右乳外上象限腺体结构紊乱。病理证实为乳腺浸润性小叶癌。
A、B.（X 线摄影右侧乳房头尾位、内外侧斜位）右乳外上象限仅可见腺体浓度稍高及轻度结构异常

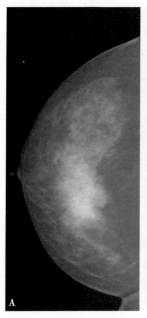
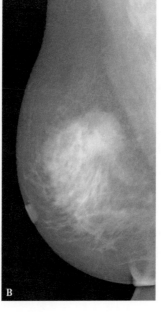

图 3-3-3　乳腺小叶癌呈高密度肿块

女性，36 岁，无意中触及右乳肿块 1 个月余就诊。病理证实为乳腺浸润性小叶癌。
A、B.（X 线摄影右侧乳房头尾位、内外斜位）右乳内上象限高密度团块，形态不规则，见分叶征，边缘毛糙，多发毛刺，密度不均

关于乳腺浸润性小叶癌与浸润性导管癌在影像和病理上的鉴别。

需要特别指出的是，虽然同为浸润性乳腺癌，相对浸润性导管癌而言，浸润性小叶癌多不形成明显肿块，且不伴钙化，故影像上早期诊断较为困难。即便在少数形成影像阴影的病例，实际浸润范围常常远远大于阴影范围，经常造成手术范围估计不足（对典型病例鉴别一般比较容易，但有不少病例存在程度不同的困难，主要原因是两者在细胞形态上和浸润方式上有相似性）。以下病理上的特点有助于理解两者的区别：①IDC细胞一般较ILC大，多形性和异型性比较明显，黏附性强。②IDC常无散在、间断性单列线样和靶样浸润的特点，虽然偶尔也会出现单列线样和靶样浸润，但其细胞更富黏附性，呈连续粗线状，局部可出现两排细胞，而不是泪滴状。③IDC常无多灶性和跳跃式分布，也较少见到癌灶内残留终末导管小叶单位。④IDC坏死多且核分裂象容易找到。⑤ILC可见到小叶原位癌，而IDC常有导管原位癌的各种表现。⑥ILC和IDC都可以出现腺泡样结构，但前者仍具备细胞小、圆且一致，黏附性差和核分裂少等特点。另外，IDC在原发灶内腺泡样结构比较少见，但在脂肪和肌肉中浸润灶内及淋巴结转移灶内可以见到。⑦ILC的小梁结构较IDC小，且多少有一点方向性。⑧ILC的小管结构其形状比较一致，管腔闭塞的比较多，细胞小有极向感；而IDC的管状形态不规则，细胞异型性大。⑨胞质内的黏液空泡和小红球样的结构及印戒样细胞多见于ILC，少数情况可以在IDC看到，鉴别要结合浸润方式和其他情况综合考虑。多形性ILC的细胞多形性和异型性都比较明显，与IDC类似，但不同的是前者保留了经典型的浸润方式。此外，在一般情况下，炎细胞反应IDC较ILC更明显。

二、"异病同影"

"异病同影"中最多见的情况是各类乳腺硬化性腺病形成的放射状瘢痕和乳腺癌在X线片上的表现相似，乳腺结构扭曲这个"同影"在良恶性病变中都可出现。

1. 硬化性腺病（sclerosing lesions，SL） 在临床上一般没有可触及的肿块，少数患者有疼痛感或压痛。SL的病理特点为以小叶为中心，腺泡、肌上皮及结缔组织增生、排列紊乱。增生的纤维结缔组织挤压小叶变形与改建，形成假浸润的表现和神经周围侵及，需要与浸润性癌（尤其硬癌）和管状腺癌鉴别。但与癌的不同之处在于管状结构仍衬以两层上皮，腺管周围基底膜明显。硬化性腺病一般为弥漫且累及双侧乳腺，但也可以比较局限。如果范围较局限，在乳房X线摄影上表现为边界不清的肿块，易与乳腺癌相混淆。如果病变弥漫，在乳房X线摄影上表现为弥漫性多发结节。SL钙化最常见为不定形、多形性或点状钙化，呈簇状及散在分布。形态不规则致密影是硬化性腺病的最常见表现，但也可表现为边界清楚或星芒状肿块。尽管硬化性腺病病变中心密度低于乳腺癌，其周围的毛刺也不像乳腺癌那样完全，但仍然很难通过乳腺X线鉴别乳腺癌与硬化性腺病。术中冷冻切片清晰度差，易误诊，最终确诊需石蜡切片和免疫组化，SMA（＋），Actin（＋）来确诊。

2. 复杂硬化性病变（complex sclerosing lesion，CSL）或放射状瘢痕（radial scar，RS）本质是一种硬化性腺病，病变＜10mm称为放射状瘢痕，＞10mm称为复杂硬化性病变。RS很少单独存在，常伴有其他增生性病变，因此常为镜下偶然发现。RS可形成不规则质硬区，切面灰白，具有星芒状外形（图3-3-4），故在影像学与大体上很难与乳腺癌鉴别。镜下病变中央有致密透明的弹性纤维胶原，周围导管或小叶呈放射状排列，瘢痕中央也可见不规则的小腺体。与浸润性乳腺癌的主要鉴别点：①细胞缺乏非典型性，有肌上皮和基膜的包绕（必要时免疫组化证实）；②有致密的透明变性的间质；③无癌中常见的反应性纤维间质增生。

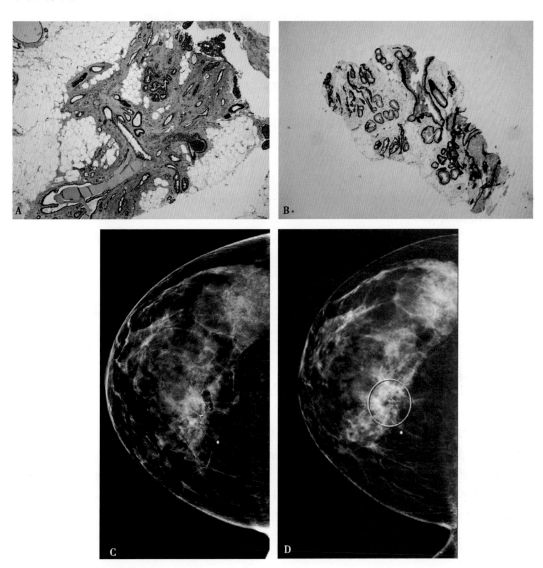

图 3-3-4 乳房良性病变的不典型表现
女性，43 岁，乳房 X 线摄影体检发现。多针芯活检病理结果：乳腺放射状瘢痕/复杂硬化性腺病，良性。
A（HE 染色 × 40）、B（免疫组化 SMA 染色）. 显示肌上皮细胞，指示良性性质的病变；
C、D. （X 线摄影右侧乳房头尾位）右侧乳房结构扭曲，内侧局部腺体密度增高。BI- RADS 4b 类

另外，乳腺结构扭曲是乳腺癌表现类型之一，参见图 3-1-19 左乳后方中区见团块状腺体结构扭曲，密度不均，正常结构丧失，未见明显团块改变，伴斑点状钙化灶，术后病理明确为浸润性小叶癌。

综上所述，因为乳房病变在影像上表现有"同病异影，异病同影"的重叠和交叉，在

诊断乳房病变时，既要运用诊断的常规思路，也要警惕少见表现的可能。

（葛婷婷　陈豪　赵江民）

参考文献

1. Nassar A, Conners AL, Celik B, et al. Radial scar/complex sclerosing lesions: a clinicopathologic correlation study from a single institution [J]. Annals of Diagnostic Pathology, 2014, 19 (1): 24-28
2. 刘卫敏，孟晓春，陈健宁，等. 乳腺硬化性腺病的临床与影像学诊断 [J]. 中华临床医师杂志：电子版，2014 (22)：214-216
3. 姜威，张安生，尹洪涛，等. 乳腺硬化性腺病冰冻及石蜡切片病理诊断分析 [J]. 中国现代医药杂志，2013, 15 (3)：93-95
4. Loane J. Benign sclerosing lesions of the breast [J]. Diagnostic Histopathology, 2009, 15 (8): 395-401
5. 吴祥德. 乳腺疾病诊治 [M]. 2 版. 北京：人民卫生出版社，2009：19-364
6. Gill HK, Ioffe OB, Berg WA. When is a diagnosis of sclerosing adenosis acceptable at core biopsy? [J]. Radiology, 2003, 228 (1): 50-57
7. 鲍润贤. 中华影像医学：乳腺卷 [M]. 2 版. 北京：人民卫生出版社，2002：27-130
8. 胡永升. 现代乳腺影像诊断学 [M]. 北京：科学出版社，2001：21-93
9. 龚水根，陈蓉. 浅论影像诊断教学中对"异病同影，同病异影"的辩证分析 [J]. 医学教育研究，2001 (1)：42-43
10. Koenig C, Dadmanesh F, Bratthauer GL, et al. Carcinoma Arising in Microglandular Adenosis: An Immunohistochemical Analysis of 20 Intraepithelial and Invasive Neoplasms [J]. International Journal of Surgical Pathology, 2000, 8 (4): 303-315

第四节　乳房疾病 BI-RADS 分类与病理相关性

根据乳房疾病发展、治疗和预后特点，美国放射学会（ACR）于 1992 年制定了乳房影像报告和数据系统（breast imaging reporting and data system, BI-RADS）对乳房 X 线表现进行了详细规范的描述并对乳房疾病诊断分类提出了标准。2003 年该标准第 4 版修订时，建立了乳房超声诊断分类标准（BI-RADS-US）和乳房磁共振分类标准（BI-RADS-MRI）。2013 年进行了第 5 版 BI-RADS 分类的修订。

一、乳房疾病 BI-RADS 分类

0 类：需要进一步的影像评估或需与前片对照评估或需结合其他检查后再评估。说明检查获得的信息可能不够完整。以 X 线为例：

1 类：未见明显异常。乳房 X 线检查上未见肿块、未见钙化、未见结构扭曲及不对称影（图 3-4-1）。

2 类：考虑良性改变，建议常规定期随访（如每年一次），恶性可能性几乎为零，包含的情况如乳房术后的随访、假体等。另外还包括病理分类中：①含脂的边界清楚的肿块，如脂肪瘤、含脂囊肿、错构瘤、正常淋巴结、积乳囊肿；②大多数囊性肿块，包括了单纯囊肿、簇状微囊肿、多数的出血囊肿；③稳定 2 年以上的良性特征实性肿块（图 3-4-2），多数为纤维腺瘤、乳头状瘤或腺病；④皮肤病变，例如皮脂腺囊肿、痣或疣等；⑤典型的良

性钙化，如血管钙化等良性改变。

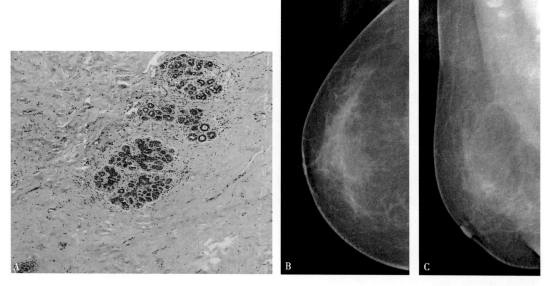

图 3-4-1 乳房 BI-RADS 1 类

女性，42 岁，因右乳不适行 X 线检查，体检触及结节，患者要求结节切除。

A.（HE 染色 ×40）切除结节行病理检查证实为正常乳腺腺体结构。B、C.（X 线摄影右侧乳房头尾位、内外侧斜位）两体位显示乳腺组织结构正常

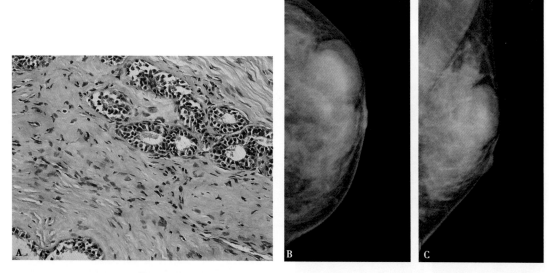

图 3-4-2 乳房 BI-RADS 2 类

女性，32 岁，多年前无意中发现左乳肿块，无明显触痛。

A.（HE 染色 ×40）病理证实为乳腺纤维腺瘤。B、C.（X 线摄影左侧乳房头尾位、内外侧斜位）左乳外上象限见一椭圆形较高密度肿块，大小约 30mm×30mm，形态规则，边缘未见毛刺及分叶，未见钙化

3类：良性病变可能性大，恶性的可能性 <2%。但需要缩短随访周期（如 3~6 个月一次），如纤维瘤、复杂性囊肿、簇状小囊肿等。常规 X 线检查有如下表现之一时也应考虑这一类病变：首次 X 线显示边界清晰的圆形或卵圆形肿块（除非明确是良性病变如乳内淋巴结），簇状的圆形或点状钙化、局部乳腺密度不对称而触诊阴性。如果病变经多次随访无改变，可从 3 类改为 2 类。如果病变有进展，则可改为 4 类或 5 类病变，需进一步活检（图 3-4-3）。

4类：有异常，此类恶性可能性为 2%~95%，虽不具有典型的恶性征象改变却有足够证据考虑恶性病变可能，需要活检明确。如有新出现或随访有增大的具有良性影像学特征的实性肿块、或具有可疑影像学特征的实性肿块应考虑此类诊断。并进一步根据恶性可能性大小分为 4a、4b、4c 类。

4a类：倾向恶性可能性低。包括一些可扪及的、部分边缘清楚的实体性肿块（图 3-4-4），如怀疑（不典型）纤维腺瘤可能、可扪及的复杂性囊肿或可疑脓肿。X 线显示这一类病变恶性的可能性是 >2%，但≤10%。

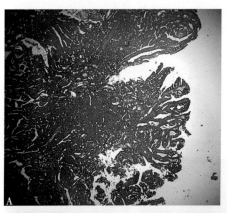

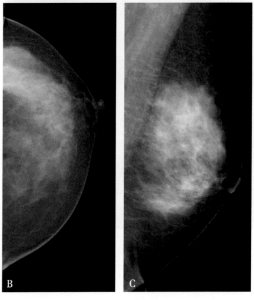

图 3-4-3　乳房 BI- RADS 3 类

女性，40 岁，因乳头溢液行 X 线检查，无发热。
A.（HE 染色 ×40）病理证实为乳腺导管内乳头状瘤。B、C.（X 线摄影左侧乳房头尾位、内外侧斜位）左侧乳腺外上象限腺体局部密度增高，未见明显肿块影，未见钙化

　　4b 类：倾向恶性可能性中等。X 线显示这一类病变恶性的可能性 >10%，但 ≤50%。
包括边界不清或模糊受遮的肿块、簇状不定形或多形性钙化灶（图3-4-5）。

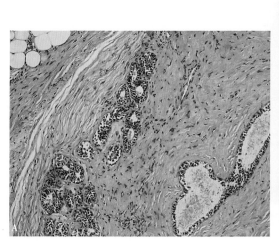
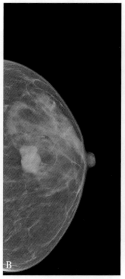
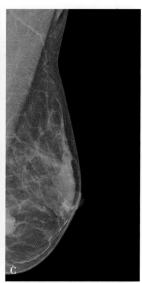

图3-4-4　乳房 BI-RADS 4a 类

女性，38 岁，无意中发现左乳肿块而行 X 线检查，无明显触痛。
A.（HE 染色 ×40）病理证实为乳腺纤维腺瘤。B、C.（X 线摄影左侧乳房头尾位、内外侧斜位）左侧
乳腺后下方较高密度肿块，大小约 22mm×15mm，呈分叶状，边缘清晰，未见毛刺及分叶，未见钙化

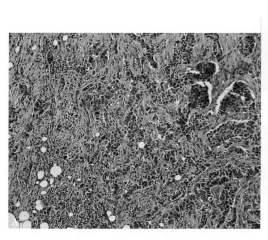
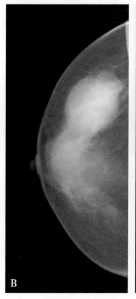
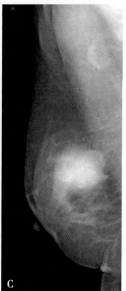

图3-4-5　乳房 BI-RADS 4b 类

女性，45 岁，因自己触到新发右乳肿块行 X 线检查，无发热，无周围皮肤红肿，无乳头凹陷，无
"橘皮征"。
A.（HE 染色 ×200）病理证实为乳腺浸润性导管癌。B、C.（X 线摄影右侧乳房头尾位、内外侧斜
位）右侧乳腺外上象限肿块影，肿块未见明显分叶及毛刺，但肿块边缘模糊毛糙，肿块内未见钙化

4c 类：倾向恶性可能性较高。包括新出现的不规则形的实体性肿块或者新出现的微细的线样（图 3-4-6）、多形性钙化、新的结构扭曲。此类病理结果往往恶性居多。X 线显示这一类病变恶性的可能性 >50%，但 <95%。

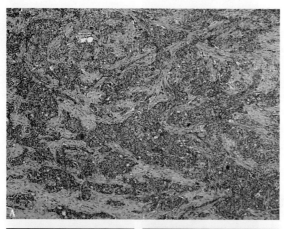

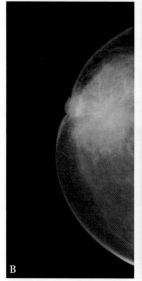
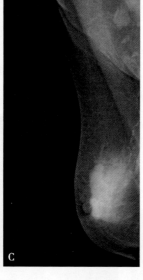

图 3-4-6　乳房 BI- RADS 4c 类
女性，45 岁，因自己触到新发右乳肿块行 X 线检查。查体：乳头凹陷，无发热，无"橘皮征"。
A.（HE 染色×40）病理证实为乳腺浸润性导管癌。B、C.（X 线摄影右乳内外侧斜位、头尾位）右侧乳腺乳晕后密度增高，外侧象限肿块散在细线分支样钙化灶

5 类：高度怀疑为恶性病变（几乎认定为恶性疾病），需要手术切除活检。此类发现的标本必须保留以发现典型的乳腺癌，具有 95% 以上的恶性可能性。带毛刺不规则形密度增高的肿块伴段或线样分布的细条状钙化，或者不规则形带毛刺的肿块（图 3-4-7），且其伴随不规则形和多形性钙化可归于 5 类。规范的活检而没有发现典型的恶性病变应归于 4 类。

6 类：已经由病理证实为恶性病变。X 线用来评估接受治疗前情况、不完整切除后的评估和评价化疗后的反应。

当然，上述只是根据影像学中的 X 线表现来判断乳房疾病的恶性程度，具体情况应当结合临床医师的判断来综合分析。

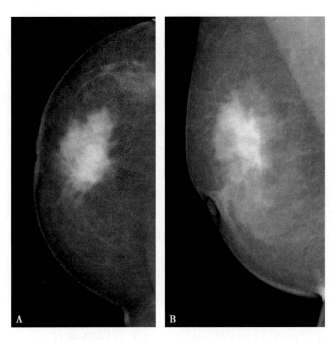

图 3-4-7　乳房 BI-RADS 5 类
女性，55 岁，因自己触到新发右乳肿块行 X 线检查，无发热，有乳头
凹陷。病理证实为乳腺浸润性导管癌。
A、B.（X 线摄影右侧乳房头尾位、内外侧斜位）右侧乳晕后方可见
高密度肿块影，不规则肿块伴分叶、钙化及毛刺改变

二、乳腺疾病 BI-RADS 分类与恶性肿瘤病理分级

　　BI-RADS 分类只代表病变为恶性肿瘤的概率，并不能反映病变恶性的程度（即恶性
肿瘤的病理分级或分化程度）；但是病理分级及恶性程度高的肿瘤病变常常在 BI-RADS 分
类中类别较高，即影像上表现为恶性的概率大。

（葛婷婷　陈　豪　钱海珊）

<h2 align="center">参考文献</h2>

1. 吴祥德. 乳腺疾病诊治［M］. 2 版. 北京：人民卫生出版社，2009：67-70
2. Khalifeh IM, Albarracin C, Diaz LK, et al. Clinical, histopathologic and immunohistochemical features of microglandular adenosis and transition into in situ and invasive carcinoma［J］. American Journal of Surgical Pathology, 2008, 32（4）：544-152
3. Tse GM, Tan PH, Pang AL, et al. Calcification in breast lesions：pathologists' perspective［J］. Journal of Clinical Pathology, 2008, 61（2）：145-151
4. Lazarus E, Mainiero MB, Schepps B, et al. BI-RADS Lexicon for US and Mammography：Interobserver Variability and Positive Predictive Value1［J］. Radiology, 2006, 239（2）：385-391
5. Berg WA, Campassi C, Langenberg P, et al. Breast Imaging Reporting and Data System：inter- and intraobserver variability in feature analysis and final assessment［J］. American Journal of Roentgenology, 2000, 174（6）：1769-1777

第五节　乳房疾病 BI-RADS 分类、影像病理学和精准医学

一、乳房疾病 BI-RADS 分类诊断是恶性肿瘤危险性概率诊断

在当下的影像诊断技术条件下，对大多数疾病，我们还无法在术前或治疗前做出影像的病理诊断。由于部分乳腺肿瘤、特别是肿瘤早期的影像表现（乳腺超声、钼靶、MRI）缺乏特异性，相当部分病例只有些非特异性征象，无法确诊，且容易漏诊和误诊。为了统一和规范影像诊断，美国放射学院（American College of Radiology）经过多次修改，制定了乳腺疾病影像诊断规范的乳腺影像报告数据系统（breast imaging-reporting and data system，BI-RADS），是为了让影像医师可对乳腺病变综合评估后给出恶性肿瘤危险性概率的影像诊断，便于统一标准和规范操作，更方便临床医师决策下一步的诊治方案。目前 BI-RADS 分类已广泛应用于临床。但 BI-RADS 分类诊断不是影像病理诊断，只是影像技术发展到目前水平的权宜之计；未来，随着影像技术如精准医学的发展，大部分疾病必将做出影像病理诊断。

二、影像病理诊断必将成为精准医学的重要组成部分

2015 年 1 月 20 日，当时的美国总统奥巴马在国情咨文中提出了"精准医学计划"（PMI），依据自身的基因信息为癌症或其他疾病患者制定个性化医疗方案，主要提到了 5 个方面的遗传学变异，就包括了乳腺癌 HER2 基因扩增。"精准医学的愿景主要是由两项重要技术—DNA 测序和基因组技术来驱动的"。精准医学是应用现代遗传技术、分子影像技术、生物信息技术，结合患者生活环境和临床数据，实现精准的疾病分类及诊断，制定具有个性化的疾病预防和治疗方案。

国家卫生和计划生育委员会医药卫生科技发展研究中心提到我国精准医学研究的五大任务，包括：新一代的临床用生命组学技术的研发；大规模人群队列研究；精准医学大数据的资源整合、存储、利用与共享平台建设；疾病防诊治方案的精准化研究；精准医疗集成应用示范体系工程。这其中"疾病防诊治方案的精准化研究"就应该包含术前或治疗前影像诊断的精准化研究，即影像病理诊断或病理影像诊断的研究。目前影像研究已进入分子影像和功能影像时代，新的影像技术和方法不断涌现。我们认为还应该采用一切生命研究相关技术，甚至包括数学、物理和化学等理论和实验方法来实现精确医学影像诊断和精准影像介入治疗。

本书是将医学影像学与病理学相结合的尝试，每一个病的编写格式都包括：简要概述、临床表现，病理表现、影像病理表现（包括超声、X 线和 MRI）和影像特征性表现。之所以称"影像病理表现"是我们尽可能用组织病理学的内容去解释影像征象形成的基础，以"理"（病理）说"影"（影像），并对部分疾病的特征性影像表现进行归纳。书中采用了大量影像图片，其中较多的病例配了相应的病理图片对照，以增强书稿的说服力。同时，书中不仅包括乳房小叶和导管的腺体组织疾病外，还有乳房局部的皮肤、乳头、皮下结缔组织、血管和淋巴组织，甚至其深部肌肉等组织的疾病。为了更准确反映本书包含的内容，减少歧义，将其定名为"乳房影像病理学"。我们深信实现术前影像病理诊断的愿景已为时不远。

（赵江民　梁海胜　詹　青）

参考文献

1. 程伟，李幼生. 精准医学理念在临床实践中的运用进展 [J]. 医学研究生学报，2016，29（4）：440-444

2. Baltimore D，Berg P，Botchan M，et al. Biotechnology. A prudent path forward for genomic engineering and germline gene modification [J]. Science，2015，348（6230）：36-38

3. 杨焕明. 奥巴马版"精准医学"的"精准"解读 [J]. 中国医药生物技术，2015，10（3）：193-195

4. 詹启敏. 中国精准医学发展的战略需求和重点任务 [J]. 中华神经创伤外科电子杂志，2015，1（5）：1-3

5. 刘也良，韩冬野. 精准医学时代来临 [J]. 中国卫生，2015（6）：64-66

第四章　乳腺良性病变

本章中乳腺良性病变主要是指病理生理上不具有恶变倾向的一类乳腺导管及腺体的非肿瘤性疾病。其临床及影像表现可类似肿瘤性病变，因此在影像学上需要与良恶性肿瘤鉴别。

第一节　乳腺纤维囊性变

乳腺纤维囊性变（fibrocystic changes）是女性乳房疾病中最常见的病变，多见于30～45岁的妇女，是一种乳腺组织的良性增生症。它既不属于肿瘤的范畴，也不属于炎性病变，而是导管和小叶在结构上的退行性病变，甚至大多数情况下都是乳腺组织对激素的生理性反应，而非真正的病变。其病理形态改变复杂，增生可发生于导管周围并伴有大小不等的囊肿形成；或发生于导管内表现为不同程度的上皮增生伴导管囊性扩张。

本病主要和体内激素水平有关，尤其是雌、孕激素比例失调，使乳腺实质增生过度。催乳素水平的升高或部分乳腺实质中激素受体的质量异常，也会使乳腺发生不同程度的增生，并伴有继发性导管扩张囊变、炎症反应及后续瘢痕形成。

【临床表现】

乳房胀痛、刺痛和触及乳房肿块是最常见的症状。部分患者具有周期性疼痛，疼痛和肿块在经前明显，经后减轻或消失。少数患者可有乳头溢液，溢液多为澄清淡黄色浆液。触诊可发现一侧或双侧乳腺腺体弥漫性增厚，也可局限于乳腺的一部分，还可散在分布于整个乳腺。扪及的肿块可呈颗粒状、结节状或片状，多与周围组织分界不清，与皮肤及深层组织无粘连、可移动。

【病理表现】

此类疾病的病理诊断标准及分类尚不统一。目前普遍认为乳腺纤维囊性变无恶变倾向，基本可以分为以下三类：上皮增生、囊性变及硬化性腺病。

乳腺上皮增生的主要变化为导管上皮增生、导管增长增多、管腔扩大、小叶内间质水肿及淋巴细胞浸润。有的导管上皮增生呈乳头状突入腔内，需与导管内乳头状瘤、导管不典型增生及导管原位癌鉴别。

乳腺纤维囊性变大体标本示一侧或双侧乳腺出现单发或多发囊性肿物，直径10～

30mm，顶部呈蓝色，囊内容物多为淡黄色清亮或血性液体。光镜下囊内衬扁平、立方或柱状上皮，周围有肌上皮，囊腔内有伊红色分泌物和泡沫状上皮细胞。常伴大汗腺化生，可有增生或乳头状增生等其他良性增生性病变。可有钙化，周围可伴有不同程度的慢性炎症及纤维化。

硬化性腺病主要表现为增生腺体排列紊乱，但常有极向感，呈平行走向或向心性弧形，中央区腺体被胶原纤维瘢痕挤压变形，腺腔狭小或闭塞，甚至为单排梭形细胞条索。终末导管和小叶结构紊乱，可伴有小叶内纤维组织过度增生，致管泡萎缩甚至消失，残留少许萎缩的导管，偶可扩张成小囊，并有大汗腺化生和腺腔内钙化。硬化性腺病因瘢痕及纤维化导致的正常乳腺组织结构紊乱，在影像及病理上常与浸润性乳腺癌表现相似，造成诊断上的困难。

【影像病理表现】

1. 超声

（1）二维超声：①乳腺腺体结构较紊乱，主要表现为低回声的小叶结构数目增多、体积增大，一般多为双侧对称；②乳腺腺体内可见多个大小不等低回声区，边界尚清，后方回声增强；③乳腺腺体内可见大小不等的中等回声或低回声实性结节，圆形或椭圆形，体积一般较小，边界尚清（图 4-1-1）；④可出现细小的点状钙化。

（2）彩色多普勒超声：无特异性，常无血流信号出现，与正常乳腺组织相似。

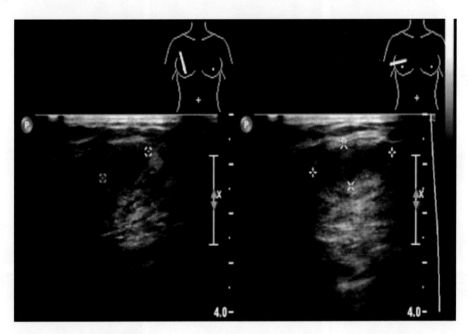

图 4-1-1　乳腺硬化性腺病
女性，42 岁，右侧乳腺触及一直径约 30mm 肿块，质硬，形态欠规则，边界欠清，活动度可，无压痛。病理证实为乳腺硬化性腺病。
二维超声显示右乳外上象限见一结节状低回声，大小约 22mm×9mm×14mm，边界欠清，彩色多普勒超声未见明显血流信号。BI-RADS-US 3 类

2. X 线　乳腺增生成分不同，表现各异。一般表现为乳腺内局限性或弥漫性片状、棉絮状致密影或大小不等的结节影，边界模糊（图 4-1-2 C、D）。在增生退变过程中往往伴有钙盐沉积，X 线表现为单发、成簇或弥漫性分布的斑点状钙化，轮廓清晰、光滑。导管高度扩张时可形成囊肿，微小囊肿仅在显微镜下可见，X 线无法显示。较大囊肿肉眼可见，X 线表现为单发或多发的圆形或椭圆形低密度影，边缘清楚、光滑，密度较纤维腺瘤略低或近似，局限性或弥漫性分布于全乳。若囊肿比较密集，因相互挤压，使囊肿在圆形影的某一边缘出现弧形压迹或呈新月状表现。乳腺囊肿如伴有钙化多表现为囊壁弧线样钙化。因部分囊肿密度与纤维腺瘤相似，X 线难以准确区分，需要结合临床表现及其他影像学检查。

3. MRI　平扫，增生的导管腺体组织表现为小片状、片絮状或结节状 T_1WI 低信号、T_2WI 高信号影，呈多发或弥漫性分布，边缘不清，内部信号不均匀（图 4-1-2 E～J）。T_1WI 上也可与正常乳腺组织信号相似，T_2WI 上信号强度的高低主要取决于病变组织含水量，含水量越多，其信号强度亦越高。当导管、腺泡扩张严重、分泌物潴留时可形成大小不等的囊肿，在 T_1WI 上呈低信号、T_2WI 上呈高信号。少数囊肿因液体内蛋白含量较高，T_1WI 上亦呈高信号。增强扫描，多数病变表现为多发或弥漫性斑片状渐进性强化，强化程度通常与增生程度成正比，增生程度越重，强化越明显，严重时强化表现可类似于乳腺恶性病变，正确诊断需要结合其形态学特点。囊肿一般不强化，少数囊肿如有破裂或感染时，其囊壁可有强化。

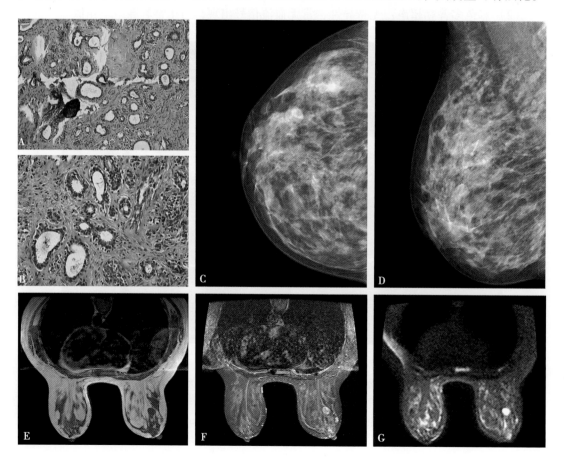

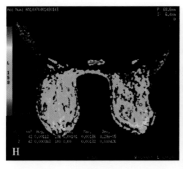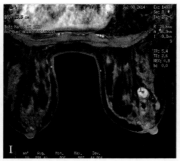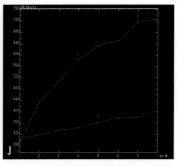

图4-1-2 乳腺硬化性腺病合并腺纤维瘤

女性，46岁，于入院前5个月无意中发现右乳结节，伴触痛，无渐进性增大，无发热、周围皮肤红肿，无乳头溢液、乳头凹陷，无"橘皮征"。病理证实为乳腺硬化性腺病合并腺纤维瘤。

A、B. （HE染色×200、×400）病理示多发小结节由增生的腺体、导管和纤维结缔组织混合构成，无包膜，纤维组织增生，管泡萎缩甚至消失。大结节为腺纤维瘤，多发小结节为硬化性腺病；C、D. （X线摄影侧乳房头尾位、内外侧斜位）右侧乳腺X线显示右侧乳晕后方及外上象限多发类圆形高密度结节影，形态欠规则，边界欠清，未见钙化。BI-RADS 4a类；E. MRI轴位，T_1WI示右侧乳晕后方及外上象限多发类圆形结节，大者约15mm×12mm，小者约10mm×5mm，呈低信号；F. MRI轴位，STIR示结节呈稍高信号，信号欠均匀，边界尚清晰，大者边缘未见分叶及毛刺，小者呈融合样改变；G. MRI轴位，DWI示结节呈高信号；H. MRI轴位，结节的ADC值为0.00151mm^2/s；I、J. MRI轴位，动态增强可见结节明显强化，时间-信号强度曲线图为单向型（I型）曲线。BI-RADS-MRI 2类

【影像特征性表现】

1. 超声 腺体内可见大小不等的低回声区或低回声实性结节，圆形或椭圆形，边界尚清，彩色多普勒超声检查时常无血流信号出现。

2. X线 腺体内局限性或弥漫性片状、棉絮状致密影或大小不等的结节影，边界模糊。偶伴单发、成簇或弥漫性分布的斑点状钙化。

3. MRI 腺体组织表现为小片状、片絮状及结节状T_1WI低、T_2WI高信号影，呈多发或弥漫性分布，边缘不清，内部信号欠均匀；时间-信号强度曲线图为单向型曲线。

（孙冰冰 苏潇 杨华）

参考文献

1. 白淑，何涛，白鸿，等. 乳腺增生病的研究概况 [J]. 中国疗养医学，2015，24（1）：26-29

2. Stusinska M，Szabo-Moskal J，Bobek-Billewicz B. Diagnostic value of dynamic and morphologic breast MRI analysis in the diagnosis of breast cancer [J]. Pol J Radiol，2014，79（8）：99-107

3. 杨萍，张鹏天. 乳腺增生症的中医辨证分型与影像学表现临床研究 [J]. 现代医用影像学，2014，23（6）：623-628

4. Sangma MB，Panda K，Dasiah S. A clinico Pathological study on benign breast diseases [J]. J Clin Diagn Res. 2013，7（3）：503-506

5. 郭万学. 超声医学 [M]. 6版. 北京：人民军医出版社，2011：316-327

6. 白人驹，张雪林. 医学影像诊断学 [M]. 3版. 北京：人民卫生出版社，2010：313-315

7. 吴在德，吴肇汉. 外科学 ［M］. 7 版. 北京：人民卫生出版社，2007：307

8. Vgontzas AN, Chrousos GP. Sleep, the hypothalamic pituitary adrenal axis and cytokines: multiple interactions and disturbances insleep disorders ［J］. Endocrinol Metab Clin North Am, 2002, 31 (1): 15-36

9. Wolff MS, Collman GW, Barrett JC, et al. Breast cancer and environmental risk factors: Epidemiological and experimental findings ［J］. Annual Review of Pharmacology and Toxicology, 1996, 36 (1): 573-596

10. Dupont WP, Parl FF, Hartmann WH, et al. Breast cancer risk associated with proliferative breast disease and atypical hyperplasia ［J］. Cancer, 1993, 71 (4): 1258-1265

第二节 乳腺发育异常

乳腺发育异常（breast dysplasia）包括乳头和腺体的大小、形态结构、位置和数量等的发育异常。因腺体解剖位置发育异常（异位乳腺）和组织结构发育异常（乳腺错构瘤）易误诊为肿瘤，故本节重点加以介绍。

一、异位乳腺

异位乳腺（ectopic breast）是指乳腺组织发育生长在正常解剖位置以外的浅表区域，又称"多乳腺症""副乳腺"。其并不少见，男女皆可发生，以女性多见，可同时具有乳头、乳晕和腺体，也可仅由其中的 1 种或 2 种组织成分构成，大致可分为 3 种类型。Ⅰ型：由乳头、乳晕及乳腺腺体构成；Ⅱ型：最为多见，仅由乳腺腺体组织构成；Ⅲ型：仅有乳头，伴有或不伴有乳晕。异位乳腺常发生于两侧腋窝至腹股沟的"乳线"附近，如腋窝、胸腹壁、胸骨中线区等，以腋窝最多见，此外，肩胛区、会阴部、四肢包括手指、耳面部、颈部也有报道。异位乳腺的腺体组织也可发生各种乳腺的良恶性疾病。异位乳腺的形成部分可能是胚胎时期"乳线"上的乳腺始基在出生前的发育过程中未完全退化、消失，从而形成异位乳腺，其发病原因目前还不完全清楚。

【临床表现】

患者常以无痛性皮下肿块就诊。在各种生理或病理条件下，如月经或妊娠哺乳期，体内雌激素增多时，异位乳腺腺体组织受刺激可发育增大，引起胀痛等不适症状，其有助于少见部位的异位乳腺的诊断，但确诊仍主要依靠组织学检查。

【病理表现】

手术大体标本可见肿块多为圆形或卵圆形，质地软硬不一，部分病例可见乳头，肿块内多无出血和坏死，切面见粉白色的腺体组织与浅黄色的脂肪组织相间排列。

光镜下可见典型的乳腺导管及小叶组织，小叶间可见纤维组织，部分结构可缺失，如主导管等结构，当异位乳腺伴发纤维囊性变、炎症、纤维腺瘤、乳腺癌等时，病变区可见相应病理改变。免疫组化：同正常乳腺，ER、PR 表达阳性有助于异位乳腺的诊断（图 4-2-1 A）。

【影像病理表现】

超声、X 线、MRI 表现：异位乳腺以腋窝处最为常见，部分可与正常乳腺相连续，其影像学表现特点大致同正常腺体（具体见第一章），根据是否伴有其他乳腺良恶性疾病表现各异。不典型者有时易误诊为非乳腺的肿瘤性病变（图4-2-1 B、C）。

【影像特征性表现】

发生部位对诊断很有价值，典型者表现为腋窝处无痛性肿块，超声、X线及MRI表现类似正常乳腺腺体组织。发生于头颈、会阴、四肢等罕见部位者，需组织学检查确诊。

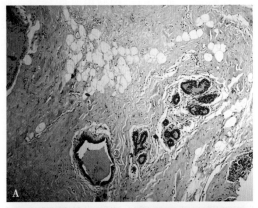

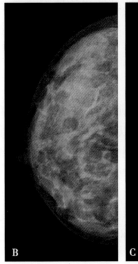
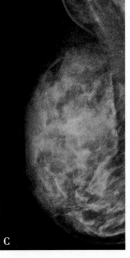

图4-2-1　腋窝副乳腺

女性，44岁，发现右侧腋窝肿块多年。查体：右侧腋窝处可及一局限性肿块，大小约 10mm × 5mm，质软，无明显压痛，表面光滑，活动度好，边界尚清。病理证实为右侧腋窝副乳腺。

A.（HE 染色×200）镜下可见正常腺体和纤维结缔组织；B、C.（X线摄影右侧乳房头尾位、内外侧斜位）右侧腋窝腺体样密度影，形态规则，边缘未见毛刺及分叶，未见钙化。BI-RADS 1 类

参考文献

1. Shuster M，Tse JY，Smith GP．Breast carcinoma arising in ectopic breast tissue presenting as an enlarging axillary nodule［J］．Indian J Dermatol Venereol Leprol，2015，81（4）：422-424

2. Lee J，Jung JH，Kim WW，et al．Ductal carcinoma arising from ectopic breast tissue following microcalcification observed on screening mammography：a case report and review of the literature［J］．J Breast Cancer，2014，17（4）：393-396

3. Francone E，Nathan MJ，Murelli F，et al．Ectopic breast cancer：case report and review of the literature［J］．Aesthetic Plast Surg，2013，37（4）：746-749

4. Önel S，Karateke F，Kuvvetli A，et al．Ectopic breast cancer：A case report［J］．Ulus Cerrahi Derg，2013，29（2）：96-98

5. 孙微，赵淑丹，张海平. 腋下副乳腺的超声表现与病理的对照研究 [J]. 中国临床医学影像杂志，2008，19（6）：430-431

二、乳腺错构瘤

乳腺错构瘤（mammary hamartoma）为异常排列组合的乳腺组织形成的有包膜、界限清楚的肿物，是一种少见的肿瘤样病变，并非真性肿瘤。典型的错构瘤由乳腺导管、腺体小叶、纤维和脂肪组织以不同比例混合而成。其生长缓慢，发生的年龄跨度较大，主要发生于分娩后或绝经期妇女，青少年也有发生。乳腺错构瘤的病因目前尚不明确，可能是胚胎期乳房胚芽发育异常，导致局部乳腺结构错乱，残留的乳腺导管胚芽及纤维脂肪组织在一定条件下异常发育，形成一种良性瘤样增生；也有学者认为乳腺错构瘤与影响乳腺组织的激素改变有关；还有部分观点认为其起源于乳腺间质的干细胞，向不同组织分化而成。肿块内含具有分泌乳汁功能的腺体，导管及小叶组织，部分病例可发生不典型增生及癌变。

【临床表现】

肿块多为单发，少数多发。多数患者无任何症状，少部分病例可出现乳房胀痛，乳头溢液等症状。触诊表现因肿块内组织成分比例不同而异，可质地较软或软硬不一，多呈圆形或卵圆形，与周围无粘连，活动度好。妊娠期及哺乳期肿物可迅速增大为本病特点，与乳腺纤维腺瘤表现相似。无明显家族史。

【病理表现】

手术大体标本可见肿块多发生于外上象限，呈圆形或卵圆形，直径常在 10～200mm 间，质地较软，其切面改变因所含组织成分不同而表现各异，以脂肪组织为主呈浅黄色，以纤维组织为主呈灰白色，以腺体组织为主呈浅粉色。部分病例可见钙化及囊肿，出血和坏死较少见，处在哺乳期时，病变内有时可见白色乳汁积聚在扩张的导管内。

光镜下可见乳腺小叶、导管、成熟脂肪组织和纤维组织等，偶见软骨和平滑肌组织，成熟脂肪组织有助于与纤维腺瘤鉴别。腺体组织可呈纤维囊性样改变，乳腺导管上皮轻度增生，可见导管内乳头样改变。瘤体周围由薄层胶原纤维构成的包膜包绕（图 4-2-2A）。免疫组化显示导管及小叶上皮可见不同程度的 ER、PR 表达。

病理分类：脂肪组织占绝大部分，称腺脂肪瘤；纤维组织占绝大部分，称纤维性错构瘤；导管及小叶成分占多数，称腺性错构瘤；这三型最常见。其他少见的亚型还包括：软骨性错构瘤，其脂肪组织内有岛状透明软骨，腺管成分较少；肌样错构瘤，平滑肌组织成分较突出；假血管瘤样增生、纤维囊性变。此外，腺冬眠瘤也被认为是乳腺错构瘤的变异型。

【影像病理表现】

1. 超声 常在外上象限探及圆形或卵圆形边界清晰的混合回声团块影，典型者表现为"香肠切片样"征象，为高回声或稍高回声与低回声混杂，根据脂肪及纤维腺体组织比例，肿块也可表现为低回声或高回声为主，边缘可见低回声包膜样结构，肿块后方回声一般无明显减弱或增强，部分病变内部可见点状钙化强回声或无回声囊性区。彩色多普勒超声肿块内少许血流信号或无明显血流信号（图 4-2-2 B、C）。

2. X线　肿块多见于外上象限，常单发，呈圆形或卵圆形，边界清晰，膨胀性生长，肿块较大时可压迫、推移周围组织，肿块边缘可见透明"晕圈征"，有时伴有钙化。可根据脂肪成分比例由多到少进一步分为脂肪型、混合型、致密型。脂肪型表现为低密度为主的团块影，由脂肪构成的低密度背景中出现少许高密度影，需与脂肪瘤和透亮型积乳囊肿鉴别；混合型表现为混杂密度团块影，由脂肪构成的低密度背景中出现明显的片状高密度影，此型最多见；致密型为等高密度团块影，仅含有少量脂肪组织，需与纤维腺瘤鉴别（图4-2-3A、B）。

3. MRI　平扫，肿块形态较规则，边界清晰，与周围组织有明确分界，可见完整的包膜结构，其内部信号表现取决于脂肪组织及纤维腺体组织的比例及分布，各序列以混杂信号为多见，发现明确的脂肪组织信号有助于诊断。脂肪组织在T_1WI和T_2WI表现为高信号，在脂肪抑制序列表现为低信号，其表现与皮下脂肪一致。纤维腺体组织在T_1WI及其脂肪抑制序列表现为等或稍低信号，在T_2WI及STIR等序列表现为高信号，DWI序列表现与正常乳腺腺体相似，ADC值$> 0.0012mm^2/s$。包膜在各序列表现为低信号。增强扫描，腺体部分呈渐进性强化，时间–信号强度曲线呈单向型，缓慢上升，部分病变可表现为平台型曲线，包膜无强化（图4-2-3 C～H）。

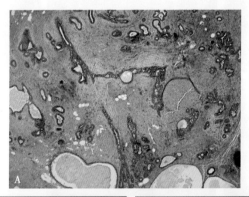

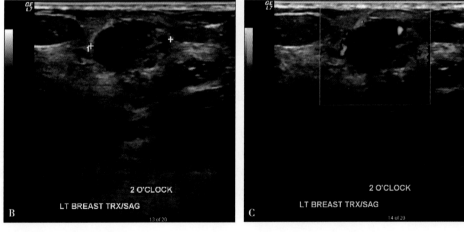

图4-2-2　乳腺错构瘤

女性，28岁，乳腺可触及结节。病理证实为乳腺错构瘤。

A.（HE染色×200）异常排列的良性乳腺组织成分组成，有一定的脂肪成分。B. 二维超声显示在2点钟位置可见不规则弱低回声实性结节，大小约15mm×11mm×15mm；C. 彩色多普勒超声可见血流信号。BI-RADS-US 4a类

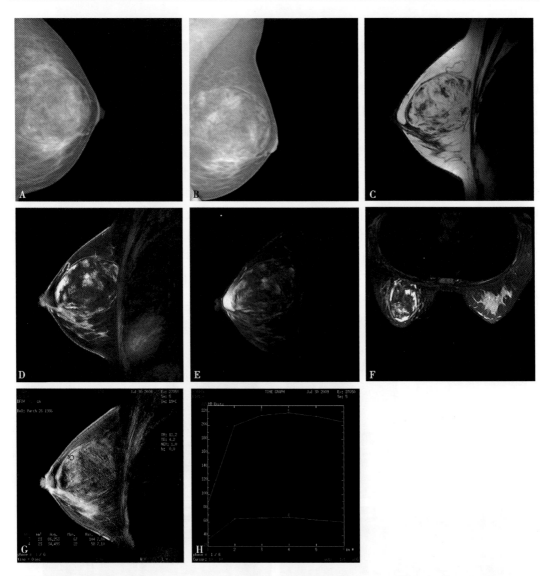

图 4-2-3　乳腺错构瘤

女性，49 岁，体检发现左乳无痛性肿块，表面光滑，活动度良好。病理证实为乳腺错构瘤。

A、B.（X 线摄影左侧乳房头尾位、内外侧斜位）左侧乳腺一椭圆形混杂密度肿块，形态规则，边缘未见毛刺及分叶，未见钙化，可见透亮脂肪密度影。BI-RADS 4a 类；C. MRI 矢状位，T_1WI 示左侧乳腺见一椭圆形肿块，呈混杂信号，脂肪组织为高信号，腺体组织为低信号；D、E. MRI 矢状位和 F. MRI 轴位，脂肪抑制 T_2WI 示肿块呈以低信号为主混杂信号，脂肪组织抑脂后呈低信号，腺体组织呈高信号，肿块边界清晰，边缘未见分叶及毛刺；G、H. MRI 矢状位，动态增强检查提示肿块内腺体组织明显强化，时间-信号强度曲线图呈平台型曲线。BI-RADS-MRI 2 类

【影像特征性表现】

1. 超声　常在外上象限探及单发圆形或卵圆形边界清晰的混合回声团块影，典型者表现为"香肠切片样"征象，为高回声或稍高回声与低回声混杂，边缘可见低回声包膜，

彩色多普勒超声示肿块内少许血流信号或无明显血流信号。

2. X 线 肿块形态规则、边界清楚，肿块边缘可见透明晕圈征，内部透亮的脂肪密度是其特征性表现，其可根据脂肪成分比例由多到少分为脂肪型、混合型、致密型。

3. MRI 病变为形态规则、边界清楚的实性肿块，信号混杂，其内可见明确的脂肪组织信号，ADC 值 $>0.0012\text{mm}^2/\text{s}$，增强：病变呈渐进性强化，时间-信号强度曲线图呈单向型或平台型。

（孙冰冰 苏 潇 杨 华）

参考文献

1. Sevim Y, Kocaay AF, Eker T, et al. Breast hamartoma: a clinicopathologic analysis of 27 cases and a literature review [J]. Clinics (Sao Paulo), 2014, 69 (8): 515-523

2. Yildiz S, Bakan AA, Aydin S, et al. The effectiveness of power Doppler vocal fremitus imaging in the diagnosis of breast hamartoma [J]. Med Ultrason, 2014, 16 (3): 201-207

3. 杨汉卿，韩春宏，张建丰，等. 乳腺错构瘤 MRI 表现 [J]. 实用放射学杂志，2012, 28 (4): 543-549

4. 周平心，陈顺平，陈丽霞. 乳腺错构瘤的超声诊断 [J]. 影像诊断与介入放射，2012, 21 (5): 338-340

5. 陈平有，仇俊华，胡丽，等. 乳腺错构瘤的临床与 X 线分析 [J]. 医学影像学杂志，2010, 20 (3): 365-367

6. Franco Uliaque C, Pardo Berdun FJ. Carcinoma in situ and invasive carcinoma within a breast hamartoma [J]. Radiologia, 2010, 52 (5): 487-488

7. Desai A, Ramesar K, Allan S, et al. Breast hamartoma arising in axillary ectopic breast tissue [J]. Breast J, 2010, 16 (4): 433-434

第三节 乳 腺 炎

乳腺炎（mastitis）主要由病源微生物（主要是细菌）引发，也可以是由免疫反应或自身免疫反应引起，甚至可以是化学性的。本节对几种常见乳腺炎进行阐述。

一、细菌性乳腺炎

急性乳腺炎（acute mastitis）常由细菌感染引起，治疗不当可形成乳腺脓肿，致病菌多为金黄色葡萄球菌。该病多见于哺乳期女性，以初产妇多见，青春期前和绝经期后女性较少发病。急性乳腺炎具有典型的症状及体征，常无需影像学检查。另外，由于 X 线检查需要施加一定的外力进行压迫可能促使炎症扩散，使病情加重，故对急性乳腺炎患者应尽量避免 X 线检查。

【临床表现】

急性乳腺炎患者可有寒战、高热，患侧乳房肿大，表面皮肤红肿、发热，并有触痛，常伴有同侧腋窝淋巴结肿大、压痛。脓肿形成者可向外溃破，形成窦道，亦可穿入乳腺导管，脓液经乳头排出。

【病理表现】

乳房腺体组织中可见大量中性粒细胞浸润，累及一个或数个乳腺小叶，甚至整个乳房组织（图4-3-1 A、B），还可以发生组织坏死形成脓肿，可见大量坏死组织细胞、中性粒细胞及其细胞碎片，周围可见肉芽组织。

【影像病理表现】

1. 超声　可探及形态不规则、边缘不清晰、质地不均的低回声。形成脓肿时则可见边界清晰、包膜完整的低回声团块影，内部回声欠均匀，后方回声增强。彩色多普勒超声其内可见少许血流信号（图4-3-1C、D）。

2. X线　急性乳腺炎常表现为片状致密影，范围较大，乳腺小梁增粗，边缘模糊，结构扭曲，皮肤水肿增厚，皮下脂肪层混浊。脓肿形成后，根据脓液成分不同，脓肿所表现的密度也有所变化，但多表现为类圆形、边界清晰或部分清晰的等或高密度影。脓肿破溃后可表现为局限性皮肤缺损，窦道形成。后期亦可因纤维瘢痕收缩而造成皮肤增厚、凹陷等改变。部分病例因病灶周围乳腺小梁结构粘连或纤维条索形成出现"假毛刺征"（图4-3-1E、F，图4-3-2A、B）。

3. MRI　平扫，炎性反应期表现为片状异常信号影，T_1WI呈低信号，T_2WI呈高信号，信号多不均匀，边缘模糊，皮肤水肿、增厚。增强扫描，病变有轻至中度强化，且多以延迟强化为主。脓肿形成期T_1WI呈低信号，T_2WI呈等或高信号，边界清晰或部分边界清晰，壁较厚，DWI高信号，ADC值减低。增强扫描：脓肿壁呈环形强化，脓腔内无强化，时间-信号强度曲线图多呈单向型（图4-3-2 C～J）。

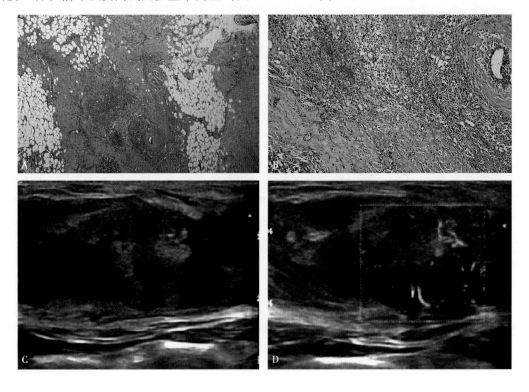

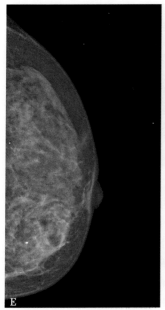

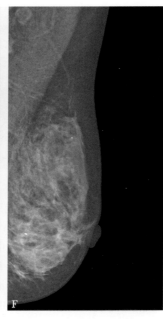

图4-3-1　乳腺炎症

女性，54岁，发现左乳肿块2周伴疼痛，无渐进性增大，无发热，无周围皮肤红肿，乳头无溢液，无"橘皮征"，查体：左乳内下象限一肿块，大小约30mm×30mm，质硬，边界尚清，光滑，伴触痛。病理证实为乳腺炎。

A、B.（HE染色×40、×200）镜下可见大量炎性细胞。C. 二维超声显示左乳一椭圆形混合回声肿块，边缘欠清晰；D. 彩色多普勒超声显示肿块内部可见血流信号。BI-RADS-US 3类；E、F.（X线摄影左侧乳房头尾位，内外侧斜位）左侧乳腺内下象限局部腺体密度不均，结构紊乱。BI-RADS 3类

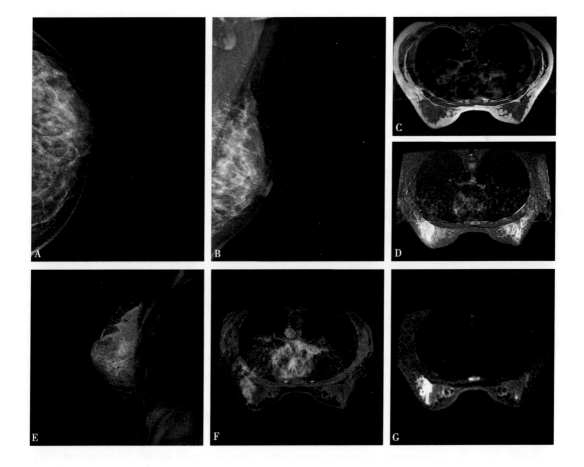

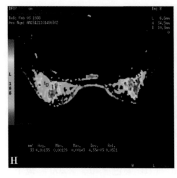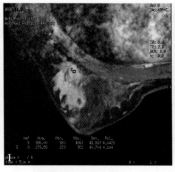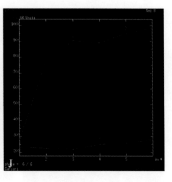

图4-3-2 乳腺炎症

女性，25岁，发现左乳肿块2天，时有触痛，无渐进性增大，无发热，无周围皮肤红肿，无乳头溢液。体格检查：双乳对称，乳头无凹陷，左乳1点距乳晕20mm处可及肿块，质地一般，轻压痛，表面光滑，边界尚清，双侧腋窝淋巴未及肿大。手术病理：乳腺导管周围大量中性粒细胞及淋巴细胞浸润。A、B.（X线摄影左侧乳房头尾位、内外侧斜位）左侧乳腺未见明显异常。BI-RADS 1类；C. MRI轴位，T_1WI示左乳外上象限可见大片低信号影，形态不规则，边界不清；D. MRI轴位，STIR示病变呈稍高信号；E. MRI矢状位，脂肪抑制T_2WI示病变呈稍高信号；F. MRI轴位，增强后病变不均匀强化；G. MRI轴位，DWI示病变呈明显高信号；H. MRI轴位，病变的ADC值为0.00135mm^2/s；I、J. MRI轴位，动态增强病变的时间-信号强度曲线图呈平台型。BI-RADS-MRI 1类

【影像特征性表现】

1. 超声 形态不规则、边缘不清晰、质地不均低回声。形成脓肿时则为边界清晰、有包膜的低回声团块影，内部回声欠均匀，后方回声增强，彩色多普勒超声病变边缘有血流信号。

2. X线 急性乳腺炎常表现为片状致密影，乳腺小梁增粗，结构扭曲，边缘模糊，皮肤水肿增厚，皮下脂肪层混浊。脓肿形成后多表现为类圆形、边界清晰或部分清晰的等或高密度影。

3. MRI 炎性反应期表现为片状异常信号，T_1WI呈低信号，T_2WI呈高信号，信号不均匀，边缘模糊，皮肤水肿、增厚。增强：表现为轻至中度强化，多以延迟强化为主。脓肿形成期表现为边界清晰或部分边界清晰肿块，壁较厚，T_1WI低信号，T_2WI呈等或高信号，DWI高信号，ADC值减低。增强：脓肿壁呈环形强化，脓腔内无强化，时间-信号强度曲线图多呈单向型。

（孙冰冰 苏潇 倪炯）

参考文献

1. Uematsu T. MRI findings of inflammatory breast cancer, locally advanced breast cancer, and acute mastitis： T_2-weighted images can increase the specificity of inflammatory breast cancer ［J］. Breast Cance, 2012, 19（4）：289-94

2. Renz DM, Baltzer PA, Böttcher J, et al. Magnetic resonance imaging of inflammatory breast carcinoma and acute mastitis. A comparative study ［J］. Eur Radiol, 2008, 18（11）：2370-2380

3. Das CJ, Medhi K. Proton magnetic resonance spectroscopy of tubercular breast abscess：report of a case ［J］.

J Comput Assist Tomogr, 2008, 32 (4): 599-601

4. Fu P, Kurihara Y, Kanemaki Y, et al. High-resolution MRI in detecting subareolar breast abscess [J]. Am J Roentgenol, 2007, 188 (6): 1568-1572

二、浆细胞性乳腺炎

浆细胞性乳腺炎（plasma cell mastitis）又称乳腺导管扩张症，是一种以乳腺导管扩张、浆细胞浸润为病理基础的慢性良性病变，多发生于非哺乳期、非妊娠期或绝经期妇女。多数学者认为浆细胞性乳腺炎是一种化学性炎症，非细菌引起，也有学者认为其实质是一种自身免疫性疾病。乳头发育不良导致乳腺导管内类脂质分泌物排泄障碍，引起导管扩张，并刺激管壁导致炎细胞浸润，破坏导管上皮，腔内内容物溢出，刺激附近腺体组织发生剧烈的抗原抗体反应，导致脂肪坏死，大量浆细胞浸润而引起本病。反复慢性炎症、纤维组织增生可致乳腺纤维化形成结节、肿块；纤维化可导致乳腺导管缩短、扭曲，加剧导管阻塞扩张，亦可致乳头内陷，或使原有的乳头内陷加重；局部皮肤因深部组织纤维化牵拉和炎性水肿可呈橘皮样改变。若病情迁延、进展，可形成顽固性深部脓肿、窦道，并易与乳腺导管相通，形成瘘管。

【临床表现】

浆细胞性乳腺炎临床表现复杂多样，可分为溢液期、肿块期、脓肿期和瘘管期。患者多以快速增大肿块就诊，单侧多见，肿块质地较硬，靠近乳晕，边界欠清晰，伴红、肿、痛，后期肿块可形成脓肿变软，脓肿破溃后流出混有粉渣样脓液，有臭味，可伴有乳房肿大，乳头凹陷，局部皮肤水肿增厚，同侧腋窝淋巴结肿大等表现。一般无发热等全身症状。本病多无需手术，但常反复发作，在肿块期较易误诊为肿瘤而手术，且术后复发率高。

【病理表现】

手术大体标本可见肿块质较硬，边界欠清晰，切面呈灰白色。如有囊性成分则内容物多为粉渣样物或淡黄色糊状物。

光镜下可见乳头及乳晕下导管不规则扩张，扩张导管壁常发生纤维化或形成玻璃样变性，管腔内可有类脂质成分及脱落细胞，扩张导管周围有大量浆细胞浸润。疾病进展可致扩张导管管壁破坏，引起导管周围炎症，同时破坏间质及小叶结构。晚期则由于脂肪坏死液化形成囊性成分为主的肿块，可伴有难愈合性窦道形成（图4-3-3A～C）。

【影像病理表现】

1. 超声　依疾病进展程度可有不同类型的表现。①单纯导管扩张型：局部腺体结构稍紊乱，导管不同程度扩张，多位于乳晕深处，彩色多普勒超声显示无血流信号。②囊肿型：表现为单个或多个大小不一的无回声区，界限不清，壁较厚，内见强弱不一的点状回声，后方回声可增强，彩色多普勒超声显示病灶内无血流信号。③实性团块型：肿块多位于乳晕后，形态不规则，边界不清，呈不均匀低回声，彩色多普勒超声显示较丰富血流信号。④囊实团块型：表现为乳晕后混合回声影，不规则无回声区内见片状、絮状高回声，后方回声可增强，部分伴衰减，可见粗大钙化，彩色多普勒超声显示少许血流信号。⑤脓肿型：表现为乳晕后无回声影，病灶边界不清，形态不规则，加压探头可见点状强回声漂浮，彩色多普勒超声显示病变边缘血流信号（图4-3-3 D、E）。

2. X线　发病早期主要表现为乳腺腺体局部密度不均匀增高，边界较模糊，局部脂肪间隙显示不清，局部皮肤水肿增厚，乳头发育异常，但无明确的肿块形成。慢性期主要表现为密度增高的肿块影，可见粗大钙化，多单发，边缘可见乳腺小梁结构增粗或纤维条索形成的"假毛刺"，粗而锐利，邻近皮肤可增厚。有学者根据表现将其分为：肿块结节型、炎症样型、局部结构紊乱型、乳晕下导管扩张型、阴性表现型5型。

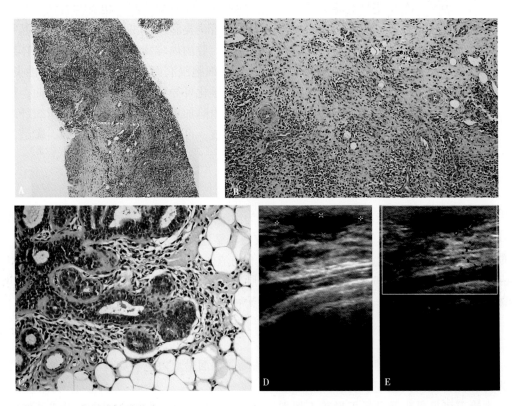

图4-3-3　浆细胞性乳腺炎

女性，28岁，发现右乳肿块3天。查体：右乳外上象限可扪及范围约25mm×40mm肿块，表面皮肤无红肿，皮温正常。肿块穿刺病理证实为浆细胞性乳腺炎。

A、B、C. （HE染色×100、×200、×400）镜下可见导管不规则扩张，扩张导管壁纤维化，扩张导管周围有大量浆细胞、巨噬细胞或淋巴细胞浸润。D. 二维超声显示右乳一不规则低回声肿块，内部回声欠均匀，边缘清晰；E. 彩色多普勒超声显示肿块边缘少量血流信号。BI-RADS-US 4a类

3. MRI　有学者根据MRI表现大致可分为三型。①炎症型：病灶以乳头为顶点，锥形向乳房深部延伸，甚至蔓延至乳后间隙。平扫，小斑片和结节状混杂异常信号，边界欠清，T_1WI信号不均，可见斑片低信号，脂肪抑制T_2WI多为高或等高信号。DWI呈高信号。增强扫描，可见不均匀斑片样强化。时间-信号强度曲线呈单向型。②脓肿型：乳晕后可见团块影，单发或多发，境界模糊不清，累及范围较广。平扫：T_1WI呈等或低信号，脂肪抑制T_2WI呈等高信号。DWI呈高信号。ADC值减低。增强后：病灶呈明显环状强化。时间-信号强度曲线呈单向型。③混合型：表现复杂多样，兼有前二型表现，可见窦

道（或瘘管）的影像表现，脂肪抑制 T_2WI 呈高信号，伴局部皮肤缺损，可形成瘘管与乳腺导管相通。增强：管壁可见强化。

【影像特征性表现】

1. 超声　导管不同程度扩张，可见囊性、囊实性或实性回声，多位于乳晕后方，彩色多普勒超声显示无或少许血流信号。

2. X线　乳晕后方腺体密度不均匀增高，边界较模糊，局部脂肪间隙显示不清楚，皮肤水肿增厚。

3. MRI　平扫：病灶以乳头为顶点，锥形向乳房深部延伸，甚至蔓延至乳后间隙，边界欠清，T_1WI 信号高低不等，脂肪抑制 T_2WI 多为高或等高信号。增强：不均匀斑片样强化。时间 - 信号强度曲线呈单向型。

（孙冰冰　苏潇　倪炯）

参考文献

1. Tan H，Li R，Peng W，et al. Radiological and clinical features of adult non- puerperal mastitis [J]. Br J Radiol, 2013, 86 (1024)：221-225

2. Ming J，Meng G，Yuan Q，et al. Clinical characteristics and surgical modality of plasma cell mastitis：analysis of 91 cases [J]. Am Surg, 2013, 79 (1)：54-60

3. 宋鲁梅，姚瑾. 浆细胞性乳腺炎的高频超声检查与病理对照分析 [J]. 医学影像学杂志, 2013, 23 (4)：618-619

4. 代欢欢，许茂盛，周长玉. 浆细胞性乳腺炎影像学研究进展 [J]. 中国中西医结合影像学杂志, 2012, 10 (4)：176-179

5. 陆孟莹，黄学菁，詹松华，等. 浆细胞性乳腺炎的 MRI 征象分析 [J]. 放射学实践, 2010, 25 (6)：638-641

6. 单华英，朱凯，秦玲. 浆细胞性乳腺炎的彩色多普勒超声与病理对照分析 [J]. 医学影像学杂志, 2008, 18 (8)：835

7. 罗志琴. 浆细胞性乳腺炎钼靶 X 线诊断 [J]. 放射学实践, 2006, 21 (4)：356-357

8. 赵红梅，雷玉涛，侯宽永，等. 乳腺导管扩张症与浆细胞性乳腺炎差异的探讨 [J]. 中国现代普通外科进展, 2005, 8 (4)：234-236

三、肉芽肿性乳腺炎

普遍认为肉芽肿性乳腺炎（granulomatous mastitis）是一种自身免疫性疾病，病因不明确，有学者认为其与棒状杆菌、霉菌和放线菌感染，或乳汁所致的免疫反应或局部超敏反应，或服用避孕药，或高泌乳素血症等体内激素失衡有关。病变以乳腺小叶为中心形成肉芽肿。多见于哺乳后。

【临床表现】

多以触及单发肿块为首发症状就诊，肿块质硬，多发生于外上象限，表面不光滑，可与皮肤或周围组织粘连，局部皮肤可出现红肿，不痛或微痛，可伴有同侧腋窝淋巴结肿大。全身症状多不明显，少数可伴有发热。若不及时治疗，短期内可形成乳房脓肿，脓肿溃破后形成的窦道常经久不愈。

【病理表现】

手术大体标本切面可见病变弥漫分布粟粒样至黄豆样大小的暗红色结节，部分结节中心可见小脓腔，较大脓腔可见黄色脓液。

光镜下可见病变以乳腺小叶为中心，小叶的末梢导管或腺泡大部分消失，可见中性粒细胞渗出、坏死、破裂形成的微脓肿，甚至形成较大的灶性坏死，而非干酪样坏死，还可见淋巴细胞和巨细胞，但无明显的泡沫细胞，未见导管扩张（图4-3-4 A、B）。

【影像病理表现】

1. 超声　常在外上象限探及形态不规则团块影、边界模糊、内部回声不均匀，可见散在液性无回声区。彩色多普勒超声显示中等血流信号，频谱特点为低速高阻频谱，阻力指数较高（图4-3-4 C、D）。

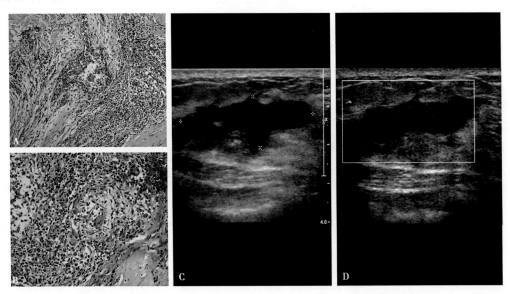

图4-3-4　肉芽肿性乳腺炎

女性，28岁，发现左乳肿块1周。查体：左乳头凹陷，左乳内上象限可扪及范围约50mm×50mm肿块，光滑，无明显波动感，表面皮肤无红肿，皮温正常。病理证实为肉芽肿性乳腺炎。

A、B.（HE染色×40、×200）病变以乳腺小叶为中心，呈多灶性分布，小叶末梢导管或腺泡腔大部分消失，伴有中性粒细胞浸润灶，即微脓肿，可见多核巨细胞。C. 二维超声显示左乳不规则混杂回声肿块，内部回声不均匀，边缘不清晰；D. 彩色多普勒超声提示肿块边缘少量血流信号。

BI-RADS-US 4b类

2. X线　病变可表现为局限性结构紊乱的致密影，多呈中等或稍高密度，边缘毛糙，周围脂肪层结构模糊，局部皮肤增厚，可凹陷；部分病变可表现为稍高密度肿块影，边缘不清、毛糙，可见索条状改变；少数病例亦可仅表现为单纯的乳腺结构不良或无明显异常改变（图4-3-5 A、B）。

3. MRI　平扫：大多数肉芽肿性乳腺炎 T_1WI 呈较低信号，T_2WI 呈较高信号，但内部信号不均匀，边缘模糊。DWI 高信号。增强扫描，表现为片状或节段性的不均匀强化，内部可伴多发环形强化的脓肿。时间-信号强度曲线图多呈单向型或平台型（图 4-3-5C ~ J）。

【影像特征性表现】

1. 超声　常在外上象限探及形态不规则团块影、边界模糊、内部回声不均匀，可见散在液性无回声区。

2. X 线　多表现为局限性结构紊乱的致密影，密度多呈中等或稍高密度，边缘毛糙，周围脂肪层模糊，局部皮肤增厚，可凹陷。

3. MRI　平扫：大多数肉芽肿性乳腺炎 T_1WI 呈较低信号，T_2WI 呈较高信号，但内部信号不均匀，边缘模糊。DWI 高信号。增强：表现为片状或节段性的不均匀强化，内部可伴多发环形强化的脓肿。时间-信号强度曲线图多呈单向型或平台型。

（孙冰冰　周国兴　糜 军）

参 考 文 献

1. Handa P, Leibman AJ, Sun D, et al. Granulomatous mastitis：changing clinical and imaging features with image-guided biopsy correlation [J]. Eur Radiol, 2014, 24 (10)：2404-2411

2. 鲁嘉，刘赫，姜玉新，等. 肉芽肿性乳腺炎的超声表现及临床病理分析 [J]. 中国医学影像技术，2011, 30 (11)：571-572

3. Gupta RK. Fine needle aspiration cytology of granulomatous mastitis：a study of 18 cases [J]. Acta Cytol, 2010, 54 (2)：138-141

4. 赵弘，曹满瑞，孙立宏，等. 肉芽肿性乳腺炎的数字 X 线表现 [J]. 放射学实践，2009, 10 (10)：324-325

5. 刘佩芳. 浆细胞性乳腺炎和肉芽肿性乳腺炎的影像学诊断及鉴别诊断 [J]. 国际医学放射学杂志，2009, 28 (3)：475-476

6. 孔令伟，马祥君，高海凤. 浆细胞性乳腺炎与肉芽肿性乳腺炎的鉴别和诊治 [J]. 中华乳腺病杂志（电子版），2008, 2 (1)：103-106

7. Ozturk M, Mavili E, Kahriman G, et al. Granulomatous mastitis：radiological findings [J]. Acta Radiol, 2007, 48 (2)：150-155

四、乳房结核

乳房结核（tuberculosis of the breast）是由结核分枝杆菌感染引起的乳腺组织特异性炎症，发展较缓慢，多由于其他部位感染病灶播散所致。乳房结核较少见，多发生于生育期及哺乳期女性，主要是由于其乳腺导管处于扩张状态，易被结核杆菌感染，多为单侧起病，双侧乳腺受累少见，影像表现复杂多样，各种检测方法也都有局限，极易造成误诊。

【临床表现】

常以触及乳房内肿块就诊，多位于中央区及外上象限，质硬偏韧，边界可清楚或不清楚，可伴乳房疼痛，伴轻微触痛，邻近皮肤可发生溃疡甚至形成窦道。一般无红、肿、热、痛等急性炎症表现，可出现盗汗、低热等全身中毒症状。

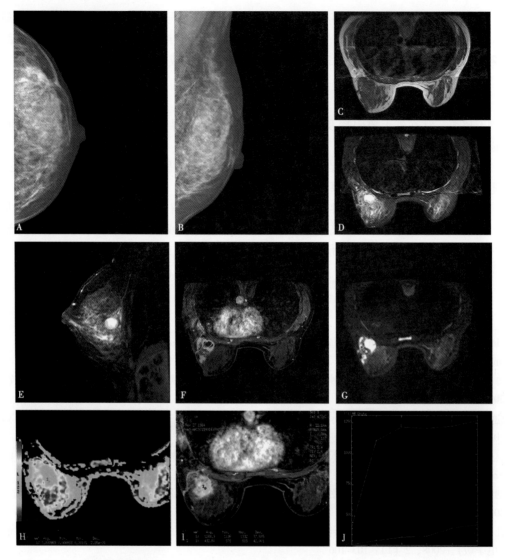

图 4-3-5　肉芽肿性乳腺炎

女性，30 岁，低热 2 个月，左乳胀痛不适 1 周，可触及肿块，逐渐增大，曾误诊为乳腺脓肿，予切开引流，脓液培养提示无细菌生长。体格检查：左乳见手术瘢痕，左乳外下象限触及一大小约 40mm×50mm 肿块，无明显波动感，伤口少许渗液。穿刺活检病理证实为肉芽肿性乳腺炎。患者经激素治疗后，症状缓解，肿块缩小。

A、B.（X 线摄影左侧乳房头尾位、内外侧斜位）左侧乳腺脓肿引流术后，皮肤可见瘢痕影，左乳腺外上象限可见局部腺体密度增高，伴结构紊乱。BI- RADS 3 类。C. MRI 轴位，T_1WI 示左乳外上象限可见大片低信号团块影，形态不规则，边界不清；D. MRI 轴位，STIR 示肿块呈高信号；E. MRI 矢状位，脂肪抑制 T_2WI 示病变呈高信号；F. MRI 轴位，增强后病变不均匀强化，囊性成分未见明显强化；G. MRI 轴位，DWI 示肿块呈明显高信号；H. MRI 轴位，肿块的 ADC 值为 $0.00969mm^2/s$；I、J. MRI 轴位，动态增强肿块的时间-信号强度曲线图为平台型曲线。BI- RADS- MRI 4a 类

【病理表现】

手术大体标本可见肿块切面呈乳白色干酪样或脓样坏死物。

典型乳房结核光镜下可见特征性的多核巨细胞型肉芽肿性炎性反应，抗酸杆菌染色可发现结核分枝杆菌。部分病变可见大量干酪样坏死组织及破碎细胞。如继发感染则可见大量的中性粒细胞。

【影像病理表现】

1. 超声 可探及边界欠清的低回声肿块，内部回声多不均匀。彩色多普勒超声可显示肿块内少许点状血流信号。如有冷脓肿形成可表现为边界清楚的低回声肿块，局部可有纤细的包膜样回声，肿块内为密集的中低回声光点堆积，肿块周边组织回声可不均匀减低。彩色多普勒超声显示肿块内部无血流信号。

2. X线 可分为三型：结节型、弥漫播散型、硬化型。①结节型：通常表现为类圆形高密度影，边缘模糊，但病灶周边无晕圈征；②弥漫播散型：表现为乳腺密度致密，可见片状钙化，局部皮肤增厚；③硬化型：表现为均匀致密肿块影，可见片状钙化，可伴乳头回缩。由于乳腺结核影像表现复杂，常不易明确诊断。

3. MRI 平扫，多表现为 T_1WI 低信号、T_2WI 高信号的肿块影，边界不清，信号常不均匀。增强扫描，多表现为不均匀强化，当有脓肿形成时常表现为环形强化。DWI 为高信号。时间-信号强度曲线图呈单向型或平台型。

【影像特征性表现】

乳房结核的影像表现复杂，无明显特征性表现，诊断主要依靠病史及病理结果。

（孙冰冰 周国兴 糜军）

参 考 文 献

1. Das CJ, Medhi K. Proton magnetic resonance spectroscopy of tubercular breast abscess：report of a case［J］. J Comput Assist Tomogr，2008，32（4）：599-601
2. del Agua C，Felipo F，Paricio J，et al. Tuberculosis of the breast as a pseudotumoral image［J］. Breast J，2006，12（2）：180
3. 谢娟，郭萍，于建江. 超声诊断乳腺结核病 7 例的体会［J］. 西南军医，2004，6（1）：71

五、真菌性乳腺炎

真菌性乳腺炎（fungal mastitis）主要由白色念珠菌等真菌感染所致，其流行病学及有效的治疗方案还知之甚少。目前，人乳腺念珠菌病并无统一的诊断标准，临床医师常通过症状及体征进行诊断。该病易从哺乳婴儿的口腔中感染，20% 患者为产后 2 ~ 9 周的女性。抗生素滥用、不当的隆乳手术等也可增加患病风险。

【临床表现】

最典型的症状为乳头针扎样或烧灼样剧烈疼痛，可放射至整个乳房甚至后背，多出现在正常哺乳一段时间之后，在哺乳时或哺乳后出现，常累及双侧乳房。乳头呈亮红色、湿疹样改变，可伴有脱屑、乳头发痒，乳头、乳晕皮肤褶皱处可见白点，严重者甚至出现乳头皮肤破裂。患者可无发热等全身症状。部分病例可表现为无痛性、形态不规则的肿块，边界不清，质地中等，活动度差，局部皮肤无红肿，压痛不明显。

【病理表现】

手术大体标本可见病变无明显边界，病变本身及周围乳腺组织切开时有较多混浊乳汁（或脓液）样液体溢出。

光镜下可见大量炎性细胞浸润，部分腺上皮细胞有轻度异型性，分泌物培养有白色念珠菌生长。

【影像病理表现】

同乳腺炎症或脓肿类似，无特异性。

【影像特征性表现】

真菌性乳腺炎的影像表现复杂，无明显特征性，诊断依靠病史及病理结果。

（孙冰冰　周国兴　糜军）

参 考 文 献

1. 黄凌曦，冯锐. 乳腺念珠菌病 [J]. 中华乳腺病杂志（电子版），2014，8（2）：127-130
2. 马松林，李惊雷，李玲. 乳腺真菌感染 1 例 [J]. 中国普通外科杂志，2008，17（11）：1073

第五章　乳房良性肿瘤

第一节　乳腺纤维腺瘤

乳腺纤维腺瘤（fibroadenoma）是乳腺最常见的良性肿瘤，发病率在乳腺良性肿瘤中居首位，约占乳腺良性肿瘤的3/4。乳腺纤维腺瘤的发病年龄谱较宽，11～81岁均有报道，但其发病率最高年龄段为20～25岁。均为女性发病。病因目前还不是十分清楚，普遍认为其发病机制可能与雌激素水平不稳定及内分泌功能紊乱有关，导致乳腺小叶内腺体、导管上皮和间质纤维增生而起病。单纯乳腺纤维腺瘤恶变率极微。

【临床表现】

患者常以乳房触及无痛性肿块就诊。肿块多位于乳腺外上象限，质地较硬，表面光滑，活动度良好，且不随月经周期变化，可反复发作，无家族史。在妊娠和哺乳期，乳腺纤维腺瘤可因为快速增大而被误认为恶性肿瘤。

【病理表现】

手术大体标本可见肿块多为圆形或卵圆形，质地较韧，瘤内多无出血和坏死，瘤体与周围组织分界清楚，表面光滑，周围常有一圈富含变性胶原的纤维包膜（图5-1-4 A）。

光镜下可见小叶内导管上皮成分和间质纤维成分相对等量地增生，可含极少量腺体组织，肿瘤间质内几乎不含脂肪细胞，通常增生上皮和间质细胞不伴明显细胞异型及异常核分裂象等恶性肿瘤细胞的特征表现（图5-1-3 A、B）。

病理分类：以往，乳腺纤维腺瘤按其导管上皮与间质纤维成分增生的比例不同，分为纤维腺瘤、腺瘤及纤维瘤。瘤内导管上皮及间质纤维大致等量增生的称纤维腺瘤，而以导管上皮增生为主的称为腺瘤，以间质纤维增生为主的称为纤维瘤。目前更常用的分类方法是以导管上皮增生为主的称为纤维腺瘤，以间质纤维增生为主的称为腺纤维瘤。青少年纤维腺瘤多发生于青春发育期且具有特殊组织形态，其导管成分多于间质成分，镜下所见增生的导管上皮呈锥状，似男性乳房发育时表现，间质细胞密度较高，发现核分裂象的概率高于成年型纤维腺瘤。某些特殊类型纤维腺瘤，如细胞致密型、巨大型、多发型或边缘不规则型纤维腺瘤可导致影像诊断困难，甚至粗针活检标本的病理检查也较难与叶状囊肉瘤鉴别。

【影像病理表现】

1. 超声 常在外上象限探及圆形或椭圆形的结节状或团块状低回声，回声可均匀或不均匀，边界清晰（图5-1-4 C），包膜清楚者可有侧方声影（图5-1-1 A、B）。多数患者彩色多普勒超声显示瘤体内无或仅有少许血流信号，极少数患者瘤内可见丰富血流信号，且多为中央型血流信号，少部分为周边型（图5-1-1 B）。

2. X线 肿块常位于外上象限，多呈圆形或椭圆形的结节状或团块状稍高密度影，分叶状及不规则形少见，边界清楚。可单发，也可多发，当两个或多个腺瘤融合在一起时，易认为肿块呈分叶状改变，而误诊为恶性肿瘤。肿块因细胞较密集且富含纤维组织，故密度较高，其周围因有一层富含变性胶原的纤维包膜而形成透明的"晕圈征"（图5-1-2 A、B，5-1-3 C、D）。瘤内可见钙化灶，可呈圆形、环形或斑片状。

3. MRI 平扫，肿块多呈边界清楚的圆形、椭圆形或分叶形，与大体病理表现相似，其相对信号改变与其内部组织成分及其生长部位周围的组织成分有关，如病灶位于乳腺腺体组织内，纤维腺瘤几乎不含脂肪。根据其周围腺体内脂肪含量多少，T_1WI 信号可呈等或略低信号，如病灶位于脂肪组织中，则显示为相对低信号改变，其脂肪抑制 T_2WI 信号表现取决于纤维腺瘤内部组织成分，当导管上皮组织含量较多时为较高信号，当肿瘤内纤维间质成分含量较多时，则表现为等或稍低信号；DWI 呈等或稍低信号，ADC 值 $>0.0012mm^2/s$。

增强扫描，纤维腺瘤注射对比剂前后信号的变化主要取决于肿瘤的组织成分，含导管上皮组织和腺体较多者，因血供丰富，增强较明显，信号可呈持续增高，时间－信号强度曲线图显示为单向型曲线，而纤维组织成分较多者，组织中血管相对较少，对比剂摄入较少，肿瘤仅出现轻微的对比增强，时间－信号强度曲线图为平台型曲线。纤维腺瘤周围常无粗大的供血动脉显示（图5-1-3 E~J，图5-1-4 D~I）。

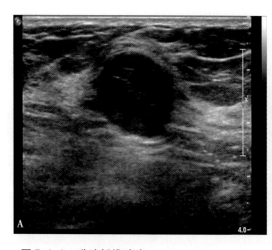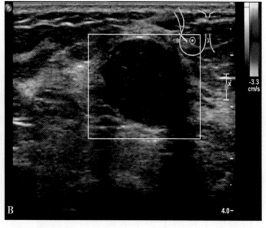

图5-1-1 乳腺纤维腺瘤

女性，42岁，右乳疼痛不适，触及肿块，无进行性增大，无发热，无周围皮肤红肿，无乳头溢液，无乳头凹陷，无"橘皮征"。病理证实为乳腺纤维腺瘤。

A. 二维超声显示右乳外上象限一圆形低回声肿块，大小约25mm×28mm，边界清晰，包膜完整，可见侧方声影；B. 彩色多普勒超声可见肿块内少许血流信号。BI-RADS-US 3类

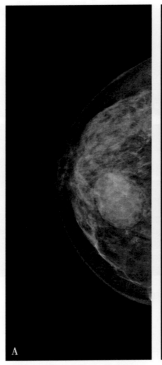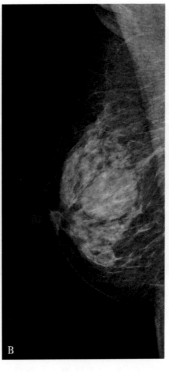

图5-1-2 乳腺纤维腺瘤

女性，42岁，无意中发现右乳肿块，无明显触痛，无进行性增大，无发热，无周围皮肤红肿，无乳头溢液，无乳头凹陷，无"橘皮征"。病理证实为乳腺纤维腺瘤。

A、B.（X线摄影右侧乳房头尾位、内外侧斜位）右侧乳腺乳晕后区可见一椭圆形较高密度肿块，大小约25mm×35mm，形态规则，周围可见薄层低密度"晕圈征"，边缘未见毛刺及分叶征象，未见钙化。BI-RADS 4a类

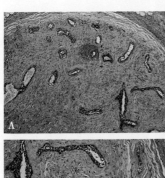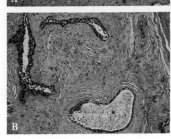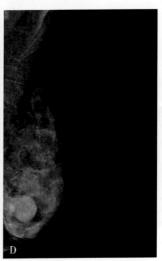

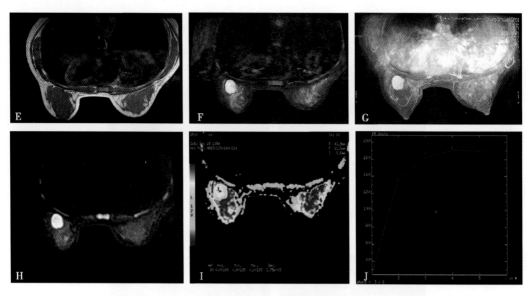

图 5-1-3　乳腺纤维腺瘤

女性，36 岁，体检发现左乳无痛性肿块，质地较硬，表面光滑，活动度良好。病理证实为乳腺纤维腺瘤。

A、B.（HE 染色 ×100、×200）病理示肿瘤由增生的纤维结缔组织、导管和少量腺体混合构成，边缘有完整纤维包膜。C、D.（X 线摄影左侧乳房头尾位、内外侧斜位）左侧乳腺外下象限可见一椭圆形较高密度肿块，形态规则，边缘未见毛刺及分叶征象，未见钙化。BI-RADS 2 类。E. MRI 轴位，T_1WI 可见左侧乳腺外下象限一椭圆形肿块，呈稍低均匀信号。F. MRI 轴位，STIR 示肿块呈高信号，大小 20mm×30mm，信号均匀，边界清晰，边缘可见薄层低信号纤维环，未见分叶及毛刺征象。G. MRI 轴位，增强最大密度投影显示肿块明显强化，周围血管影增多。H. MRI 轴位，DWI 示肿块呈高信号。I. MRI 轴位，肿块的 ADC 值为 0.00189mm²/s。J. 时间-信号强度曲线图为单向型（Ⅰ型）曲线。BI-RADS-MRI 2 类

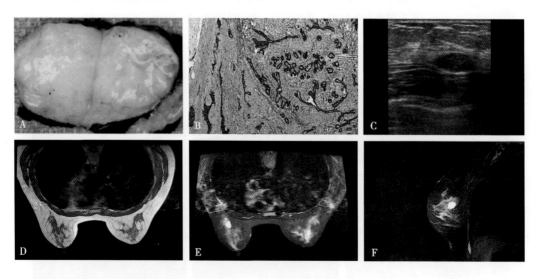

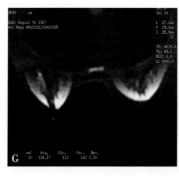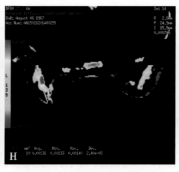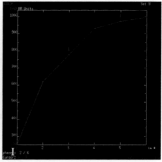

图 5-1-4　乳腺纤维腺瘤

女性，48 岁，无明显诱因出现左乳疼痛，左乳触及肿块，无进行性增大，无发热，无周围皮肤红肿，无乳头溢液，无乳头凹陷，无"橘皮征"。病理证实为乳腺纤维腺瘤。

A. 手术大体标本可见肿块形态规则，边缘光整，周围包膜完整；B.（HE 染色×200）病理示肿瘤由增生的腺体、导管和纤维结缔组织混合构成，边缘可见纤维包膜。C. 二维超声显示左乳一椭圆形低回声肿块，回声均匀，边缘清晰，包膜光滑、完整。BI- RADS- US 3 类。D. MRI 轴位，T_1WI 示左侧乳腺外侧象限见一椭圆形肿块，呈稍低信号；E. MRI 轴位，STIR 示肿块呈高信号，信号均匀，大小 10mm×15mm，边界清晰，边缘可见薄层低信号纤维环，未见分叶及毛刺征象；F. MRI 矢状位，脂肪抑制 T_2WI 示肿块呈高信号；G. MRI 轴位，DWI 示肿块呈高信号；H. MRI 轴位，肿块的 ADC 值为 $0.00136mm^2/s$；I. 动态增强显示肿块持续强化，时间-信号强度曲线图为单向型（Ⅰ型）曲线。BI- RADS- MRI 2 类

【影像特征性表现】

1. 超声 形态规则，边界清楚的低回声团块，内部回声均匀，多无明显血流信号。
2. X 线 肿块形态规则，密度较高且均匀，边界清楚，肿块边缘可见透明的"晕圈征"。
3. MRI 肿瘤多为形态规则、边界清楚的实性肿块，T_1WI 呈等或稍低信号，脂肪抑制 T_2WI 呈高、等或稍低信号；ADC 值 $>0.0012\ mm^2/s$；强化均匀，肿瘤周围极少见粗大供血动脉；时间-信号强度曲线图为单向型或平台型曲线。

（薛　杨　梁海胜　王和贤）

参考文献

1. Fu Y, Miao LY, Ge HY, et al. Can ultrasound be Used to Differentiate Tubular Adenomas of Breast from Fibroadenomas or Carcinoma? [J]. Asian Pacific Journal of Cancer Prevention Apjcp, 2014, 15 (3): 1269- 1274

2. Lima CRD, Nazário ACP, Michelacci YM. Changes in glycosaminoglycans and proteoglycans of normal breast and fibroadenoma during the menstrual cycle [J]. Biochimica et Biophysica Acta, 2012, 1820 (7): 1009- 1019

3. Val- Bernal JF, González- Vela MC, Grado MD, et al. Sclerotic fibroma (storiform collagenoma) - like stroma in a fibroadenoma of axillary accessory breast tissue [J]. Journal of Cutan Pathol, 2012, 39 (8): 798- 802

4. Tannaphai P, Trimboli RM, Carbonaro LA, et al. Washout of Mass- Like Benign Breast Lesions at Dynamic

Magnetic Resonance Imaging［J］. Journal of Comput Assist Tomogr, 2012, 36（3）：301-305

5. Sawa M, Kawai N, Sato M, et al. Fibroadenoma of the axillary accessory breast：diagnostic value of dynamic magnetic resonance imaging［J］. Japanese Journal of Radiol, 2010, 28（8）：613-617

6. Smith GE, Burrows P. Ultrasound diagnosis of fibroadenoma d is biopsy always necessary［J］. Clin Radiol, 2008, 63（5）：511-515

7. Iglesias A, Arias M, Santiago P, et al. Benign Breast Lesions that Simulate Malignancy：Magnetic Resonance Imaging with Radiologic-Pathologic Correlation［J］. Curr Probl Diagn Radiol, 2007, 36（2）：66-82

第二节　乳腺导管内乳头状瘤

乳腺导管内乳头状瘤（intraductal papilloma）是起源于乳腺导管上皮的良性肿瘤，其发病率仅次于乳腺纤维腺瘤和乳腺癌。发病年龄多在 20～60 岁，发病高峰年龄段为 40～49 岁。病因不清，目前普遍认为可能与雌激素水平增高有关。由于雌激素的过度刺激，引起导管上皮细胞增生，形成导管内乳头肿瘤，继而引起流入端导管扩张。乳腺导管内乳头状瘤根据病灶的数量及发生部位的不同可分为两类：第一类为孤立性导管内乳头状瘤，其起源于乳腺大导管上皮，多数位于乳腺中央区，直径常＜10mm，又称为中央型导管内乳头状瘤，一般不发生恶变；第二类为多发性导管内乳头状瘤，发生在乳腺边缘部位的中、小或末梢导管内，又称为周围型导管内乳头状瘤，此型与乳腺癌关系密切，当肿瘤的导管上皮发生非典型增生时，可被视为乳腺癌前病变。

【临床表现】

患者常以乳头溢液就诊，溢液可为血性或浆液性。肿块一般较小，直径多小于 10mm，在查体时不易被扪及，也有 100mm 以上的巨大乳头状瘤。单发性导管内乳头状瘤多位于乳晕区，质地较软，可活动，不与周围皮肤粘连，挤压肿块常有乳头溢液。多发性导管内乳头状瘤常发生在乳腺外周区域，可在乳腺周边部位触及肿块。

【病理表现】

手术大体标本病变部位可见导管扩张，内含淡黄色或棕褐色液体，导管内壁可见乳头状肿物突向腔内，可有蒂，也可无蒂。肿块大小不等，呈棕红或粉白色，质地脆弱，易剥脱。间质血管腔内可充满血液。肿瘤可完全阻塞乳腺导管而引起导管流入端呈囊样扩张，其囊壁菲薄，囊内可含有浆液性、血性或乳汁样液体。

病理学上导管内乳头状瘤起源于乳腺导管上皮，由导管上皮及间质增生形成的乳头状肿物突入扩张导管腔内，光镜下可见以覆盖肌上皮细胞及腺上皮细胞构成的纤维脉管束，呈复杂交错排列的树枝状结构为其特征表现（图 5-2-2 A、B）。免疫组织化学染色可显示肌上皮成分显著存在，各项指标如 P63、钙调节蛋白、高分子量角蛋白均呈较强阳性。虽然导管内乳头状瘤为良性病变，但部分肿瘤内可含有导管上皮的非典型增生，甚至形成原位癌，此类导管内乳头状瘤常被认为有发展为浸润性癌的风险，应建议临床手术将肿瘤完整切除。

【影像病理表现】

1. 超声　典型表现为乳腺导管局部扩张，且导管内可显示低、中回声的乳头状或结节状病灶，边界清楚，扩张导管可呈管道状、树杈状。部分病灶可完全阻塞导管腔造成导管截断使导管腔呈囊肿样改变。极少部分病变导管也可不扩张。结节状病灶与扩张导管形似"蝌蚪"，称为"蝌蚪征"，为乳腺导管内乳头状瘤的特征性改变。少数患者彩色多普勒超声显示瘤体内点状血流信号（图5-2-2 C、D）。

2. X线 单发的导管内乳头状瘤多较小，密度较淡，大多数患者X线无阳性发现（图5-2-2E、F，图5-2-3A、B），肿瘤常位于乳腺中央区，可见局部导管呈不规则扩张，其内可见小结节状致密阴影。多发者常发生在乳腺边缘部位的中、小或末梢导管内，表现为导管较广泛扩张，可见沿扩张导管走行的多发结节呈串珠状分布。偶见点状或桑葚样钙化。乳腺导管造影显示扩张的导管内可见局灶性充盈缺损（图5-2-1 A、B）。

3. MRI 平扫，肿块多呈圆形或类圆形结节影，边界清楚，T_1WI多呈低或等信号，T_2WI呈等或高信号。增强扫描，肿块呈早期明显均匀强化，延迟期边缘强化明显。纤维成分多的硬化性乳头状瘤多无明显强化，而细胞成分多的非硬化性乳头状瘤可有明显强化。肿块在动态增强后的时间-信号强度曲线图可呈单向型、平台型或流出型曲线，文献报道以流出型曲线多见，可能与乳头状瘤有丰富的纤维血管间质有关。DWI呈高信号，ADC值较低，类似于恶性肿瘤特征，但其早期强化程度通常低于乳腺癌（图5-2-2G～K，图5-2-3C～F）。

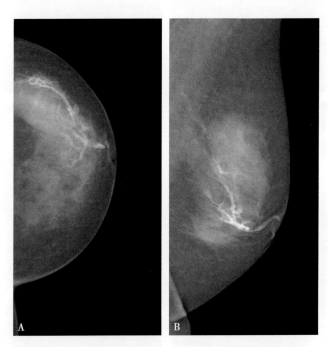

图5-2-1 乳腺导管内乳头状瘤

女性，41岁，左侧乳头溢液，无发热，无乳头周围皮肤红肿，无乳头凹陷。病理证实为乳腺导管内多发乳头状瘤。

A、B.（左侧乳腺导管造影头尾位、内外侧斜位）左侧乳头区消毒，在溢乳处注入30%泛影葡胺约1ml，可见左侧乳腺输乳窦内多发充盈缺损影，大小不等，边缘不规则，中央区和远端分支导管明显不规则性扩张，未见钙化、血管增粗

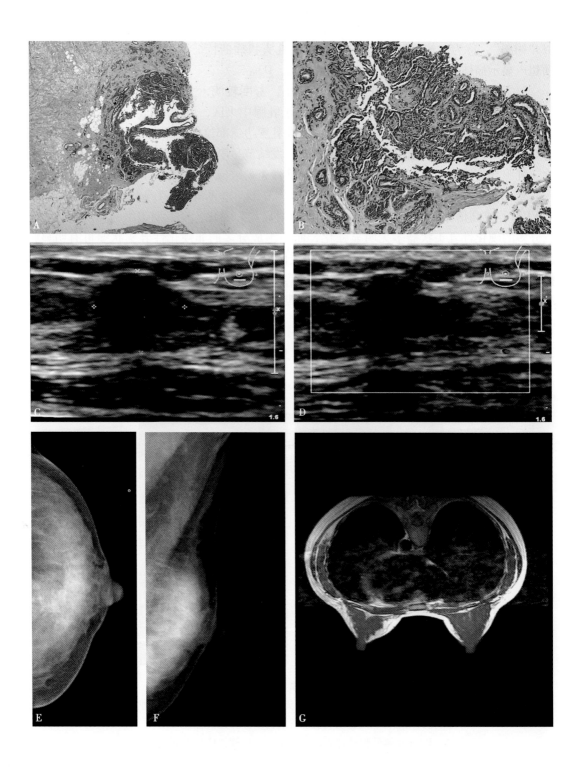

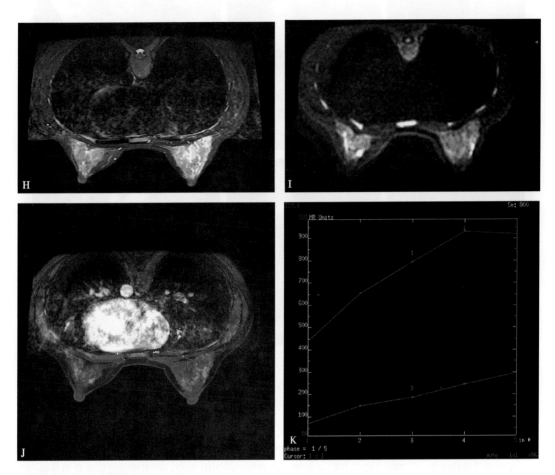

图 5-2-2 乳腺导管内乳头状瘤

女性，36 岁，无意中发现左乳肿块，无明显触痛，无渐进性增大，无发热，无周围皮肤红肿，无乳头溢液，无乳头凹陷，无"橘皮征"。病理证实为乳腺导管内乳头状瘤。

A、B.（HE 染色×40、×200）病理示由导管上皮及间质增生形成的乳头状物突入扩张导管腔内，可见导管上皮增生，但未见不典型增生细胞。C. 二维超声显示左侧乳晕后方可见轻度扩张导管，导管内有一类圆形低回声肿块，直径约 7mm，回声均匀，边界清晰；D. 彩色多普勒超声未见明显血流信号。BI-RADS-US 4a 类。E、F.（X 线摄影左侧乳房头尾位、内外侧斜位）乳腺致密度 3 度，X 线摄影未能显示病灶。BI-RADS 3 类。G. MRI 轴位，T_1WI 未见明显肿块；H. MRI 轴位，STIR 未见明显肿块；I. MRI 轴位，DWI 示左乳内侧象限一类圆形高信号肿块，大小约 7mm×8mm，边界清晰；J. MRI 轴位，动态增强提示肿块持续强化；K. 时间-信号强度曲线图为单向型（Ⅰ型）或平台型（Ⅱ型）曲线。BI-RADS-MRI 4a 类

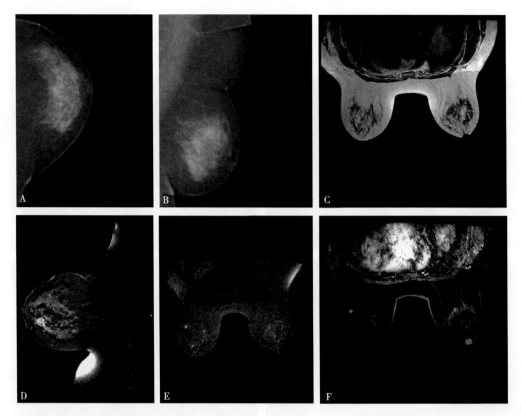

图 5-2-3 乳腺导管内乳头状瘤

女性，55 岁，体检发现左乳肿块，无明显触痛，无渐进性增大，无发热，无周围皮肤红肿，无乳头溢液，无乳头凹陷，无"橘皮征"。病理证实为乳腺导管内乳头状瘤。

A、B. （X 线摄影左侧乳房头尾位、内外侧斜位）乳腺致密度 2 度，由于病灶较小，X 线摄影未能显示病灶。BI- RADS 3 类；C. MRI 轴位，T_1WI 示左侧乳腺外下象限见一小类圆形肿块，呈稍低信号；D. MRI 矢状位，脂肪抑制 T_2WI 示肿块呈高信号，直径约 8mm，信号均匀，边界清晰，边缘未见分叶及毛刺改变；E. MRI 轴位，DWI 示肿块呈高信号；F. MRI 轴位，动态增强提示肿块明显强化。BI- RADS- US 4a 类

【影像特征性表现】

1. 超声　乳腺内局部扩张导管内可见乳头状或结节状低、中回声病灶，呈特征性的"蝌蚪征"。

2. X 线　可表现为非特异性肿块伴微小钙化；乳腺导管造影可显示扩张的乳腺导管突然中断，断端呈光滑杯口状改变，导管腔内见半圆形或类圆形充盈缺损。

3. MRI　肿块呈圆形或类圆形，边界清楚，T_1WI 多呈低或等信号，T_2WI 呈等或高信号；DWI 呈高信号，ADC 值较低；部分患者可见导管扩张；肿块呈早期明显均匀强化。

（薛　杨　梁海胜　王和贤）

参考文献

1. Aljarrah A，Malik KA，Jamil H，et al. Diagnostic dilemmas in Intraductal papillomas of the breast-Experi-

ence at Sultan Qaboos University Hospital in the Sultanate of Oman［J］. Pakistan Journal of Medical Sciences，2015，31（2）：431-434

2. 双萍，乔鹏岗，秦永超，等. 乳腺导管内乳头状瘤 MRI 表现及诊断价值［J］. 医学影像学杂志，2015，25（2）：258-261

3. Tarallo V，Canepari E，Bortolotto C. Intraductal papilloma of the breast：A case report［J］. J Ultrasound，2012，15（2）：99-101

4. Richter-Ehrenstein C，Tombokan F，Fallenberg EM，et al. Intraductal papillomas of the breast：diagnosis and management of 151 patients［J］. Breast，2011，20（6）：501-504

5. Kurz KD，Roy S，Saleh A，et al. MRI features of intraductal papilloma of the breast：sheep in wolf's clothing［J］. Acta Radiol，2011，52（3）：264-272

6. 高上达，何以牧，王艳，等. 彩色多普勒超声在乳腺导管内乳头状瘤诊断中的价值［J］. 中国超声医学杂志，2010，26（6）：517-519

7. 白人驹，张雪林. 医学影像诊断学［M］. 3 版. 北京：人民卫生出版社，2010：316-318

8. Ueng SH，Mezzetti T，Tavassoli FA. Papillary neoplasms of the breast：a review［J］. Arch Pathol Lab Med，2009，133（6）：893-907

9. 刘佩芳. 乳腺影像诊断手册［M］. 3 版. 北京：人民卫生出版社，2009：217-220

10. Birdwell R. Role of radiologic features in the management of papillary lesions of the breast［J］. Am J Roentgenol，2006，186（5）：1322-1327

11. Rovno HD，Siegelman ES，Reynolds C，et al. Solitary intraductal papilloma：findings at MR imaging and MR galactography［J］. American Journal of Roentgenology，1999，172（1）：151-155

12. 左文述. 现代乳腺肿瘤学［M］. 2 版. 济南：山东科学技术出版社，1995：542-546

第三节　乳房肌纤维母细胞瘤

乳房肌纤维母细胞瘤（myofibroblastoma）是一种来源于原始间叶组织，由肌纤维母细胞所组成的良性肿瘤。肌纤维母细胞兼具有纤维母细胞和平滑肌细胞的特征。肌纤维母细胞广泛见于人体正常组织及炎性、损伤和修复的组织中，也可见于肿瘤间质，但由肌纤维母细胞构成的真性肿瘤极为罕见，主要发生于老年男性，也可发生于绝经期妇女，部分病例可能与男性乳腺发育有关。

【临床表现】

常见于老年男性，临床上易误诊为男性乳腺增生症。多在发病 1~6 个月时出现症状，常有痛感，一般无外伤史，无乳头回缩。多可触及单发的孤立性结节，质硬，可活动，极似乳腺纤维腺瘤。

【病理表现】

手术大体标本可见肿块边界尚清、无包膜且对周围乳腺组织无浸润，切面灰白色，无坏死、出血及囊性变。

光镜下可见典型的肌纤维母细胞瘤内无乳腺导管及小叶结构，肿瘤边界清楚，压迫周围乳腺，可形成假包膜。肿瘤由弥漫排列或簇状分布的梭形细胞组成，其间夹有玻璃样变的胶原纤维间隔（图 5-3-1 A、B），偶见核分裂象。免疫组化：Desmine（＋），MSA（＋），vimentin（＋），Actin（＋），CD34（＋），S-100（－）。

【影像病理表现】

1. 超声　肿瘤呈实性低回声包块，无包膜，边界清楚，形态可不规则，内部回声不均，可见密集点状回声或者散在线状回声，后方衰减不明显。彩色多普勒超声显示肿块内可探及点状动脉血流信号（图 5-3-1 C）。

2. X 线　肿瘤呈边界清楚的实性肿块，形态可不规则，可呈分叶状，密度较均匀，常无微钙化（图 5-3-1 D、E）。

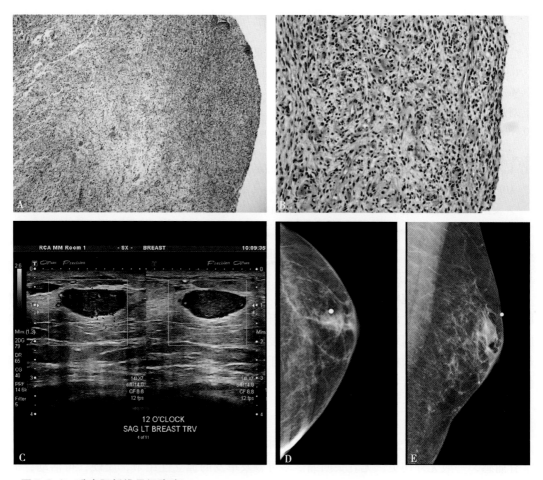

图 5-3-1　乳房肌纤维母细胞瘤

女性，79 岁，无意中发现左乳肿块，无明显触痛，无发热，无周围皮肤红肿，无乳头溢液，无乳头凹陷，无"橘皮征"。病理证实为乳房肌纤维母细胞瘤。

A、B.（HE 染色×40、×200）病理可见弥散排列的双极梭形细胞，其间夹有胶原纤维束。C. 彩色多普勒超声示左侧乳腺上区一椭圆形低回声肿块，大小约 30mm×20mm，边界清晰，内部可见血流信号。BI-RADS-US 3 类。D、E.（X 线摄影左侧乳房头尾位、内外侧斜位）左侧乳腺上区见一椭圆形较高密度肿块，形态规则，未见钙化。BI-RADS 4a 类

3. MRI　平扫，肿瘤呈边界清楚的实性肿块，形态可不规则，肿块 T_1WI 呈较低信号，T_2WI 及脂肪抑制 T_2WI 序列呈高信号，其内可见低信号分隔。肿块 DWI 呈高信号，ADC 值多较低。增强扫描，肿块早期明显强化，时间-信号强度曲线图呈平台型（Ⅱ型）曲线。

【影像特征性表现】

1. 超声　肿瘤呈低回声团块，内部回声不均匀，边界清楚，内部多见点状血流信号。
2. X 线　肿瘤呈边界清楚的致密肿块影，形态欠规则，常无微钙化。
3. MRI　肿瘤多为形态不规则、边界清楚的实性肿块，T_1WI 可呈较低信号，T_2WI 及脂肪抑制 T_2WI 序列呈高信号；DWI 呈高信号；早期可见明显强化；时间-信号强度曲线图为平台型（Ⅱ型）曲线。

（薛　杨　梁海胜　续晋铭）

参考文献

1. 王阳，王翔，王昕，等. 乳腺肌纤维母细胞瘤的临床诊治分析 [J]. 癌症进展，2015，13（3）：302-305
2. 李俊. 乳腺炎性肌纤维母细胞瘤 1 例 [J]. 实用放射学杂志，2013，29（11）：1898-1899
3. Coffin CM, Alaggio R. Fibroblastic and Myofibroblastic Tumors in Children and Adolescents [J]. Pediatric and Developmental Pathology, 2012, 15 (1 Suppl): 127-180
4. 赵巧玲，李芬，尹益民. 乳腺肌纤维母细胞瘤超声表现 1 例 [J]. 中国临床医学影像杂志，2009，20（12）：949
5. McMenamin ME, Fletcher CD. Mammary-type myofibroblastoma of soft tissue: A tumor closely related to spindle cell lipoma [J]. Am J Surg Pathol, 2001, 25 (8): 1022-1029

第四节　乳房平滑肌瘤

乳房平滑肌瘤（leiomyoma）是一种起源于平滑肌的良性肿瘤，可发生于身体任何部位，常见于子宫、小肠及食管等，发生于乳房者极为罕见，多来自乳头、乳晕区内的平滑肌组织或血管平滑肌。病例报道极少，肿瘤发生于乳晕区者男女均可出现，而发生于乳腺实质者则仅见于女性，且以中老年女性多见。

【临床表现】

患者可在乳房触及肿块，常有疼痛或不适感，也可无痛，质地中等硬度，形态规则，与周围组织界限清楚，无粘连，可活动。

【病理表现】

手术大体标本可见圆形或椭圆形的实性肿块，灰白色，表面光滑，质硬，切面呈旋涡样。肿瘤由交错排列的平滑肌束组成，常发生于乳头或乳晕区，周围常无乳腺实质成分。

光镜下可见肿瘤细胞呈梭形，交织排列成束状或簇状，肿瘤细胞核小呈卵圆形，胞质丰富呈嗜酸性，近肿瘤的导管上皮有明显增生，肿瘤细胞无异型性及核分裂象，无坏死（图5-4-1）。免疫组化：梭形细胞 Desmin（+），Actin（+），S-100蛋白（-）。

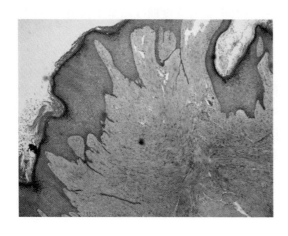

图5-4-1 乳房平滑肌瘤（HE染色×200）

女性，78岁，发现乳头肿块，形态规则，无明显触痛。病理证实为乳房平滑肌瘤。

病理可见肿瘤主要由交错排列的平滑肌束组成，瘤细胞呈梭形，核呈卵圆形，胞质丰富，细胞无异型性，无核分裂象

【影像病理表现】

1. 超声　肿块多呈圆形或椭圆形，边界清楚，呈等或低回声，回声均匀，后方回声增强或轻微衰减，也可无回声，不伴周边晕征。彩色多普勒超声显示肿块边缘常可见血流信号，也可无血流信号。

2. X线　可见椭圆形的等或高密度肿块，密度均匀，边界清楚，边缘偶有毛刺，无微钙化。位于乳头者可有乳头增大改变。

3. MRI　平扫，肿块呈椭圆形，边界清楚，在 T_1WI 及 T_2WI 均呈等或稍高信号，DWI呈高信号，ADC值较低。增强扫描，肿块呈现边缘渐进性强化，时间-信号强度曲线图为单向型曲线。

【影像特征性表现】

1. 超声肿块形态规则，边界清楚，等或低回声，内部回声均匀，可有血流信号。

2. X线　肿块形态规则、边界清楚，密度较高，无微钙化。

3. MRI　肿瘤多为形态规则、边界清楚的实性肿块，T_1WI 和 T_2WI 均可呈等或稍高信号，DWI呈高信号，ADC值较低；增强扫描呈渐进性延迟强化；时间-信号强度曲线图为单向型曲线。

（薛　杨　梁海胜　续晋铭）

参考文献

1. Cho HJ，Kim SH，Kang BJ，et al. Leiomyoma of the nipple diagnosed by MRI［J］. Acta Radiol Short Rep，2012，1（9）：arsr. 2012. 120025. Published online 2012 Oct 1

2. Minami S1，Matsuo S，Azuma T，et al. Parenchymal leiomyoma of the breast：a case report with special reference to magnetic resonance imaging findings and an update review of literature［J］. Breast Cancer，2011，18（3）：231-236

3. 王玥元，周庆云，石清芳. 乳腺平滑肌瘤1例［J］. 临床与实验病理学杂志，2011，27（8）：918

4. Son EJ, Oh KK, Kim EK, et al. Leiomyoma of the breast in a 50-year-old woman receiving tamoxifen [J]. Am J Roentgenol, 1998, 171 (6): 1684-1686

5. Velasco M, Ubeda B, Autonell F, et al. Leiomyoma of the male areola infiltrating the breast tissue [J]. AJR Am J Roentgenol, 1995, 164 (2): 511-512

6. Tsujioka K, Kashihara M, Imamura S. Cutaneous leiomyoma of the male nipple [J]. Dermatologica, 1985, 170 (2): 98-100

第五节　乳房脂肪瘤

乳房脂肪瘤（lipoma）是一种较为少见的乳房良性肿瘤，常发生于中年以上或绝经期后的妇女，是一种由成熟、无异型性的脂肪细胞构成的肿瘤。虽然脂肪组织在数量上是正常乳腺的一个主要组成部分，但脂肪瘤在乳房中较为少见。

【临床表现】

患者一般无明显症状，不引起疼痛，肿块较大者可引起双侧乳房不对称。乳房脂肪瘤可见于乳房的任意部位，但多发生在浅表皮下脂肪组织内，生长速度缓慢，常发生于单侧乳房。肿块触之柔软，边缘光滑，境界清楚，活动度良好。

【病理表现】

手术大体标本可见椭圆形实性团块，周围有一层致密包膜，质韧，切面呈灰黄色，其内可见少量灰白色条索物。

光镜下可见肿块由分化良好的脂肪组织构成，细胞核较大，胞质内充满丰富的脂滴，细胞周围可见少许纤维组织及小血管，有时脂肪及纤维组织可发生黏液样变性或透明样变性（图 5-5-1 A、B）。

【影像病理表现】

1. 超声　肿块多位于乳房浅层的皮下脂肪或深层的脂肪内，少部分位于腺体组织内，多呈圆形或椭圆形，边界清晰，包膜完整菲薄，内部呈均匀中至高回声（强度略低于腺体组织），回声也可不均匀，其内部可见多条线状高回声，后方回声多无衰减，具有可压缩性（图 5-5-1 C）。彩色多普勒超声显示瘤体周边及内部均无血流信号。

2. X 线　多表现为圆形、椭圆形或分叶状脂肪密度肿块影，可较周围脂肪组织密度稍高。位于腺体内的脂肪瘤密度低于腺体而高于皮下脂肪组织，是由于病变与腺体重叠所致。肿块边缘光滑锐利，周围有一层完整纤细的包膜，在透亮的肿块影内有时可见纤细的纤维分隔，常可合并钙化。肿瘤较大时可压迫推移周围正常乳腺组织。

3. MRI　平扫，表现为边界清楚的圆形或分叶状肿块，T_1WI 和 T_2WI 均呈高信号，在脂肪抑制序列上呈低信号，与正常脂肪组织信号一致，其内无正常的乳腺腺体组织结构，可有低信号纤维条索，有时肿瘤周围可见低信号包膜。增强扫描，脂肪瘤无强化。

【影像特征性表现】

1. 超声　肿块多位于皮下脂肪层内，有完整的包膜，内部呈均匀或不均匀中至高回声，后方回声多无衰减，彩色多普勒超声显示瘤内无血流信号。

2. X线　肿块呈脂肪密度，周围有完整菲薄而致密的包膜，透亮肿块影内有时可见纤细致密的纤维分隔。

3. MRI　T_1WI 和 T_2WI 均呈高信号，在脂肪抑制序列上呈低信号，与正常脂肪组织信号一致，增强扫描肿块无强化。

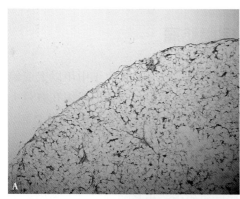
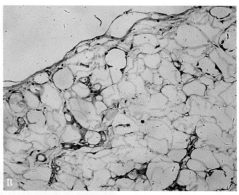
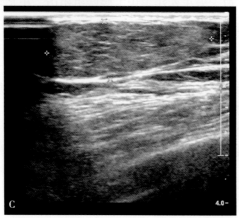

图 5-5-1　乳房脂肪瘤

女性，42岁，体检发现左乳肿块，质软，边界清楚，活动度好，无明显触痛，无发热，无周围皮肤红肿，无乳头溢液，无乳头凹陷，无"橘皮征"。病理证实为乳房脂肪瘤。

A、B.（HE染色×40、×200）病理可见肿瘤主要由成熟的脂肪组织构成，包膜完整。C. 二维超声提示左侧乳腺外上象限脂肪层内可见一椭圆形中等回声肿块，大小约36mm×12mm，边界清晰，包膜完整

（薛　杨　梁海胜　赵江民）

参考文献

1. 刘国红. 浅谈乳腺脂肪瘤的X线和超声特性及鉴别诊断［J］. 中国现代药物应用，2015，9（10）：65-66

2. Ramírez-Montaño L, Vargas-Tellez E, Dajer-Fadel WL, et al. Giant Lipoma of the Breast［J］. Arch Plast Surg, 2013, 40（3）：244-246

3. Jorwekar GJ, Bavisk PK, Sathe PM, et al. Giant Chondroid Lipoma of Breast［J］. Indian J Surg, 2012, 74（4）：342-343

4. 白人驹，张雪林. 医学影像诊断学［M］. 3 版. 北京：人民卫生出版社，2010：318-319

5. 刘佩芳. 乳腺影像诊断手册［M］. 3 版. 北京：人民卫生出版社，2009：320-322

6. Lanng C，Eriksen BJ. Lipoma of the breast：a diagnostic dilemma［J］. Breast，2004，13（5）：408-411

7. 左文述. 现代乳腺肿瘤学［M］. 2 版. 济南：山东科学技术出版社，1995：542-546

第六节　乳房颗粒细胞瘤

乳房颗粒细胞瘤（granular cell tumor）起源于神经鞘的施万细胞，是一种少见的软组织良性肿瘤，多发生于皮下、皮肤内及黏膜下，可发生于身体任何部位，极少见于乳房，平均发病年龄约 53.5 岁，多见于绝经前女性，罕见于男性及儿童。

【临床表现】

多因发现乳房无痛性肿块就诊，乳房任何象限均可发生，以内上象限好发，常单发，表面不光滑，质硬，可活动。表浅的肿瘤可以导致皮肤皱缩或溃疡，甚至乳头内陷，而位于乳房深部的肿瘤可累及胸壁筋膜，形成类似于恶性肿瘤表现。

【病理表现】

手术大体标本肿块剖面与乳腺癌非常相似，无明显边界，质地较硬，切面呈灰白色，一般无明显坏死组织。

光镜下可见细胞呈片状、巢状、条索状排列，可浸润性长入周围玻璃样变的纤维间质中，肿瘤细胞大且均匀一致，细胞质非常丰富，呈细颗粒状，嗜酸性，细胞核较小，圆形或卵圆形，核深染，核仁不明显，核分裂象少见（图 5-6-1 A）。免疫组化：S-100 蛋白强阳性（图 5-6-1 B）、NSE、Vimentin 阳性，细胞角蛋白（CK）、上皮膜抗原（EMA）、ER、PR 等阴性。

【影像病理表现】

乳房颗粒细胞瘤在影像表现上与乳腺癌亦非常相似，其病理基础为肿瘤向周围浸润性生长，瘤巢周围纤维结缔组织增生，新生血管也增多，因此在影像学上常表现为毛刺状边缘。

1. 超声　乳房颗粒细胞瘤多表现为边缘模糊的低回声肿块，后方可见声影，部分病灶周围可见高回声晕（图 5-6-1 C）。彩色多普勒超声显示肿块血流丰富。

2. X 线　乳房颗粒细胞瘤多表现为边缘模糊或者具有毛刺的等密度肿块，呈星芒状，钙化罕见（图 5-6-1 D、E）。

3. MRI　平扫，肿块形态不规则，T_1WI 表现为等信号，边缘可见毛刺，脂肪抑制 T_2WI 序列呈稍高信号。增强扫描，多表现为明显均匀强化，时间–信号强度曲线图多呈单向型曲线，也可为平台型曲线。

【影像特征性表现】

1. 超声　肿块多位于皮下，呈边缘模糊的低回声，后方可见声影，部分病灶周围可见高回声晕，彩色多普勒显示肿块血流丰富。

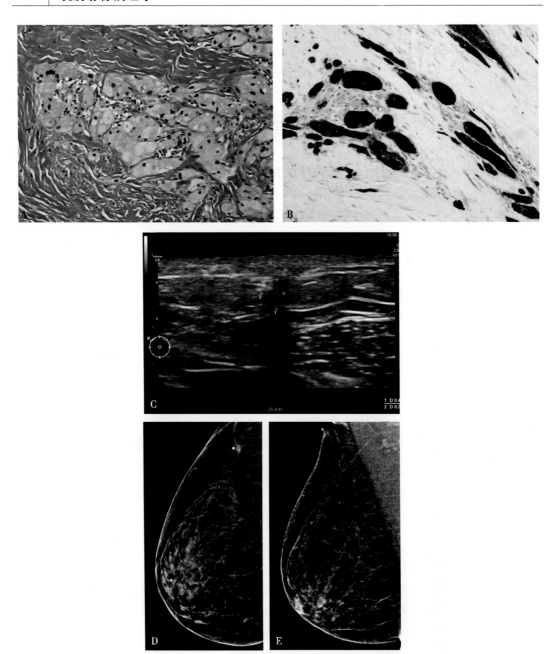

图 5-6-1　乳房颗粒细胞瘤

女性，60岁，右乳外上象限触及皮下肿块，无明显触痛，无发热，无周围皮肤红肿，无乳头溢液，无乳头凹陷，无"橘皮征"。病理证实为乳房颗粒细胞瘤。

A.（HE 染色×200）病理可见肿瘤细胞呈巢状排列，长入玻璃样变的纤维间质中，细胞均匀一致，细胞质丰富，嗜酸性，细颗粒状，细胞核小，圆形或卵圆形，核深染，核仁不明显，核分裂象少见；B.（免疫组化 S-100×100）S-100 蛋白呈阳性。C. 二维超声显示右乳外上象限皮下可见一类圆形低回声肿块，直径约6mm，边缘模糊，后方可见声影。D、E.（X线摄影右侧乳房头尾位、内外侧斜位）右乳外上象限皮下可见一类圆形高密度肿块，形态规则，边缘可见少许毛刺，未见钙化。BI-RADS 4a 类

2. X线　肿块呈星芒状致密影，其内无恶性钙化征象。

3. MRI　乳房内近皮下的富血供肿块，边缘可见毛刺，动态增强后的时间-信号强度曲线图多呈单向型曲线。

（薛　杨　梁海胜　赵江民）

参考文献

1. Hammas N，El FH，Jayi S，et al. Granular cell tumor of the breast：a case repor ［J］. Journal of Medical Case Reports，2014，8（1）：1-4

2. Papalas JA，Wylie JD，Dash RC. Recurrence risk and margin status in granular cell tumors of the breast：a clinicopathologic study of l3 patients ［J］. Arch Pathol Lab Med，2011，135（7）：890-895

3. 方铣华，张谷，程晔. 颗粒细胞瘤 15 例临床病理分析 ［J］. 临床与实验病理学杂志，2006，22（4）：417-420

4. Adeniran A，Mc AAH，Robinson Smith TM. Granular cell tumor of the breast：a series of 17 cases and review of the literature ［J］. Breast Journal，2004，10（6）：528-531

5. 左文述. 现代乳腺肿瘤学 ［M］. 2 版. 济南：山东科学技术出版社，1995：542-546

第七节　乳房血管瘤

乳房血管瘤（hemangioma）是一种由成熟血管构成的良性肿瘤或畸形，它起源于残余的胚胎成血管细胞，活跃的内皮样胚芽向邻近组织侵入，形成内皮样条索，经管化后与遗留下的血管相连而形成。好发于皮肤、口腔黏膜及面、颈、四肢皮下组织，发生于乳房者较罕见，多为先天性，男性和女性均可发生，任何年龄均可发病，文献报道年龄谱在 18 个月至 82 岁。

【临床表现】

乳房血管瘤多位于表浅的皮下软组织，也可位于深部，可发生于乳房任何象限，较小者不易察觉，肿块生长缓慢，长到一定大小方可触及。临床上多表现为表面光滑、质软的肿块，触之有囊样感，可活动，无压痛，位于皮下者多可引起皮肤色泽改变。

【病理分型及表现】

发生于乳房组织中的血管源性肿瘤，良性血管瘤的发病率要远低于血管肉瘤。

1. 海绵状血管瘤　可发生于乳房皮下或深层组织内，典型者为暗红色或棕色、境界清晰的肿块，质软，海绵状，切面暗红色，有大小不等相互吻合的腔隙，腔内充满血液。光镜下见瘤组织由大小不等充血扩张的血窦构成，腔壁无平滑肌，仅由一层内皮细胞构成，腔内可见较多红细胞，腔隙间有纤维间隔（图 5-7-1 A、B）。

2. 毛细血管型血管瘤　常发生于乳房真皮内，可呈结节状隆起于表面，质软，大小不一。切面暗红色，有血液渗出。光镜下见大量纤维组织将排列方向不一的毛细血管分隔成大小一致的小叶，叶内毛细血管腔内含有红细胞。

3. 静脉型血管瘤　瘤内可见具有完整平滑肌壁的不同程度扩张静脉腔。

4. 幼稚型血管瘤　肿瘤由未成熟毛细血管构成。

【影像病理表现】

1. 超声　圆形或不规则形的低回声团块，边界清晰，壁薄，可见多发分隔，部分无回声区可见细密点状回声缓慢移动。彩色多普勒超声常可见丰富的血流信号（图 5-7-1C、D），探头加压后可见血流信号增多。

2. X 线　肿块为圆形或分叶状，呈等或高密度，部分可伴有静脉石或点状钙化。肿块边界清楚，周围多不与皮肤产生粘连，但肿块位于皮下者，可因发生结缔组织增生反应而出现粘连。X 线表现与其他乳房良性肿瘤难以鉴别，临床上乳房局部皮肤有色泽改变者，可帮助诊断为血管瘤（图 5-7-2A、B）。

3. MRI　平扫，圆形或分叶状肿块，边界清楚，T_1WI 呈等或低信号、T_2WI 明显高信号；增强扫描，早期明显均匀强化，时间- 信号强度曲线图为平台型曲线（图 5-7-2C～G）。

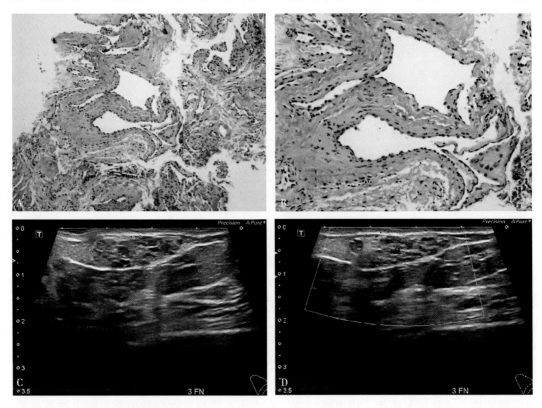

图 5-7-1　乳房海绵状血管瘤

女，76 岁，无意中触及右乳肿块，无明显触痛，无发热，无周围皮肤红肿，无乳头溢液，无乳头凹陷，无"橘皮征"。病理证实为乳房海绵状血管瘤。

A、B.（HE 染色×100、×200）病理可见相互吻合，大小不一的腔隙，腔壁衬有内皮细胞层，腔内可见血液，腔隙间有纤维结缔组织分隔。C. 二维超声显示右乳皮下可见一低回声肿块，大小约 20mm×6mm，壁厚薄均匀；D. 彩色多普勒超声可见血流信号。BI- RADS- US 2 类

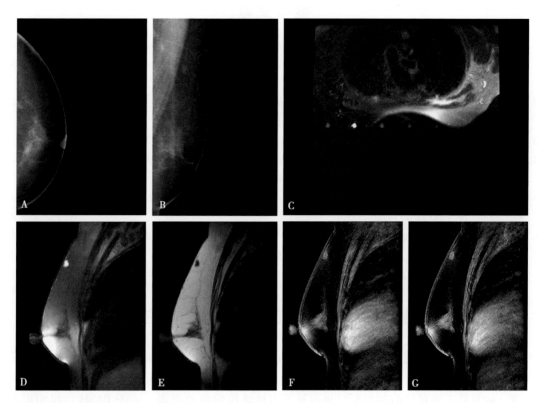

图 5-7-2　乳房海绵状血管瘤

女，73岁，体检发现左乳肿块，无明显触痛。病理证实为乳房海绵状血管瘤。

A、B.（X线摄影左侧乳房头尾位、内外侧斜位）左侧乳腺外上象限见一小类圆形较高密度肿块，大小约 4mm×6mm，形态规则，边缘未见毛刺及分叶，未见钙化。BI-RADS 3 类。C. MRI 轴位，STIR 示左侧乳腺上部见一小类圆形肿块，呈均匀高信号，边界清晰，边缘未见毛刺及分叶；D. MRI 矢状位，T_2WI 示肿块呈高信号；E. MRI 矢状位，T_1WI 示肿块呈低信号；F、G. MRI 矢状位，动态增强显示肿块强化明显，呈持续性强化。BI-RADS-MRI 2 类

【影像特征性表现】

1. 超声　边界清晰，形态不规则的低回声团块，内部可见分隔；彩色多普勒超声可见丰富的血流信号，探头加压后可见血流信号增多。

2. X线　诊断价值有限，可见圆形或分叶状的等或高密度肿块，结合临床上局部皮肤色泽改变或静脉石可帮助诊断为血管瘤，否则需要 MRI 进一步检查。

3. MRI　圆形或分叶状肿块，T_2WI 呈明显高信号，早期即有明显均匀强化，时间-信号强度曲线图为平台型曲线。

（吴金亮　梁海胜　赵江民）

参 考 文 献

1. Yang LH, Ma S, Li QC, et al. A Suspicious Breast Lesion Detected by Dynamic Contrast-Enhanced MRI and Pathologically Confirmed as Capillary Hemangioma: a Case Report and Literature Review [J]. Korean J Radiol, 2013, 14 (6): 869-873

2. Ameen R, Mandalia U, Marr A, et al. Breast Hemangioma: MR Appearance with Histopathological Correlation [J]. Journal of Clinical Imaging Science, 2012, 2 (1): 53

3. 刘佩芳. 乳腺影像诊断手册 [M]. 3 版. 北京: 人民卫生出版社, 2009: 335

4. Mesurolle B, Sygal V, Lalonde L, et al. Sonographic and mammographic appearances of breast haemangiomas [J]. American Journal of Roentgenology, 2008, 191 (1): 17-22

5. Kim SM, Kim HH, Shin HJ, et al. Cavernous haemangiomas of the breast [J]. British Journal of Radiology, 2006, 79 (947): 177-180

6. 李宇, 唐静. 乳腺血管瘤 1 例的超声表现 [J]. 中国临床医学影像杂志, 2006, 17 (3): 139

7. Lesueur GC, Brown RW, Bhathal PS. Incidence of perilobular hemangioma in the female breast [J]. Arch Pathol Lab Med, 1983, 107 (6): 308-310

第八节　乳房假血管瘤样间质增生

乳房假血管瘤样间质增生（pseudoangiomatous stroma hyperplasia，PASH）是一种乳房间质肌纤维母细胞增生形成的良性病变，最早由 Vuitch 等于 1986 年报道。各年龄段均可发病，较常见于绝经期前的妇女，也可见于男性乳腺发育的患者。由于 PASH 在组织形态学上形成类似血管样结构而得名，其并非真正的血管增生，且该病不属于癌前病变，不发生恶变，故放在本章节进行阐述。乳房良恶性肿瘤常伴随 PASH 发生，但由于其肿块不明显而易被忽视。发病原因也可能与雌激素作用有关。

【临床表现】

临床上少部分患者表现为可被触及的活动性包块，边界清楚，质硬，易被误诊为乳腺纤维腺瘤，较常见于一侧乳房，可单发，也可呈多灶性；另一部分患者表现为弥漫性增生改变，并不形成边界清楚的肿块。

【病理表现】

手术大体标本常显示肿块形态规则，边界清楚，无包膜，质硬，切面呈灰白或灰黄色，一般无出血和坏死。

光镜下，特征性表现为乳房间质内出现大量裂隙样的假血管腔隙，内衬梭形细胞，缺乏内皮细胞，细胞无明显异型性及核分裂象，假血管腔隙内无红细胞。相互吻合的裂隙样空腔分布于含胶原纤维的小叶及导管间质内，相互交错的间质内的胶原纤维可发生透明变性。病变可分布在小叶间与小叶内，常围绕小叶呈同心圆样排列，把正常乳腺组织或脂肪组织向周围推挤，正常乳腺结构无破坏，无坏死和脂肪浸润（图 5-8-1A、B）。免疫组化：梭形细胞为肌纤维母细胞，故 vimentin、CD34 和 actin 阳性，而血管内皮细胞标记染色 CD31 阴性，提示为肌纤维母细胞存在；ER 表达为弱阳性，提示该病可能与雌激素因素有关。乳房假血管瘤样间质增生形成的实性肿块需与低级别血管肉瘤相鉴别，因为两者的临床治疗方法与预后完全不同。

【影像病理表现】

1. 超声　多为实性低回声肿块，可表现局部回声不均匀，边界清楚，有完整或不完整包膜，也可表现为复合性囊性肿块。彩色多普勒超声显示肿块无明显血流信号（图 5-8-1C、D）。

2. X 线　圆形或椭圆形肿块，多无钙化，边缘清楚或部分边缘清楚，密度较高、中等或偏低，病灶与腺体密度相近时可表现为不对称致密影，可伴有粗糙、斑点状或不定形的钙化（图 5-8-1E、F）。

3. MRI　平扫，患侧乳房可较对侧增大，T_1WI 呈等信号，与肌肉组织信号相似，T_2WI 呈不均匀高信号，STIR 序列上呈明显腔隙样高信号，因其含有丰富变性透明胶原。DWI 呈等或稍低信号，ADC 值 > $0.0012mm^2/s$。增强扫描，为弥漫性不均匀强化，时间-信号强度曲线图早期呈快速上升，后期呈持续平台型或缓慢上升曲线，与良性病变强化方式一致。

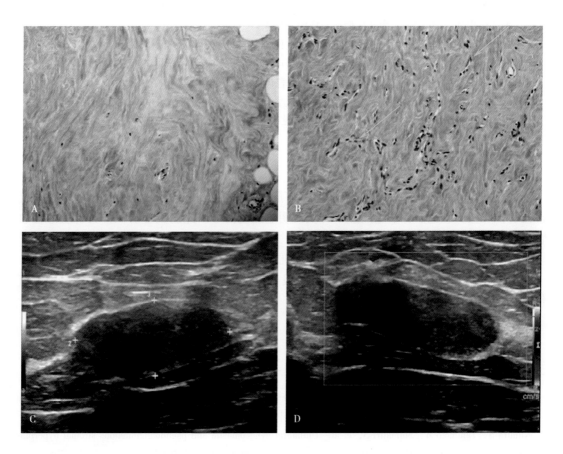

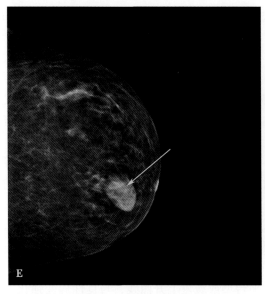
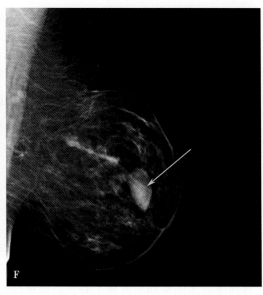

图 5-8-1 乳房假血管样间质增生

女性，35岁，体检发现左乳肿块，无明显触痛，无发热，无周围皮肤红肿，无乳头溢液，无乳头凹陷，无"橘皮征"。病理证实为乳房假血管样间质增生。

A.（HE染色×100）病理可见正常的乳房间质结构；B.（HE染色×200）乳房间质内可见增生的肌纤维母细胞，形成微血管腔样结构。C. 二维超声显示左乳内上见一椭圆形低回声肿块，大小约27mm×13mm，边界清晰，包膜完整；D. 彩色多普勒超声未见明显血流信号。BI-RADS-US 3类。

E、F.（X线摄影左乳内外侧斜位、头尾位）左乳乳晕后内上象限前区可见一椭圆形较高密度肿块，形态规则，边界清晰，边缘未见毛刺及分叶，未见钙化。BI-RADS 2类

【影像特征性表现】

1. 超声　二维超声常表现为实性低回声肿块，边界清楚，可见包膜，也可表现为复合性囊性肿块；彩色多普勒超声显示肿块无明显血流信号。此病变常易误诊为低度恶性血管肉瘤、腺纤维瘤和叶状囊肉瘤。

2. X线　常表现为无钙化的圆形或椭圆形肿块，边缘清楚。

3. MRI　STIR序列上腔隙样高信号的报道只见于乳房假血管瘤样间质增生，因此可作为乳房假血管瘤样间质增生的特异性征象。

（吴金亮　梁海胜　赵江民）

参考文献

1. Mai C, Rombaut B, Hertveldt K, et al. Diffuse pseudoangiomatous stromal hyperplasia of the breast: a case report and a review of the radiological characteristics [J]. JBR-BTR, 2014, 97 (2): 81-83

2. Kimura S, Tanimoto A, Shimajiri S, et al. Unilateral gynecomastia and pseudoangiomatous stromal hyperplasia in neurofibromatosis: Case report and review of the literature [J]. Pathol Res Pract, 2012, 208 (5): 318-322

3. Solomou E, Kraniotis P, Patriarcheas G. A case of a giant pseudoangiomatous stromal hyperplasia of the

breast：magnetic resonance imaging findings［J］. Rare Tumors，2012，4（2）：23-26

4. Ryu EM，Whang IY，Chang ED. Rapidly growing bilateral pseudoangiomatous stromal hyperplasia ofthe breast［J］. Korean J Radiol，2010，11（3）：355-358

5. Jaunoo SS，Thrush S，Dunn P. Pseudoangiomatous stromal hyperplasia（PASH）：a brief review［J］. Int J Surg，2011，9（1）：20-22

6. AbdullGaffar B. Pseudoangiomatous stromal hyperplasia of the breast［J］. Arch Pathol Lab Med，2009，133（8）：1335-1338

7. 刘佩芳. 乳腺影像诊断手册［M］. 3 版. 北京：人民卫生出版社，2009：332-334

8. Vuitch MF，Rosen PP，Erlandson RA. Pseudoangiomatous hyperplasia of mammary stroma［J］. Hum Pathol，1986，17（2）：185-191

第九节　乳腺管状腺瘤

乳腺管状腺瘤（tubular adenoma）是罕见的乳腺上皮肿瘤，近年发病率呈上升趋势，主要发生于年轻女性，以妊娠或哺乳期女性常见，该肿瘤可生长较快，可单发、多发，与乳腺纤维腺瘤难以鉴别。乳腺管状腺瘤内部可见致密增生的小腺管样结构，腺管具有典型的上皮细胞和肌上皮细胞层。

【临床表现】

患者常以乳房触及无痛性肿块就诊。肿块质地较硬，表面光滑，活动度良好，且不随月经周期变化。

【病理表现】

手术大体标本可见肿块多为圆形、卵圆形或不规则形，管状腺瘤一般质地较硬，界限清楚，切面均匀一致，淡黄色，细颗粒状，无放射状纹理。极少数肿块内可见巨大囊腔，腔内可见壁结节（图 5-9-1A）。

显微镜下乳腺管状腺瘤表现为均匀一致的小腺管密集排列，内衬单层上皮细胞和稀疏的肌上皮细胞，间质稀少为其特征。腺管腔较小，常为空腔，有时腔内可含有嗜酸性蛋白性物质（图 5-9-1B~F）。

【影像病理表现】

1. 超声　肿块多呈卵圆形，边界清楚，边缘可有分叶，内部回声不均匀，可见网格状或条索状强回声，病灶边缘可见细小"分支状"结构与周边腺体导管相延续，肿瘤血管丰富，可见较粗的穿支血管束。彩色多普勒超声显示丰富血流信号。极少数肿块可呈大囊小结节改变，囊液呈低回声（图 5-9-1G、H）。

2. X 线　肿块多呈圆形或卵圆形较高密度影，边界清楚，边缘可见分叶，内部可见斑点状或不规则的微小钙化。

3. MRI　平扫，肿瘤多表现为边界清楚、形态欠规则的实性肿块，T_1WI 呈等或稍低信号，脂肪抑制 T_2WI 呈高、等或稍低信号；ADC 值 >0.0012mm^2/s，DWI 信号较低。增强扫描，肿块呈明显强化，肿瘤周围有时可见粗大供血动脉；时间-信号强度曲线图为单向型或平台型曲线。极少数肿块可呈大囊小结节改变，囊液在 T_1WI、T_2WI 及脂肪抑制 T_2WI 均可表现为高信号，增强扫描可见囊壁及壁结节强化（图 5-9-1I ~ N）。

【影像特征性表现】

1. 超声　肿块边界清楚，边缘可有分叶，内部回声不均匀，可见网格状或条索状强回声，病灶边缘可见细小"分支状"结构与周边腺体导管向延续，彩色多普勒超声可显示较丰富血流信号。

2. X 线　肿块多呈圆形或卵圆形较高密度影，边界清楚，边缘可有分叶，内部可伴有斑点状或不规则的微小钙化。

3. MRI　多表现为边界清楚、形态欠规则的肿块，T_1WI 呈等或稍低信号，脂肪抑制 T_2WI 呈高、等或稍低信号；ADC 值 > 0.0012mm^2/s；增强扫描肿瘤周围可见粗大供血动脉；时间-信号强度曲线图为单向型或平台型曲线。

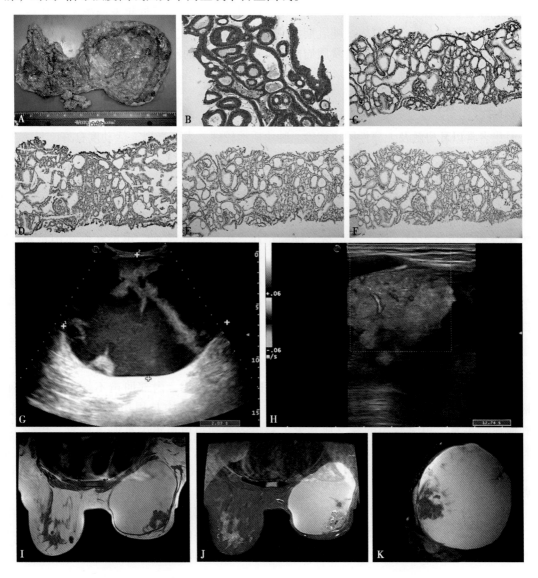

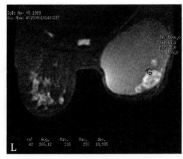
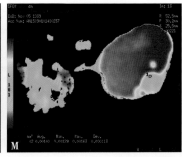
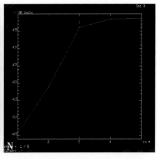

图5-9-1 乳腺管状腺瘤

女性，46岁，1年前无意间发现右侧乳房肿块，约乒乓球大小，无明显触痛，无发热，无周围皮肤红肿，无乳头溢液，无乳头凹陷。未重视，未予以特殊诊治，近期自觉肿块逐渐增大，占据整个右乳。病理证实为乳腺管状腺瘤伴嗜酸性化生及囊性变。

体格检查：右乳肿块占据整个乳房，约150mm×130mm大小，无明显触痛，表面皮肤无明显红肿、无波动感，无乳头溢液，无乳头凹陷，两侧腋窝未及明显肿块。患者予以术后治疗。术中所见：肿块占据全乳房，囊壁厚3mm，囊内见一肿物，大小45mm×30mm×20mm，切面呈灰黄色，质地中等，囊腔内含有1200ml暗褐色液体，伴有坏死豆渣样物质，正常乳腺组织被压迫剩10%。
A. 手术大体标本可见肿块呈囊实性，囊壁厚薄不均匀，可见一不规则壁结节，肿块边缘光整，切面呈灰黄色。B. （HE染色×200）病理示肿块内可见密集排列的小腺管，内衬单层上皮细胞和稀疏的肌上皮细胞；C. （免疫组化calponin×100）calponin阳性；D. （免疫组化E-cadherin×100）E-cadherin阳性；E. （免疫组化ki67×100）ki67阳性，3%；F. （免疫组化p63×100）p63阳性。
G. 二维超声显示右侧乳腺内巨大囊性为主混合性肿块，内部回声不均匀，边缘清晰；H. 彩色多普勒超声显示肿瘤壁结节内可见较丰富的血流信号。BI-RADS-US 4b类。I. MRI轴位，T_1WI示右侧乳腺内巨大囊实性占位，以囊性成分为主，大小约145mm×126mm×136mm，囊壁及壁结节呈稍低信号；J. MRI轴位，STIR示肿瘤囊壁及壁结节呈稍高信号，囊液呈高信号，边界清晰；K. MRI矢状位，脂肪抑制T_2WI示肿瘤囊壁及壁结节呈等信号，囊液呈高信号，边界清晰；L. MRI轴位，DWI示肿瘤内壁结节呈高信号；M. MRI轴位，肿块的ADC值为0.00140mm²/s；N. 时间-信号强度曲线图为平台型曲线。BI-RADS-MRI 4b类

（吴金亮　梁海胜　赵江民）

参考文献

1. Zhu D, Qian HS, Han HX, et al. An Unusual Magnetic Resonance Imaging of a Giant Cystic Volume of Tubular Adenoma of the Breast [J]. Breast J. 2016 Nov 20. doi：10. 1111/tbj. 12722

2. 王云，陈登庭. 乳腺管状腺瘤及腺样囊性癌临床分析 [J]. 中国实用医刊，2014，41（4）：38-40

3. Salemis NS, Gemenetzis G, Karagkiouzis G, et al. Tubular adenoma of the breast：a rare presentation and review of the literature [J]. Journal of clinical medicine research，2012，4（1）：64-67

4. Goto M, Yuen S, Nishimura T. MR imaging of tubular adenoma of breast associated with lactating change [J]. The breast journal，2009，15（5）：536-537

5. 叶海军，史凤毅. 39例乳腺腺管状肿瘤临床分析 [J]. 辽宁医学院学报，2009，30（4）：314-315

6. 杨帆，谢一芝，艾美凤. 乳腺管状腺瘤超声表现1例 [J]. 中国超声医学杂志，2006，22（12）：946

7. Soo MS, Dash N, Bentley R, et al. Tubular adenomas of the breast：imaging findings with histologic correla-

tion ［J］. American journal of roentgenology, 2000, 174（3）: 757-761

8. Hansen CP, Fahrenkrugh L, Hastrup N. Tubularadenoma of the breast in a pregnant girl: report on a case ［J］. Eur J Pediatr Surg, 1991, 1（6）: 364-365

9. O'Hara MF, Page DL. Adenomas of the breastand ectopic breast under lactational in uences ［J］. Hum Pathol, 1985, 16（16）: 707-712

10. Moross T, Lang AP, Mahoney L. Tubular adenoma of breast ［J］. Arch Pathol Lab Med, 1983, 107（2）: 84-86

11. Bhargava S, Sant M, Arora MM. Tubular and Lactating adenomas of breast ［J］. Indian J Pathol Microbiol, 1981, 24（24）: 221-227

第六章 乳 腺 癌

乳腺癌是起源于乳腺导管上皮及小叶腺上皮组织的恶性肿瘤。99%以上发生在女性，男性不到1%（详见第八章）。浸润性乳腺癌的发生和发展往往要经历一个较长的演变过程。在形成浸润性癌瘤灶之前，组织局部微环境内即已出现成分和形态的细微改变，随着这种改变的逐步积累，最终可发展成具有明显恶性肿瘤特征表现的癌瘤浸润灶。这种在浸润性癌瘤发生之前的局部组织形态轻微异常改变，其病理变化征象不足以做出恶性肿瘤的诊断，病理学上称为"癌前病变"。乳腺组织的癌前病变有时通过影像学检查可以发现其形态异常改变，虽然这些改变不一定具有特异性，但可对高危人群乳腺癌早期或癌前病变的筛查提供较客观的影像学依据，也为临床加强对随诊患者的监控提供有效方法。

2012年世界卫生组织（WHO）乳腺肿瘤分类中，关于乳腺癌前病变的阐述，包括以下几点。

1. 导管原位癌（ductal carcinoma *in situ*，DCIS）

2. 小叶内瘤变（lobular neoplasia，LN）

（1）小叶原位癌（lobular carcinoma *in situ*，LCIS）

1）典型性小叶原位癌（classic lobular carcinoma *in situ*，CLCIS）

2）多形性小叶原位癌（pleomorphic lobular carcinoma *in situ*，PLCIS）

（2）不典型小叶增生（atypical lobular hyperplasia，ALH）

乳腺不典型小叶增生和原位癌统称为小叶上皮内瘤变（lobular intraepithelial neoplasia，LIN）。是为了与宫颈上皮内瘤变（cervical intraepithelial neoplasia，CIN）或前列腺上皮内瘤变（prostatic intraepithelial neoplasia，PIN）相一致。导管上皮内瘤变（ductal intraepithelial neoplasia，DIN）则不再推荐使用，其中不典型导管增生（atypical ductal hyperplasia，ADH）分在导管内增生性病变（intraductal proliferative lesions，IPL）中，不归为癌前病变，此种分法也存在争议。

乳腺的原位癌和不典型增生等癌前病变都被列为非浸润性病变，都有发展为浸润癌的可能性，但两者有差别，临床处理也不尽相同。有时在临床上导管上皮不典型增生与小病灶低级别导管原位癌的鉴别诊断非常困难，但有时不同病理医师诊断也可存在明显主观上的差异。对于影像诊断而言，在没有病理诊断的情况下区分这两种改变几乎是不可能的，但有些征象可以提示其可能性。本章前二节收集了一些病理证实的乳腺导管和小叶癌前病变典型病例，对较常见的影像表现进行阐述，并分析其病理基础，希望为今后的临床诊断与科学研究提供帮助和参考。

第一节　乳腺导管癌前病变

乳腺不典型导管增生（ADH），虽然 2012 年 WHO 分类将其归为导管内增生性病变（IPL），但也存在异议。由于 ADH 与小病灶的低级别导管原位癌（DCIS）表现相似，两者仅有受累范围的差异，且 ADH 常为浸润性导管癌或硬化性腺病等疾病的伴发表现，鉴别诊断上存在一定的困难。因此，我们仍将 ADH、DCIS 以及两者之间的鉴别诊断放在本节一并介绍。

一、乳腺不典型导管增生

乳腺不典型导管增生（ADH）是一种以增生细胞形态较一致且分布较均匀为增生特征的导管内肿瘤性病变，也有学者认为其具有中等程度进展为浸润性导管癌的风险。

【临床表现】

乳腺导管上皮不典型增生在临床上常无乳房肿块发现。多在 X 线检查后发现细沙砾样钙化怀疑乳腺癌而行手术治疗，术后病理证实为导管上皮不典型增生。有研究发现在乳房 X 线检查广泛应用于临床之前，仅凭触诊发现的肿块，在行穿刺活检的病理诊断病例中，发现 ADH 的不足 5%。

【病理表现】

根据 WHO 分类，不典型导管增生为病名，而对其病理改变，我们表述为导管上皮不典型增生。有研究提示 ADH 患者发展为浸润性导管癌的概率（RR）是常人的 4～5 倍。

在病理检查上不典型增生导管上皮细胞局限于导管内，细胞形态与低级别导管原位癌细胞相似，但其累及的范围不同。目前普遍认为病变累及范围 <2mm 的诊断为不典型导管增生，如病变≥2mm 则可诊断为导管原位癌（图 6-1-1A、B）。

目前鉴别 ADH 和低级别 DCIS 的量化指标包括：①Page 提出 ADH 标准为病灶仅局限于 2 个导管；②而 Tavassoli 提出 ADH 诊断标准为病灶累及的范围局限在 2mm 诊断以内。研究发生在 ADH 和低级别 DCIS 的鉴别中，有标准的诊断比无标准的诊断可重复性要高。但对标准的实际使用和解释仍存有争议。WHO 专家组也期待研究发现新的标记物，可明确诊断。

导管上皮不典型增生可致局部导管变窄，甚至向导管腔内突起形成结节或肿块，可引起分泌端导管扩张。

【影像病理表现】

1. 超声　乳腺 ADH 在超声上无特异性表现，部分可与乳腺增生表现类似，部分可表现为导管扩张。

2. X 线　ADH 也无特征 X 线表现，部分病例可见细沙砾样钙化，多数 ADH 隐藏于伴发病变中（图 6-1-1C、D）。

3. MRI　可与导管内增生性病变类似，导管的增生组织在 T_1WI 上表现为低或中等信号，与正常乳腺组织信号相似；T_2WI 呈等信号，如病变内有导管扩张，则可见高信号；DWI 上一般没有明显高信号，ADC 值常在正常范围；动态增强扫描，多表现为弥漫或片状的轻至中度渐进性强化，随时间的延长强化程度和强化范围逐渐增高和扩大，时间-信号强度曲线多为单向型。

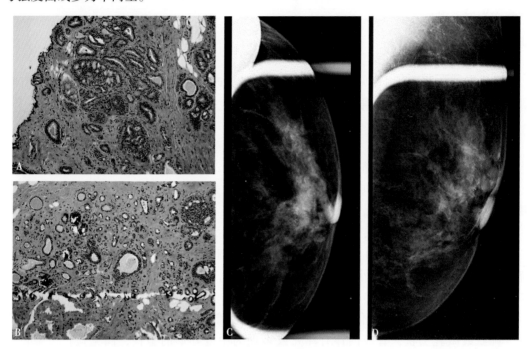

图 6-1-1　乳腺硬化性腺病伴局部不典型导管增生及钙化

女性，57 岁，乳腺 X 线摄影筛查：密度评分 3。左乳致密区可见微小钙化，未见肿块或结构扭曲。穿刺及局部切除后病理诊断：在硬化性腺病伴钙化的背景上可见局部 ADH。

A.（HE 染色×100）显示导管可见不典型增生细胞，诊断为 ADH；B.（HE 染色×100）显示在硬化性腺病伴钙化背景下的 ADH；C、D.（X 线摄影左侧乳房头尾位，内外侧斜位）左乳腺体结构紊乱，其内见不均匀细沙砾样钙化。BI-RADS 4a 类

【影像特征性表现】

ADH 的影像表现无明显特征性，其常隐于伴发病变中。

（鲁 煜　杜光烨　王小明）

参考文献

1. Lakhani SR，Ellis IO，Schnitt SJ，et al.（Eds）：WHO classification of tumors of the breast［M］. 4th ed，Lyon，France：IARC Press，2012：88-90

2. Page DL，Rogers LW. Combined histologic and cytologic criteria for the diagnosis of mammary atypical ductal lyperplasia［J］. Hum Pathol，1992，23（10）：1095-1097

3. Tavassoli FA，Norris HJ. A comparison of the results of long term follow up for atypical intraductal hyperplasia and intraductal hyperplasia of the breast［J］. Cancer，1990，65（3）：518-529

二、乳腺导管原位癌

随着乳腺 X 线检查的普及，各种族妇女中 DCIS 的检出率从 1973 年的 2.4/10 万提高至 1993 年的 15.8/10 万。DCIS 发病高峰年龄段 50～59 岁，而 50 岁以下女性也可发病，其病变常仅表现为微小钙化。

【临床表现】

乳头溢液常见，有时可见类似 Paget 病相关乳头改变，触诊时常有腺体增厚感，有时乳房可扪及肿块，以外上象限为多。

【病理表现】

根据组织病理学结构特征，DCIS 常分为粉刺型、乳头型、筛状型和实体型。

手术大体标本常可见较明显肿块，触之稍硬，切开后粉刺型 DCIS 常可有小片坏死区，其中可见沙砾样和粉刺样物。

光镜下依据核异形程度，结合管腔内坏死，核分裂及钙化等特征将 DCIS 分成三级。

1 级（低级别，高分化）的 DCIS：由均一的小细胞组成，排列成拱桥状、微乳头状、筛状或实性；胞核圆形，大小一致，核/浆比例略高，染色质均匀，核仁不明显，核分裂象罕见（图 6-1-2A、B）。

2 级（中间级别，中分化）DCIS：通常由类似低级别 DCIS 的细胞组成，排列成实性、筛状或微乳头状，管腔内伴有坏死或表现为中度异形的胞核，偶见核仁，染色质粗，有或无坏死，可有无定形或板层状微小钙化，或同时有低级别及高级别 DCIS 的微小钙化（6-1-3A、B）。

3 级（高级别，低分化）DCIS：多 >5mm，但如形态典型即使 <1mm 也可诊断，由排列成单层高度异形细胞构成，或呈微乳头状、筛状或实性，胞核明显多形性，分化差，极性紊乱，核染色深，呈凝块状、核仁明显，核分裂象常见，特征性表现为管腔内有大量粉刺状坏死的碎屑，周围包绕有大而多形性的肿瘤细胞，DCIS 常有无定形的微小钙化（6-1-4A、B）。

另外，少数特殊类型 DCIS 分别可见由梭形细胞、大汗腺样细胞、印戒细胞、神经内分泌细胞、鳞状细胞或透明细胞等细胞，目前尚无统一的分级方法。有些学者主张按其细胞特征及坏死的程度，分别归入上述高、中、低级 DCIS 中。

坏死在低级别 DCIS 中不常见，但点状灶性坏死甚至粉刺样坏死也可见于低级别 DCIS。

美国癌症联合会（American Joint Committee on Cancer，AJCC）提出，癌细胞穿透基底膜向管外侵犯超过 1mm，为微小浸润，提示有发生转移的可能。目前认为，DCIS 转变为浸润癌的相对危险度为正常女性的 8～10 倍，低级别的 DCIS 转变为浸润癌的发生率约为 20%；高级别的 DCIS，如粉刺型 DCIS，其转变为浸润癌的发生率为 40%～50%。有学者认为，通过手术完全切除肿瘤局部，DCIS 通常可以治愈。DCIS 转变成浸润癌的这一过程通常需数年甚至十数年，其自然病程还有待进一步研究。

【影像病理表现】

1. 超声 超声对多数导管内原位癌无法明确诊断，典型者可见导管扩张，也可有簇状囊肿样表现，或实性肿块伴或不伴积液，多有钙化表现（图 6-1-2C）。

2. X 线 由于大部分 DCIS 可表现为沿管腔排列单层细胞结构，所以其组织密度多与腺体相似，X 线难以区分。但部分 DCIS 易钙化，X 线对钙化敏感，可仅表现为多发钙化，常呈簇状表现。部分 DCIS 病灶可较实性，其组织密度增加可表现为肿块，并可伴有钙化。这部分病例 X 线可以做出肿瘤诊断，但诊断原位癌是困难的。多数病例可没有钙化及肿块等阳性表现。因此，X 线通常不能准确显示 DCIS 病灶的大小（图 6-1-2D ~ G）。

3. MRI 平扫多无明显异常信号改变。DWI 和 ADC 值对导管原位癌检出具有一定的意义，b = 1000s/mm 时，导管原位癌的 ADC 值低于乳腺正常腺体 ADC 值。病变为非肿块样片状强化，而段样、导管分支样强化为增强的特征表现。强化病灶呈三角形、尖端指向乳头的段样分布最具特征，提示病灶累及一整个导管树分布的结构；导管分支样强化改变为沿导管走行的粗细不一、僵直的分支状条索病变组织影。病灶周围也可伴有斑点状、小结节样病灶，也可呈局限性不均匀强化（图 6-1-2H ~ Q）。

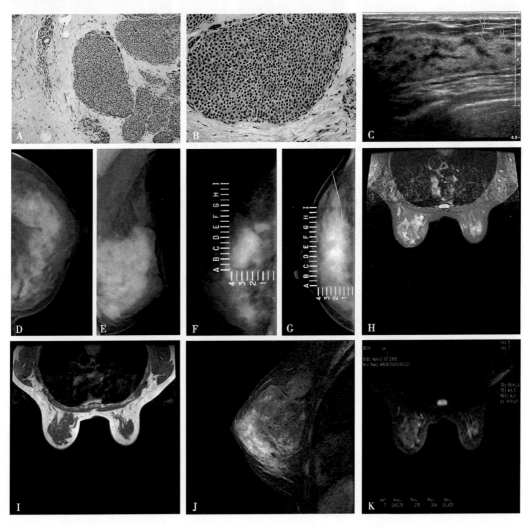

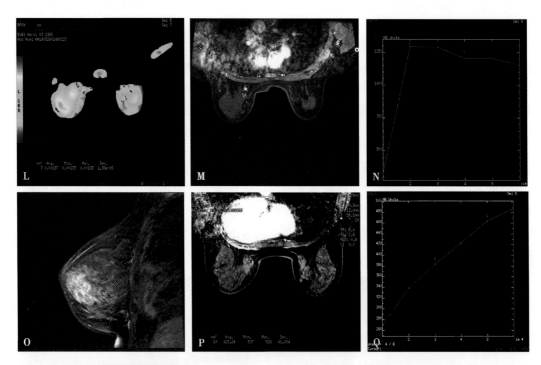

图 6-1-2　乳腺导管原位癌 1 级

女性，48 岁，因"双乳肿胀不适 2 年，加重 1 周"入院。查体双乳对称，外观（－），无乳头溢液、乳头凹陷，双乳呈增生性改变，未触及明显肿块，双侧腋窝淋巴结未及肿大。病理证实为乳腺导管原位癌 1 级。

A、B.（HE 染色×200、×400）镜下可见均一的小细胞，胞核圆形，大小一致，核分裂象罕见；C. 二维超声显示乳腺回声稍增粗、欠均匀。BI-RADS-US 2 类。D、E.（X 线摄影左侧乳房头尾位、内外侧斜位）左乳内上象限可见高密度结节影，大小约 5mm×6mm，密度均匀，边界清楚；BI-RADS 4a 类。F、G. 左乳术前定位片，F 为穿刺针置入前，G 为穿刺针置入后，将带导丝的穿刺针插入病灶，进针深度约 30mm，并旋转 90°摄片。H. MRI 横断位，STIR 显示左乳内上象限近胸大肌前见一高信号结节影，大小约 4.9mm×4.0mm，边缘不光整，可见分叶及少许毛刺；I. MRI 横断位，T_1WI 呈稍低信号；J. MRI 矢状位，脂肪抑制 T_2WI 显示肿块呈不均匀高信号；K、L. MRI 横断位，肿块的 ADC 值为 $0.00127mm^2/s$；M. MRI 横断位，动态增强显示肿块明显强化，形态欠规则，边缘可见毛刺及分叶样改变；N. 时间-信号强度曲线图呈流出型曲线。"左乳保乳术后 9 个月"，复查 MRI 增强检查；O. MRI 矢状位，脂肪抑制 T_2WI 显示局部腺体结构紊乱，未见明显肿块；P. MRI 横断位，动态增强显示左侧乳腺内侧见斑片状不均匀信号影，邻近皮肤增厚，增强后中度不均强化；Q. 时间-信号强度曲线图呈单向型曲线。BI-RADS-MRI 4a 类

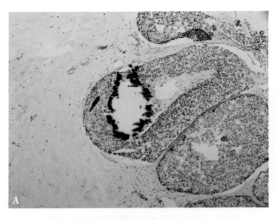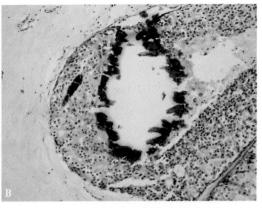

图 6-1-3 乳腺导管原位癌病理 2 级

女性，42 岁，发现左乳无痛性肿块，质地中等，边界清楚，活动度可。病理证实为乳腺导管原位癌 2 级。

A、B.（HE 染色×40、×200）镜下可见数个导管结构，导管内可见粗大爆米花钙化

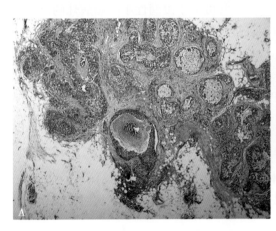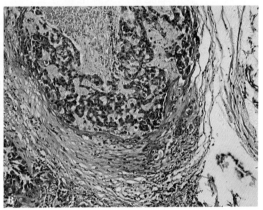

图 6-1-4 乳腺导管原位癌 3 级伴局部微浸润

女性，55 岁，发现左乳轻压痛性肿块。病理证实为乳腺导管原位癌 3 级。

A、B.（HE 染色×40、×200）镜下可见乳腺导管组织，细胞异型性，内可见部分印戒细胞型，伴局部微浸润

【影像特征性表现】

X 线：多发簇状钙化；MRI：三角形段样或导管分支样强化。

（鲁 煜 游建雄 韩洪秀）

参考文献

1. Lakhani SR，Ellis IO，Schnitt SJ，et al.（Eds）：WHO classification of tumors of the breast［M］. 4th Ed，Lyon，France：IARC Press，2012：90-94.

2. 北京协和医院医务处. 北京协和医院医疗诊疗常规［M］. 2 版. 北京：人民卫生出版社，2012：8-46.

3. Moriya T, Hirakawa H, Suzuki T, et al. Ductal Carcinoma in situand related lesions of the breast: recent advances in pathology practice [J]. Breast Cancer, 2004, 11 (4): 325-333

4. Sewell CW. Pathology of high risk breast lesions and ductal carcinomain situ [J]. Radiol Clin North Am, 2004, 42 (5): 821-830

5. Page DL, Dupont WD, Rogers LW, et al. Atypical hyperplastic lesions of the female breast: along term follow up study [J]. Cancer, 1985, 55 (11): 2698-2708

第二节　乳腺小叶癌前病变

乳腺的小叶癌前病变，又称小叶内瘤变，根据 2012 年 WHO 乳腺肿瘤的分类，小叶内瘤变包括不典型小叶增生与小叶原位癌，小叶原位癌又可以分为典型性小叶原位癌和多形性小叶原位癌。根据细胞增殖范围、程度及细胞学特性，小叶上皮内瘤变分为三级：LN1级，相当于以往的 ALH；LN2 级，相当于原来的 LCIS；LN3 级，包括 LCIS 的坏死型、印戒细胞型、多形细胞型及大腺泡型等变异型，LN3 级常可见于浸润性小叶癌病灶的局部改变。本节将依次对不典型小叶增生和小叶原位癌进行介绍。

一、乳腺不典型小叶增生

乳腺不典型小叶增生（atypical lobular hyperplasia，ALH）多见于绝经前妇女，常因其他疾病而手术，术后病理检查偶然发现。

【临床表现】

乳腺不典型小叶增生无特征性的症状和体征。乳房可有不同性质的疼痛感，可偶发、阵发或持续性，也可为轻度的隐痛、钝痛，甚至剧烈疼痛。可因其他伴发病而出现相应的临床表现。

【病理表现】

乳腺不典型小叶增生，表现为病变小叶扩大，上皮细胞层次明显增多，小叶内末梢导管或腺泡增多、稍增大，但无小叶原位癌明显，且腺腔未完全消失（图 6-2-1A、B），如不典型增生累及小叶内 50% 以上的终末导管和腺泡可诊断为小叶原位癌。

【影像病理表现】

1. 超声　乳腺腺体层边缘欠光整。腺体层厚度可正常，局部可轻度增厚，10～15mm。腺体内部结构可稍紊乱，回声增强，分布欠均匀，常无明显的结节状表现。

2. X 线　乳腺 ALH 可表现为边界不清、形态不规则的团块状或索条状密度增高影，索条状密度增高影自乳头部沿导管树向深部呈放射状分布；部分病例可表现为整个乳腺密度均匀增高，也可无明显阳性 X 线表现。

3. MRI　平扫，增生的小叶组织在 T_1WI 上可表现为较低信号，在 T_2WI 上呈中等与高信号混杂，边界尚清楚，在 DWI 图像上病变呈异常高信号，ADC 值降低。增强扫描，病变呈明显强化且随时间延迟信号强度呈逐渐升高趋势。

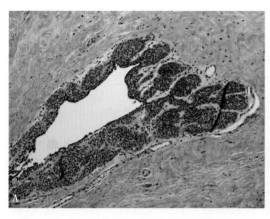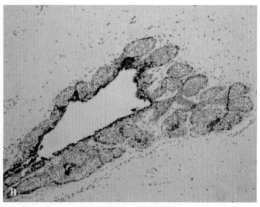

图 6-2-1　乳房整形标本中偶见不典型小叶增生

女性，42 岁，因乳房过大进行整形手术。临床上 ALH 和 LCIS 通常不伴钙化或肿块，因此在 X 线摄影或超声图像上不易发现。通常在其他目的下的活检或切除标本的偶然发现。病理证实为乳腺不典型小叶增生。

A.（HE 染色×40）、B.（E-cadherin 染色×40）镜下可见扩大的病变小叶，小叶内末梢导管或腺泡增多，上皮细胞层次明显增多

【影像特征性表现】

ALH 的影像表现无明显特征性。

（鲁 煜　胡 幸　杜光烨）

参 考 文 献

1. Lakhani SR，Ellis IO，Schnitt SJ，et al.（Eds）：WHO classification of tumors of the breast［M］. 4th ed，Lyon，France：IARC Press，2012：77-80

2. Celis JE，Moreira JM，Gromova I，et al. Characterization of breast precancerous lesions and myoepithelial hyperplasia in sclerosing adenosis with apocrine metaplasia［J］. Mol Oncol，2007，1（1）：97-119

3. Tavassoli FA，Devilee P. WHO Classification of Tumors：Pathology and Genetics of tumors of the breast and female genital organs［M］. Lyon：IABC Press，2003，23-25，60-73

4. Page DL，Jensen RA. Evaluation and management of high risk and premalignant lesion of the breast［J］. World J Surg，1994，18（1）：32-38

二、乳腺小叶原位癌

乳腺小叶原位癌（LCIS）多见于绝经前妇女，在我国发病率较低，多为一些良性肿瘤手术后病理检查时偶然发现。普遍认为小叶原位癌进展为浸润癌的危险性，与导管原位癌相近，其相对危险度是常人的 8～10 倍。约 70% 的 LCIS 病变为多中心性，30%～40% 为双侧乳腺发病。LCIS 好发于外上及内上象限。活检诊断小叶原位癌行乳腺切除术的病例中，60% 的手术病理标本仍可找到肿瘤残留病灶。因此，LCIS 经局部切除治疗后，复发率较高，选择保乳治疗需要十分谨慎。对于临床手术切除冰冻报告为小叶原位癌的患者，应行扩大根治手术。

【临床表现】

LCIS多无特异性症状和体征。部分病例可有与月经周期相关的双侧乳房胀痛及乳腺组织弥漫性或颗粒状增厚。

【病理表现】

大体标本观察无特殊表现，常因其他原因行乳腺切除术后病理偶然被发现。LCIS发生于小叶的腺泡内，瘤细胞相对单一、松散，排列成多层或充满腺腔，胞质透亮，核小而一致，染色深。小叶内受累腺泡体积增大，但小叶形态仍完整，癌细胞坏死罕见（图6-2-2A、B、C）。根据细胞增殖范围、程度及细胞学核异型特性分为经典型（classical type）或非经典型（non-classical type），后者常伴有中央坏死或高度核异型，目前有文献认为不典型小叶原位癌应按导管原位癌的方案来治疗。

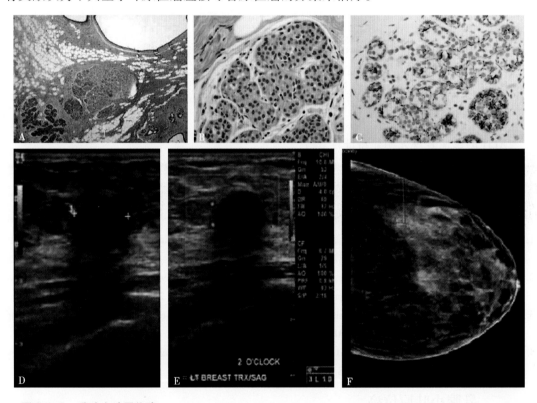

图6-2-2　乳腺小叶原位癌

女性，47岁，X线摄影和超声筛查发现，左乳外上象限可见纤维囊性变导致结构异常和可疑钙化，组织切除后病理证实纤维囊性变伴钙化，偶然发现其中有小叶原位癌病灶。

A、B.（HE染色×40、×100）小叶原位癌病理，小叶的腺泡内可见相对单一瘤细胞，小叶内受累腺泡体积增大，但小叶形态仍完整；C.（免疫组化E-Cadherin）E-Cadherin染色证实为小叶原位癌；D. 二维超声可见低回声肿块，内部伴有囊性变；E. 彩色多普勒超声显示病灶边缘少量血流信号。BI-RADS-US 3类。F.（X线摄影左乳内外侧斜位）可见纤维囊性变伴结构异常和可疑钙化。BI-RADS 4a类

【影像病理表现】

超声：超声对乳腺小叶原位癌诊断的阳性率不高，典型者超声表现为实质性低回声肿块，形态不规则，纵横比 <1（图6-2-2D、E）。

X线：最常见的X线表现为小叶腺泡成簇多形性钙化。也可有结构扭曲、不规则肿块等表现（图6-2-2F）。

MRI：最常见的MRI表现为非肿块样强化，这些表现与导管原位癌存在一定重叠，也可有局灶性异常强化，能够显示的病变区域大于B超或X线检查所见病变的范围。时间-信号强度曲线为流出型。

【影像特征性表现】

1. 超声　实性不规则低回声肿块。
2. X线　成簇多形性钙化或不规则肿块。
3. MRI　缺乏特征性表现，但对病变显示更敏感，增强的时间-信号强度曲线为流出型有助于乳腺癌的诊断。

（鲁　豫　胡　幸　杜光烨）

参 考 文 献

1. Lakhani SR，Ellis IO，Schnitt SJ，et al.（Eds）：WHO classification of tumors of the breast［M］. 4th ed，Lyon，France：IARC Press，2012：77-80
2. Espie M，Hocini H，Cuvier C，et al. Breast lobular carcinomain situ：diagnosis and evolution［J］. Gynecol Obst et Fertil，2005，33（12）：964-969
3. Dauplat MM，Penault-Llorca F. Classification of prein vasive breast and carcinoma in si tu：doub ts，controversies，and proposal fornew categorizat ions［J］. Bull Cancer，2004，91（4）：S205
4. Rosen PP，Kosloff C，Lieberman PH，et al. Lobular carcinoma in situ of the breast. Detailed analysis of 99 patients with average follow-up of 24 years［J］. Am J Surg Parthol，1978，2（3）：225-251
5. Carter D，Smith RRL. Carcinoma in situ of the breast［J］. Cancer，1977，40（40）：1189-1193
6. Warner NE. Lobular carcinoma of the breast［J］. Cancer，1969，23（4）：840-846
7. Lambid PA，Shelley WM. The spatial distribution of lobular in situ mammary carcinoma. Implication for size and site of breast biopsy［J］. JAMA，1969，210（4）：689-693
8. Nweman W. Lobular carcinoma of the female breast［J］. Ann Surg，1966，164（2）：305-314

三、乳腺 Paget 病（乳头湿疹样乳腺癌）

乳腺佩吉特病（Paget disease）是一种少见的乳腺疾病，占乳腺癌的1%~3%，好发于中年女性，以肿瘤细胞侵及乳头及乳晕区的表皮、形成湿疹样改变为特点，且常常伴发乳腺实质内导管原位癌或浸润性导管癌。临床上常被误诊为良性病变如皮炎等导致病情延误。

对于 Paget 病发病机制有多种学说，其中以下两种比较有影响力：①表皮内转移理论：该理论认为 Paget 细胞来自于基底膜的多能细胞或输乳管与表皮相移行的终端组织；其依据是有部分乳腺 Paget 病患者并不伴发实质内乳腺癌。②嗜表皮理论：该理论认为乳腺 Paget 病来源于导管原位癌并扩散至乳头。其依据是大多数乳腺 Paget 病患者伴发实质内乳腺癌。

多数学者支持后者。而且大多数研究发现不伴实质内乳腺癌的 Paget 病较少见，本章收集病例均支持此学说。最近有文献证实了 Paget 细胞与导管癌细胞具有相同的增殖特性，仅累及表皮，不侵犯真皮，具有原位癌特征。故本书将乳腺 Paget 病归在原位癌章节。

【临床表现】

典型的乳腺 Paget 病表现为乳头乳晕区脱屑、渗出、糜烂、反复结痂，皮肤增厚、变粗变硬，持续刺痛、瘙痒，严重者可出现乳头部分或全部溃烂缺损，部分伴有乳头血性溢液。乳头表面常覆盖黄色痂皮，揭去痂皮，可见鲜红色的糜烂面和少量血水渗出，如湿疹样病变。其临床表现酷似湿疹的皮损，往往按湿疹治疗无效。有些患者在乳晕下可扪及肿块。少数患者单纯表现为乳房肿块，而无乳头乳晕区皮肤异常改变。

【病理表现】

国外研究将乳腺 Paget 病分为 3 类：①乳头 Paget 病不伴发实质内癌；②乳头 Paget 病伴实质内导管原位癌；③乳头 Paget 病伴实质内导管原位癌还合并其余腺体（距离乳头至少 20mm）的原位癌或浸润性癌。乳腺 Paget 病早期表现为乳头表皮棘层肥厚，伴角化过度或角化不全，晚期则表皮变薄，常有表皮缺损或者溃疡。镜下 Paget 细胞与表皮细胞不同，较正常角质形成细胞大，多为圆形，在表皮内可单个存在也可聚集成巢状，可侵及表皮各层，将表皮细胞挤压成网状，而在基底膜带与 Paget 细胞之间基底细胞被挤压，呈扁平带状，即 Paget 样现象。Paget 细胞多不侵入真皮，常可沿汗腺导管、汗腺、毛囊等结构蔓延，在真皮内有时可引起炎症反应。乳头下的乳腺导管内伴有导管原位癌（图 6-2-3），癌细胞与 Paget 细胞相似，可向上侵及乳头及周围表皮，向下累及乳腺导管，甚至侵犯腺体，可穿破基底膜侵犯周围组织，而成为浸润性癌。免疫组化，Paget 细胞 PAS 染色多呈阳性。上皮膜抗原（EMA）及癌胚抗原（CEA）多为阳性，C-erbB-2 癌基因蛋白、P53 抗癌基因蛋白及雌激素受体（ER）和孕激素受体（PR）也可阳性。

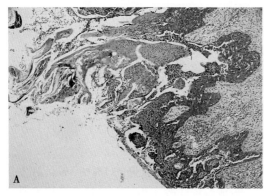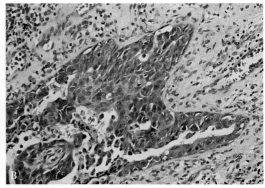

图 6-2-3　Paget 病

患者，女，51 岁 主诉为发现右侧乳房肿块 1 年入院。病理证实为 Paget 病。

A、B.（HE 染色 ×40、×400）镜下可见 Paget 细胞沿表皮细胞层、毛囊、汗腺及其导管等蔓延，未侵入真皮，但真皮内可见炎症反应。乳头下乳腺导管内伴有导管原位癌

【影像病理表现】

1. 超声　乳头、乳晕区回声异常，皮肤增厚，可见回声增粗，在乳晕下可扪及肿块者，超声可明确显示乳腺实质内的肿块，故超声对合并乳房肿块的病例诊断意义较大。

2. X线　可类似乳腺实质恶性肿瘤肿块形成的表现，也可无明显肿块表现（图6-2-4A、B），临床触诊也无明显肿块触及。X线可见乳头乳晕皮肤增厚，常伴有乳头变形回缩。乳头和乳晕后方可见增粗的纤维索条，甚至在乳晕后方形成致密三角形阴影，尖端向后，乳头底部内陷形成漏斗征。乳头后方见一支或数支乳腺导管阴影增密、增粗、边缘粗糙，有时牵拉，并指向癌灶方向。乳头和乳晕内可见钙化，也可见沿乳晕后大导管分布的钙化，此征象为本病的特征表现（图6-2-4C、D）。如果病变形成肿块，肿块内也易发生钙化，多为细沙砾状，成簇或成片状，也可见于癌灶周围的乳腺实质内，形态与分布可与肿块内相似。

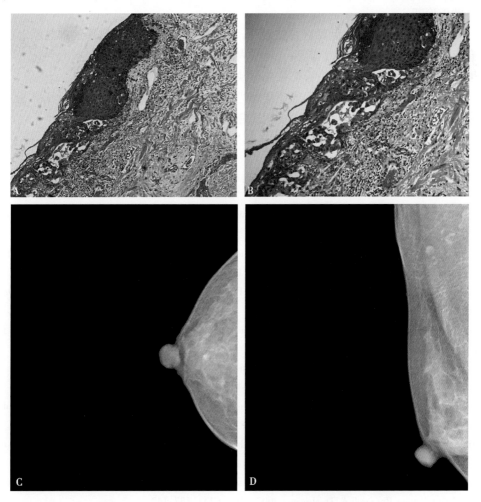

图6-2-4　Paget病

患者，女，57岁，主诉为发现右侧乳房肿块1年入院。病理证实为Paget病。

A、B.（HE染色×200、×100）镜下可见Paget细胞沿表皮细胞层、毛囊、汗腺及其导管等蔓延，未侵入真皮。C、D.（X线摄影右侧乳房头尾位、内外侧斜位）右侧乳腺未见明显肿块，仅见皮肤稍增厚，未见明显肿块。BI-RADS 3类

乳腺导管造影可见导管僵直,内壁毛糙,管腔粗细不均。有时伴发导管原位癌向导管分支蔓延或已向管外浸润形成肿块,或仅见密度增高的病灶及其邻近结构紊乱。导管造影能看到乳头内导管扩张和癌灶形成的充盈缺损,癌灶增大可向管外浸润,并形成明显肿块,典型表现是乳晕后肿块或密度增高区伴周围明显的纤维组织增生,在乳晕后方脂肪间隙内形成条状或带状致密影。

3. MRI 特征性表现为乳头的湿疹样糜烂,可见信号异常,乳头和乳晕区呈结节状隆起,多为 T_1WI 低信号、T_2WI 低信号,增强后明显强化。约95%伴发浸润性导管癌或其他浸润性癌,故乳腺内常见肿块,平扫及增强扫描与导浸润性导管癌等 MRI 表现相似。

【影像特征性表现】

1. 超声 乳头、乳晕区回声异常,表现为皮肤增厚,回声增粗,同时在乳晕下发现肿块有助于诊断。

2. X线 可显示乳头、乳晕区皮肤增厚,可见乳头变形回缩,乳头底部内陷形成漏斗征具有较高的诊断价值。此外,乳头、乳晕内钙化和乳晕后沿大导管分布的钙化为本病的特征性表现。导管造影可见乳头管扩张充盈缺损。

3. MRI 特征性表现为乳头的湿疹样糜烂,也可见乳头和乳晕区呈结节状隆起,并形成异常信号,增强后明显强化。伴发浸润性癌时,则有相应的 MRI 表现。

(朱 丹 司明珏 尹化斌)

参考文献

1. Lakhani SR, Ellis IO, Schnitt SJ, et al. (Eds): WHO classification of tumors of the breast [M]. 4th ed, Lyon, France: IARC Press, 2012: 152-154

2. Lim HS, Jeong SJ, Lee JS, et al. Paget disease of the breast: mammographic, US, and MR imaging findings with pathologic correlation [J]. Radiographics, 2011, 31 (7): 1973-1987

3. Noel JC, Fayt I, Buxant F. Proliferating activity in Paget disease of the nipple [J]. Pathology & Oncology Research, 2010, 16 (1): 7-10

4. Siponen E, Hukkinen K, Heikkila P. Surgical treatment in Paget disease of the breast [J]. American Journal of Surgery, 2010, 200 (2): 241-246

5. Parajuly SS, Peng YL, Zhu M, et al. Nipple adenoma of the breast: sonographic imaging findings [J]. Southern Medical Journal, 2010, 103 (12): 1280-1281

6. Kim HS, Seok JH, Cha ES, et al. Significance of nipple enhancement of Paget disease in contrast enhanced breast MRI [J]. Archives of Gynecology, 2010, 282 (2): 157-162

7. Morrogh M, Morris EA, Liberman. MRI identifies otherwise occult disease in select patients with Paget disease of the nipple [J]. Journal of the American College of Surgeons, 2008, 206 (2): 316-321

8. Zakaria S, Pantvaidya G, Ghosh K, et al. Paget disease of the breast: accuracy of preoperative assessment [J]. Breast Cancer Research & Treatment, 2007, 102 (2): 137-142

9. Isil G, Aysenur O. Paget disease of the breast: clinical, mammographic, senographic and pathologic findings in 52 cases [J]. Eur J Radiol, 2006, 60 (2): 256-263

10. Marucci GL, Foschini MP, Pruneri G. Intraepidermal cells of Paget carcinoma of the breast can be genetically different from those of the underlying carcinoma [J]. Human Pathology, 2003, 34 (12): 1321-1330

11. Kathari K, Beeehey, Newman N. Pgaet disease of the nipple: a multifealmanifestation of higher risk disease [J]. Cancer, 2002, 95 (1): 1-7

第三节 浸润性乳腺癌

浸润性乳腺癌是指乳腺导管或小叶腺泡起源的癌肿，其癌细胞已穿破基底膜并侵入周围间质的恶性肿瘤。其中微小浸润癌是指癌细胞突破导管-小叶系统的基底膜浸润到周围结缔组织，但基底膜外浸润灶的最大径≤1mm。浸润性乳腺癌主要分为浸润性导管癌和浸润性小叶癌两大类。

2012 年 WHO 最新分类根据癌细胞的生长方式、细胞形态及临床预后总体上又可将浸润性导管癌分为两大类：浸润癌普通型（invasive carcinoma of no special type，NST）和其他特殊亚型（invasive carcinoma of special type，ST）。随着分子生物学及基因学检测手段的进展，新的分类方法不断更新，因此各类书籍中的亚型分类方法不尽相同。

浸润性乳腺癌的病理分级主要通过以下三项肿瘤特征指标进行评判（MBR 分级）：表现肿瘤不同分化程度的腺管形成、核多形性以及肿瘤细胞核分裂数量的计数。根据程度采用 1～3 记分系统对每个指标分别记分。用三项得分相加得到的总分将浸润性乳腺癌分为Ⅰ、Ⅱ、Ⅲ级（图6-3-1）。

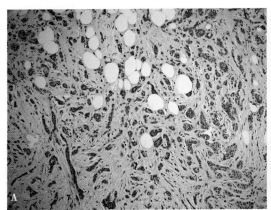
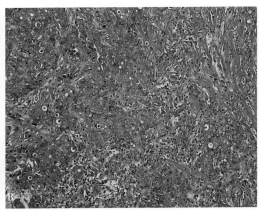
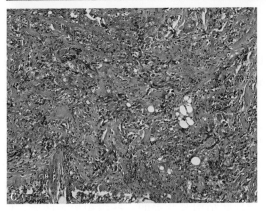

图6-3-1 乳腺浸润性导管癌

A.（HE 染色×200）乳腺浸润性导管癌Ⅰ级：镜下见较多腺管和腺泡，细胞较小，形态规则一致，核分裂计数低；B.（HE 染色×200）乳腺浸润性导管癌Ⅱ级：镜下见中量腺管和腺泡，细胞大小中等，异型性中等，核分裂计数中；C.（HE染色×400）乳腺浸润性导管癌Ⅲ级：镜下见少量腺管和腺泡，细胞异型性显著，核分裂计数高

1. 管结构　占肿瘤整体的多数（＞75%）计1分，中等（10%～75%）计2分，少或无（＜10%）计3分。

2. 核多形性　细胞核小，形态规则一致，计1分；细胞核中等增大，细胞形态中等变化，计2分；细胞核大小和形态明显改变，特别是核明显增大和核异型性，计3分。

3. 核分裂计数　取决于镜下视野范围，根据其多少可计1～3分，此处不多赘述。

一、乳腺导管浸润癌普通型

乳腺导管浸润癌普通型（invasive carcinoma of no special type，NST），习惯上，仍称为乳腺浸润性导管癌（invasive ductal carcinoma，IDC），是浸润性乳腺癌分类中最多见的，也是病理分型中最复杂的一组恶性肿瘤，占乳腺癌总数的50%～80%。各地区发病率不尽相同，好发于41～60岁的女性，40岁以下少见，男性罕见。其病因尚不清楚，已知的风险因素为地理、文化、生活方式、生育情况等。

【临床表现】

可无明显症状，经体检查出，也可是患者无意中发现而就医。早期表现是患侧乳房出现无痛、单发的肿块，肿块可较小，左侧较右侧多见。典型浸润性导管癌的肿块质硬，表面不光滑，与周围组织分界不清，不易推动。随着肿块增大，可引起乳房局部隆起。若累及Cooper韧带，则使其缩短而导致肿瘤表面皮肤凹陷，形成"酒窝征"。邻近乳头或乳晕的癌肿因侵入乳管使之缩短，可把乳头牵向癌肿一侧，进而可使乳头出现扁平、回缩、凹陷。如癌肿继续增大，皮下淋巴管可被癌细胞堵塞，引起淋巴回流障碍，出现真皮水肿，皮肤呈"橘皮样"改变。

乳腺癌发展至晚期，若侵入胸筋膜、胸肌，则癌肿固定于胸壁而不易推动，如癌细胞侵入大片皮肤，可出现多发小结节，彼此可融合。若皮肤溃破而形成溃疡，常伴有恶臭，容易出血。

乳腺癌淋巴结最初转移多见于腋窝。肿大转移淋巴结质硬、无痛、可不被推动；以后数目增多，可融合成团，甚至与皮肤或深部组织粘着。乳腺导管癌远处转移常见于肺、骨、肝，其中肺转移最常见，可出现相应的症状，例如胸痛、气急，而骨转移则可出现局部疼痛，肝转移可出现肝肿大、黄疸。

【病理表现】

手术大体标本所示肿块大小不一，范围10～100mm。随着乳腺普查、乳腺癌早期筛查影像手段的广泛运用与技术提高，许多＜10mm的乳腺恶性肿瘤被早期发现并手术切除。IDC肿块外形多不规则，可呈星状或结节状，边缘多不清，与周围组织缺乏明显界限。触之较硬或硬，切之有沙砾感，切面常呈灰白色并带有黄色条纹。

由于IDC镜下结构形态不一，缺乏明显规律性结构特征，故难以像ILC分类一样归为较少的几种亚型。镜下IDC癌细胞较密集，排列成索状、簇状或小梁状，一些肿瘤表现为实性或伴有合体细胞浸润，且间质少。部分病例腺样分化明显，在肿瘤细胞团中可见伴有小管结构。偶尔可见癌细胞呈单层线样浸润或靶环状结构改变等的一些组织形态区域，但IDC的癌细胞无浸润性小叶癌的细胞形态学特征。IDC细胞形态各异，胞质丰富，呈嗜酸性，核形态规则，大小可一致或大小不一呈高度多形性，可伴有多个明显核仁，核分裂象缺乏，也可广泛存在（图6-3-2A、B）。80%以上的病例可见导管癌相关原位病灶（DCIS），通常为粉刺型，组织学分级高，其他类型DCIS也可发生。

【影像病理表现】

1. 超声　IDC在超声图像上可有其特征性的影像表现：①肿块边缘毛刺征或蟹足征：实质性低回声肿块的边缘往往伴有粗细、长短不一呈毛刺状或蟹足状的低回声，这是IDC最具有特征性的超声表现，是肿瘤向周围组织浸润造成的。其以肿块边缘为起点向四周各个方向伸展，近肿块端略粗，远端逐渐变细。可根据毛刺的长短判断癌肿浸润范围。②肿块周边高回声晕：肿块周边间质由于癌细胞浸润，引起结缔组织反应、纤维组织牵拉或炎症反应，也可导致周围组织水肿和血管新生，引起组织结构变复杂，回声界面增多。③肿块内微钙化：肿瘤的恶性程度和发生微钙化的概率成正相关，当癌细胞坏死后，钙盐容易沉着，超声表现为细小点状强回声。④肿块后方回声减弱：因为肿瘤组织的间质含量比实质含量高，引起声能吸收衰减明显所致（图6-3-3A）。彩色多普勒超声（图6-3-3B）：可以显示直径>0.2mm的肿瘤血管，能够显示较为完整的血管树及血管网，尤其对微小血管和末梢血流显示效果好。恶性肿瘤的血流多呈穿入型、分支状或不规则形，血流多为高速高阻型（图6-3-3C）。肿瘤的滋养血管主干来自周围组织的血管，流速可较高，由于逐级分流，流速会逐渐递减，阻力会逐级递增。因此测量最大峰值流速最好选择接近主干血管起始的部位，测量最大阻力指数最好选择血管末梢。

腋窝超声检查是一种观察癌细胞有无淋巴结转移简便有效的方法，声像图表现为淋巴结肿大呈圆形或椭圆形，边缘光滑，内部均匀低回声，往往伴有丰富的血流信号。通过腋窝超声检查，有助于肿瘤的分期，帮助选择手术方式以及制订辅助的治疗方案。

2. X线　主要征象：①肿块或腺体结构不良：肿块呈类圆形或卵圆形，可有分叶（图6-3-7B、C），或局部腺体结构不良，甚至可无明显阳性影像改变。由于肿瘤呈浸润性生长，临床触诊时癌肿周围的水肿带与肿瘤组织难以区分，而在X线片上肿瘤密度高于水肿带，故触及的肿块常大于平片所见，这也可作为恶性肿瘤与良性肿瘤鉴别的特征之一。②钙化：在乳腺浸润性导管癌中较常见。钙化有特征性：数量多、密集、密度不一致、浓淡不均、细小如针尖状；可位于肿块内，也可位于肿块外，多沿着导管的走行散在分布，即局限于肿瘤所在区域（图6-3-7B、C）。有学者统计发现在100mm²范围内有≥5粒钙化群集时，即使没有肿块，癌的可能性也很大；<5粒钙化者，则恶性可能性较少。③毛刺：肿块周围的毛刺多数以细小、稠密、僵硬为特征，少数毛刺较粗大、稀疏。因此，具特征性的钙化及毛刺也是与良性肿瘤的鉴别要点。

乳腺浸润性导管癌的X线次要征象：脂肪层增厚、彗星尾征、大导管征、皮肤增厚、Cooper韧带受累致皮肤凹陷，甚至橘皮样改变、乳头凹陷（图6-3-5C）等，部分征象在早期诊断与鉴别诊断中有重要价值。内外斜位拍摄可发现腋窝前份淋巴结肿大也是乳腺癌淋巴转移的最常见部位，须提高警惕。

特别提醒，由于X线投照位置的限制，某些部位的病变无法确切显示，或者常规两投照位置无法同时显示病变，则需要进一步检查（图6-3-8C、D）。另外，当病变较大时，胸部CT检查也能发现异常。通常软组织窗能显示致密肿块，边界清晰或不清晰，但对细小钙化不敏感（图6-3-9C）。

3. MRI 乳腺浸润性导管癌的肿块在T_1WI上多呈低信号，T_2WI为稍高信号或混杂稍高信号。肿瘤多呈不规则团块型，少数呈结节型改变，也可呈圆形或卵圆形；病灶边缘大多数不规则，边界模糊并可见小分叶。

弥散序列表现及表观弥散系数（ADC）值：浸润性导管癌的ADC值一般比其他恶性肿瘤更低，因为其细胞密度更大，抑制了水分子的表面扩散能力。由于肿瘤对周围结构不均衡的浸润性生长方式，导致病变区的组织结构混杂，弥散序列信号出现不均匀，肿瘤的坏死囊变及出血等也是弥散序列信号不均匀的重要原因。在测量ADC值时，应该尽量避开囊变、出血区，同时，病灶弥散序列内部信号不均匀时，应多点测量并取平均值，以减少病灶总体ADC值测量的偏差。研究结果显示，表现为肿块的乳腺病变ADC值不但可以用来鉴别病变的良恶性，而且具有较高的敏感度和特异度，最佳诊断界值为$0.0012mm^2/s$。

增强后部分病灶周围可见异常增多的血管影，病灶内部信号不均匀，这主要因为恶性肿瘤边缘区域细胞增殖活跃，微血管密度较高，而在中心区域常因坏死、出血等导致微血管密度降低，因此在MRI上表现为信号不均匀。增强扫描见多发斑点状、条片状、团状、环状等不均匀强化。研究表明，环状强化不仅是乳腺癌的特征性表现，更提示肿瘤具有浸润性，是评估肿瘤生物活性的有效指标。近2/3的浸润性癌有环状强化的特点。强化的粗长索条状影向乳头方向延伸，提示肿瘤沿导管途径向乳头方向浸润。腺体后脂肪间隙中断，脂肪间隙消失，都提示肿瘤侵犯胸壁。

时间-信号强度曲线：肿瘤细胞代谢旺盛，血流量增加也明显，在时间-信号强度曲线（TIC）上即表现为快速流入快速廓清的Ⅲ型曲线，即流出型（图6-3-4L）；而低级别的肿瘤相对新陈代谢较低或动静脉瘘较少，表现为快速流入和缓慢流出的Ⅱ型曲线，即平台型（图6-3-5L）。如果病变早期呈快速或中速增强而延迟期呈平台型或廓清型，应高度怀疑为恶性，廓清型曲线的恶性可能性为87%。

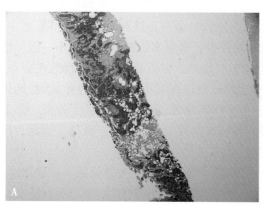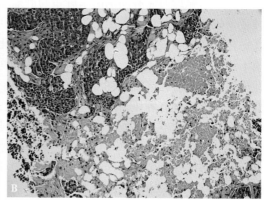

图6-3-2 乳腺浸润性导管癌

A、B.（HE染色×40、×200）镜下可见肿瘤细胞（细胞核深紫色）排列成条索状、簇状及小梁状

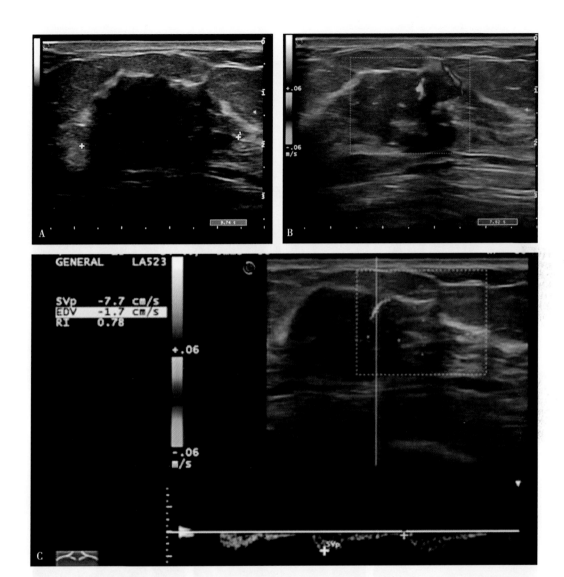

图 6-3-3 乳腺浸润性导管癌

女性，67 岁，无意中发现右乳肿块，无疼痛、瘙痒及烧灼感，未见明显溃烂，无周围皮肤红肿，无乳头溢液，无乳头凹陷，无"橘皮征"。查体：双乳对称，右乳头外上象限可扪及肿块，质韧，无压痛，活动度可，边界尚清楚，双侧腋窝未及明显肿大淋巴结。病理证实为乳腺浸润性导管癌。A. 图示二维超声显示低回声肿块，边缘不光整，肿块后方回声减弱；B. 彩色多普勒超声显示血流呈穿入型、分支状血流；C. 高阻型血流信号，RI = 0.78。BI-RADS-US 4c 类

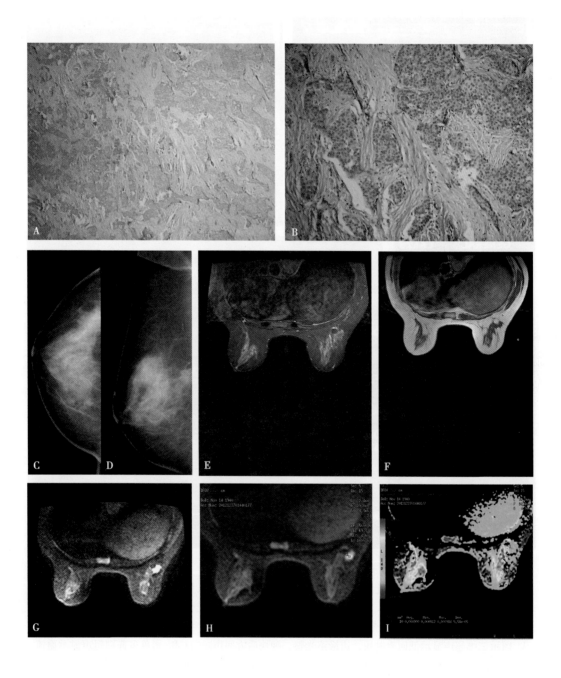

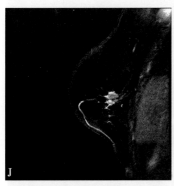
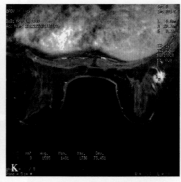
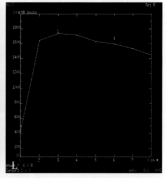

图6-3-4 乳腺浸润性导管癌

女性，72岁，无意中发现右乳肿块10天，无疼痛、瘙痒及烧灼感，未见明显溃烂，无周围皮肤红肿，无乳头溢液，无乳头凹陷，无"橘皮征"。查体：双乳对称，右乳头外下象限可扪及肿块大小约20mm×20mm，质韧，无压痛，活动度可，边界尚清楚，双侧腋窝未及明显肿大淋巴结。

手术名称：右乳癌改良根治术。术中所见：肿块位于右乳外侧象限3点距乳晕20mm处，直径约20mm，质硬，肿块与周围组织明显粘连，表面不光滑，边界不清，未侵及表面皮肤。病理证实为乳腺浸润性导管癌Ⅱ级。

A、B.（HE染色×40、×200）肿瘤细胞排列成索状，簇状或小梁状，间质少。肿瘤细胞形状各异，胞质丰富，呈嗜酸性，核形规则，大小一致或呈高度多形性，伴有多个核仁且明显，核分裂象缺乏或广泛存在。C、D.（X线摄影右侧乳房头尾位、内外侧斜位）可见外上象限高密度团块，形态不规则，边界不清，密度不均。BI-RADS 3类。E. MRI横断位，STIR显示肿块呈稍高信号；F. MRI横断位，T₁WI显示肿块呈低信号；G. MRI横断位，DWI显示肿块呈高信号；H、I. MRI横断位，肿块ADC测值为0.000900mm²/s，明显低于正常范围；J. MRI矢状位，增强后最大密度投影显示肿块明显强化，周围见增粗血管影；K. MRI横断位，动态增强显示肿块明显强化，呈较均匀强化，边缘见多发毛刺；L. 时间-信号强度曲线图为流出型曲线。BI-RADS-MRI 4b类

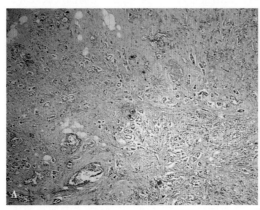
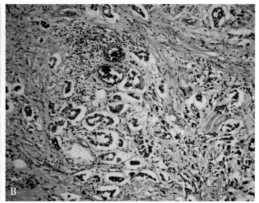

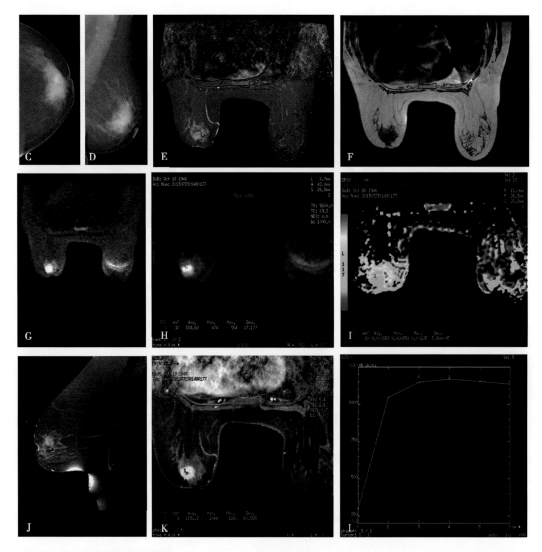

图 6-3-5 乳腺浸润性导管癌

女性，66 岁，体检 B 超发现左乳肿块 6 天，无触痛，无渐进性增大，无发热，无周围皮肤红肿，无乳头溢液，无乳头凹陷，无"橘皮征"。查体：双乳对称，外观正常，乳头无凹陷、溢液，左乳外上象限可及一肿块，大小约 15mm×20mm，质硬，无压痛，表面粗糙，边界欠清，活动度较差，双侧腋窝淋巴结未及肿大。病理证实为乳腺浸润性导管癌 I 级。

A、B.（HE 染色×40、×200）镜下显示肿瘤细胞排列成索状，簇状或小梁状，间质少。肿瘤细胞形状各异，胞质丰富，呈嗜酸性，核形规则，大小一致或呈高度多形性，伴有多个核仁且明显，核分裂象缺乏或广泛存在。C、D.（X 线摄影左侧乳房头尾位、内外侧斜位）可见乳晕后方高密度团块，形态不规则，边缘毛糙多发毛刺，少量不规则钙化，乳晕皮肤增厚，乳头凹陷。BI- RADS 4b 类。E. MRI 横断位，STIR 显示肿块呈稍高信号；F. MRI 横断位，T_1WI 显示肿块呈低信号；G. MRI 横断位，DWI 显示肿块呈高信号；H、I. MRI 横断位，肿块 ADC 测值为 0.000959mm²/s，明显低于正常范围；J. MRI 矢状位，脂肪抑制 T_2WI 示肿块呈稍高信号；K. MRI 横断位，动态增强显示肿块明显强化，呈均匀强化，边界清楚，边缘毛糙；L. 时间-信号强度曲线图呈平台型曲线。BI- RADS- MRI 4c 类

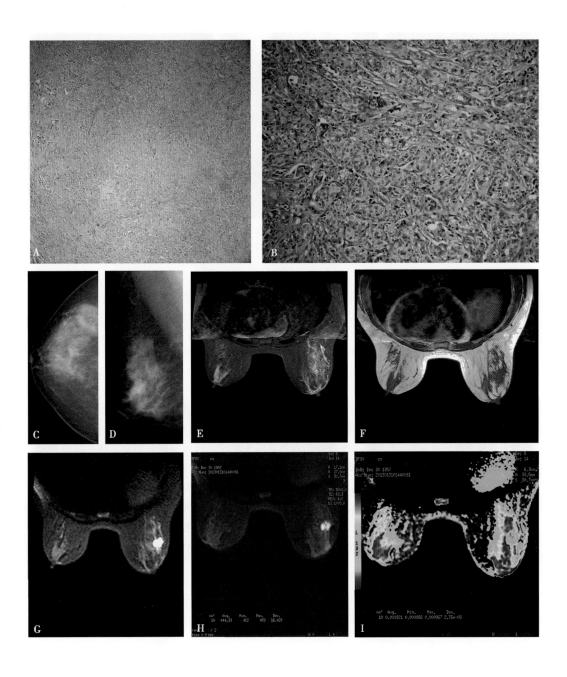

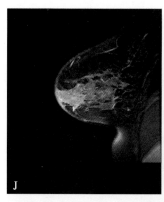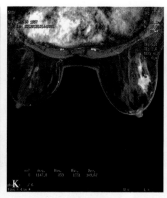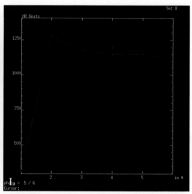

图 6-3-6　乳腺浸润性导管癌

女性 55 岁，发现右乳肿块 1 年，于入院前 1 年发现乳头溢液，间歇性，淡红色，同时可触及右乳外侧象限肿块，当时门诊查体直径约 20mm，建议手术，因患者自身原因拒绝，近一年来渐进性增大，无发热，无周围皮肤红肿，无乳头凹陷，无"橘皮征"。

查体：双乳对称，外观正常，乳头无凹陷，挤压无明显溢液，右乳外侧象限可及一条索样肿块，大小约 20mm×50mm，质韧，轻压痛，表面粗糙，边界欠清，活动度可，双侧腋窝淋巴结未及肿大。

手术名称：右侧乳房改良根治术。术中所见：肿块位于右乳外上象限 10 点处，长径约 40mm，质硬，边界欠清，与周围组织明显粘连，未侵及肌层，未侵及表面皮肤。病理证实为乳腺浸润性导管癌Ⅲ级。

A、B.（HE 染色×40、×200）镜下见肿瘤细胞排列成索状，簇状或小梁状，间质少。肿瘤细胞形状各异，胞质丰富，呈嗜酸性，核形规则，大小一致或呈高度多形性，伴有多个核仁且明显，核分裂象缺乏或广泛存在。C、D.（X 线摄影右侧乳房头尾位、内外斜位）可见乳腺后区外侧象限高密度团块，形态不规则，边界欠清，密度不均匀，少量不规则钙化。BI-RADS 4b 类。E. MRI 横断位，STIR 显示肿块呈稍高信号；F. MRI 横断位，T_1WI 显示肿块呈低信号；G. MRI 横断位，DWI 显示肿块呈高信号；H、I. MRI 横断位，肿块 ADC 测值为 $0.000921mm^2/s$，明显低于正常范围；J. MRI 矢状位，脂肪抑制 T_2WI 示肿块呈稍高信号；K. MRI 横断位，动态增强显示肿块明显强化，呈不均匀强化，边界欠清，边缘毛糙，见分叶征；L. 时间-信号强度曲线图呈流出型曲线。BI-RADS-MRI 4c 类

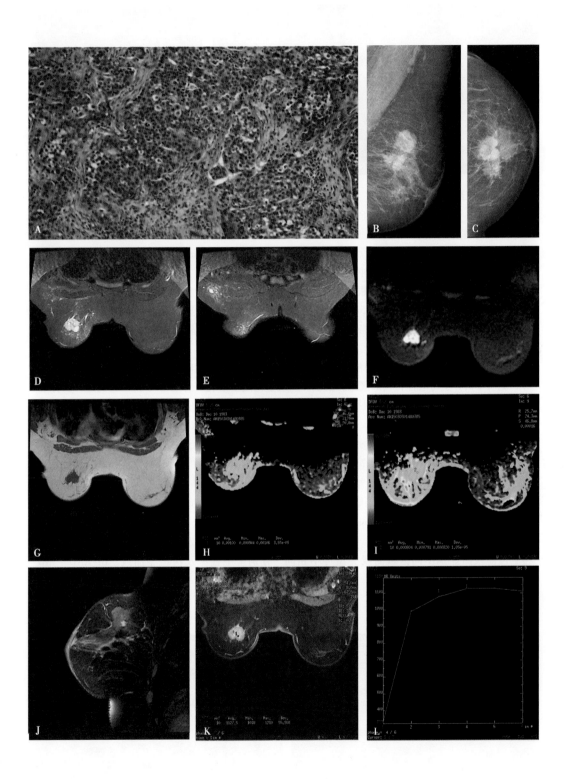

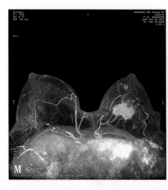
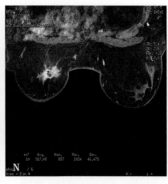
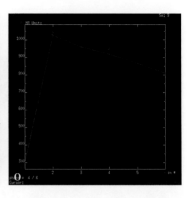

图 6-3-7　乳腺浸润性导管癌

女性，31 岁，发现左乳肿块 1 年余，无疼痛，无瘙痒，无烧灼感，未见明显溃烂，无周围皮肤红肿，无乳头溢液，左乳头轻度上翘、凹陷，无"橘皮征"。发病至今患者自觉肿块未见增大。

查体：双乳对称，左乳头上方 12 点方向可扪及肿块约 50mm×40mm，质韧，无压痛，活动度可，边界尚清楚，双侧腋窝未见明显肿大淋巴结。

手术名称（左侧）单侧乳房改良根治术，术中所见：2 处肿块位于左乳内上象限距乳晕 20mm 处，大者直径约 30mm，小者直径约 25mm，质硬，肿块与周围组织明显粘连，表面不光滑，边界不清。病理证实为乳腺浸润性导管癌Ⅲ级；胸肌间淋巴结 2 枚均见癌转移；腋窝淋巴结 21 枚，其中 17 枚见癌转移。

A.（HE 染色×200）镜下可见肿瘤细胞排列成索状、簇状或小梁状，间质少。肿瘤细胞形状各异，胞质丰富，呈嗜酸性，核形规则，大小一致或呈高度多形性，伴有多个核仁且明显，核分裂象缺乏或广泛存在。B、C.（X 线摄影左侧乳房头尾位、内外侧斜位）可见乳腺中后区高密度肿块影，呈分叶状，边缘多发毛刺，可见散在不规则钙化，乳晕皮肤增厚，乳头受牵拉。BI-RADS 4c 类。D. MRI 横断位，STIR 显示肿块呈高信号，信号不均匀，边缘可见分叶状，边界清楚；E. MRI 横断位，STIR 显示左侧腋窝淋巴结；F. MRI 横断位，DWI 可见明显高信号；G. MRI 横断位，T₁WI 显示肿块呈低信号，信号均匀；J：MRI 矢状位，脂肪抑制 T₂WI 显示肿块呈不均匀高信号；M. 增强后最大密度投影三维成像可见肿块周围多发粗大血管影；H、I. MRI 横断位，不同区域肿块 ADC 测值分别为 0.00100mm²/s、0.000804mm²/s，均明显低于正常范围；K、N. MRI 横断位，动态增强显示肿块明显强化，呈不均匀强化，肿块边缘可见多发毛刺及分叶；L、O. 时间-信号强度曲线图显示不同区域曲线类型可不相同，分别呈平台型及流出型曲线。BI-RADS-MRI 4c 类

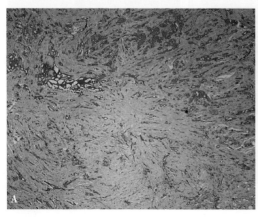
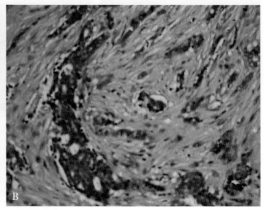

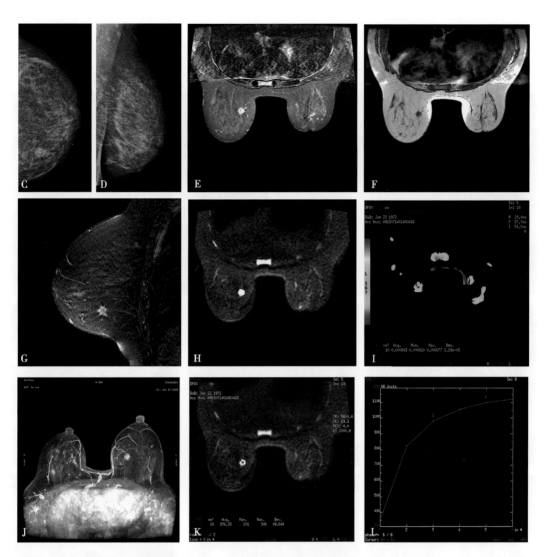

图 6-3-8　乳腺浸润性导管癌

女性 43 岁，体检发现左乳结节。病理证实为乳腺浸润性导管癌 II 级。

A、B.（HE 染色 ×40、×200）镜下可见肿瘤细胞排列成索状，簇状或小梁状，间质少。肿瘤细胞形状各异，胞质丰富，呈嗜酸性，核形规则，大小一致或呈高度多形性，伴有多个核仁且明显，核分裂象缺乏或广泛存在。C、D.（X 线摄影左侧乳房头尾位、内外侧斜位）可见左乳内下象限一枚结节灶，边缘毛糙，见多发短毛刺，密度不均，中央密度较低。BI-RADS 3 类。E. MRI 横断位，STIR 显示左乳内下象限一高信号结节，直径约 8mm，边缘毛糙；F. MRI 横断位，T_1WI 显示结节呈低信号；G. MRI 矢状位，脂肪抑制 T_2WI 显示结节呈不均匀高信号，边缘毛糙，多发短毛刺；H. MRI 横断位，DWI 显示结节呈明显高信号；I. MRI 横断位，肿块 ADC 测值为 $0.000843mm^2/s$，明显低于正常范围；J. 增强后最大密度投影三维成像显示病灶周围增粗血管影；K. MRI 横断位，动态增强显示病灶明显强化；L. 时间-信号强度曲线图呈流入型曲线。BI-RADS-MRI 4a 类

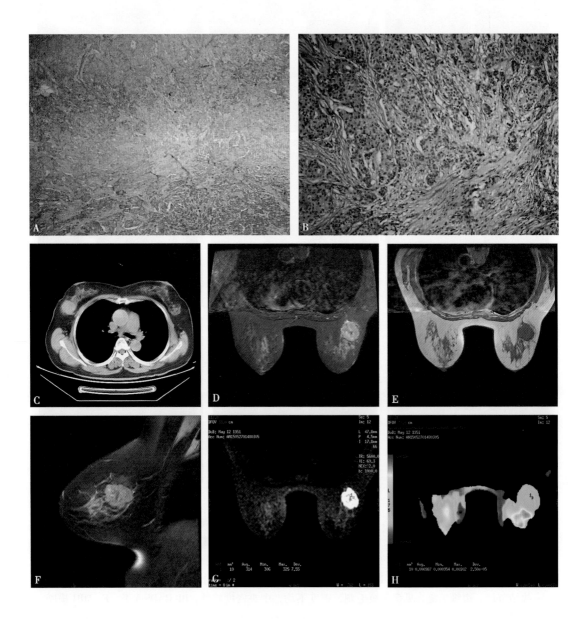

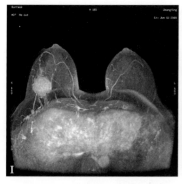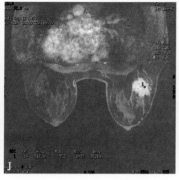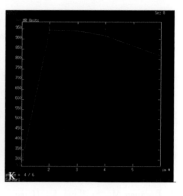

图 6-3-9 乳腺浸润性导管癌

女性，64 岁，1 年前发现右乳肿块伴疼痛，但后因患者自觉肿块有缩小、疼痛减轻，故未就医。近期因其他疾病入院，触诊发现肿块。行穿刺活检提示浸润性导管癌。择期行右侧乳腺癌改良根治术，肿块大小约 40mm×35mm×25mm。病理证实为乳腺浸润性导管癌Ⅲ级。

A、B.（HE 染色×40、×200）镜下可见肿瘤细胞排列成索状，簇状或小梁状，间质少。肿瘤细胞形状各异，胞质丰富，呈嗜酸性，核形规则，大小一致或呈高度多形性，伴有多个核仁且明显，核分裂象缺乏或广泛存在。C. CT 平扫于气管隆嵴水平横断层面，软组织窗显示右乳外侧象限见一肿块，呈软组织密度，边缘毛糙，边界尚清晰。D. MRI 横断位，STIR 显示肿块呈不均匀高信号，信号不均匀；E. MRI 横断位，T_1WI 显示肿块呈低信号；F. MRI 矢状位，脂肪抑制 T_2WI 显示肿块呈高信号，信号不均匀，边缘可见分叶征；I. MRI 横断位，增强后最大密度投影三维成像显示病灶周围血管影增多，边缘见多发毛刺；G、H. MRI 横断位，肿块 ADC 测值为 $0.000987mm^2/s$，明显低于正常范围；J. MRI 横断位，动态增强显示肿块明显强化，呈不均匀强化；K. 时间-信号强度曲线图呈流出型曲线。BI-RADS-MRI 4c 类

【影像特征性表现】

1. 超声 肿块的边缘呈毛刺征或蟹足征、周边高回声晕、微钙化、后方回声减弱。

2. X 线 多有形态不规则的肿块，小于触诊的大小，密度高于正常乳腺组织；数量多、密集的针尖样钙化；肿块周围细小、稠密、僵硬的毛刺。间接征象有皮肤增厚及乳头凹陷。

3. MRI 肿块形态不规则、边界不清楚，T_1WI 多呈低信号，T_2WI 为稍高或混杂信号，弥散序列呈高信号；肿瘤多细胞区的 ADC 值较临界值明显降低；注入 Gd-DTPA 后病变可呈不均匀强化；动态增强时间-信号强度曲线呈廓清型或平台型。

（吴庆龙 胡 幸 王小明）

参 考 文 献

1. Lakhani SR, Ellis IO, Schnitt SJ, et al.（Eds）：WHO classification of tumors of the breast. 4th ed. Lyon, France：IARC Press, 2012：33-38

2. Biglia N, Bounous VE, Martincich L, et al. Role of MRI（magnetic resonance imaging）versus conventional imaging for breast cancer presurgical staging in young women or with dense breast [J]. European Journal of Surgical oncology, 2011, 37（3）：199-204

3. Gutierrez RL, Demartini WB, Silbergeld JJ, et al. High cancer yield and positive predictive value: outcomes at a center routinely using preoperative breast MRI for staging [J]. American Journal of Roentgenology, 2011, 196 (1): 93-99

4. 吴勇建, 尹肖睿, 王立兴. 乳腺钼靶摄影与磁共振动态增强在乳腺癌诊断中的应用对比分析 [J]. 实用医技杂志, 2011, 18 (9): 922-923

5. 王黎明. 乳腺浸润性导管癌3T磁共振动态增强特征与预后的相关性研究 [J]. 中国医学影像学杂志, 2011, 19 (8): 596-600

6. 许玲辉, 彭卫军, 顾雅佳, 等. 乳腺导管原位癌的MRI表现 [J]. 中华放射学杂志, 2011, 45 (2): 159-163

7. Brennan M, Spillane A, Houssami N. The role of breast MRI inclinical practice [J]. Aust Fam Physician, 2009, 38 (7): 513-519

8. 汪洁, 邹剑华, 梁杰, 等. 微小钙化在乳腺导管原位癌诊断中的意义 [J]. 实用放射学杂志, 2009, 25 (10): 1493-1495

9. 李建红, 申向东, 杨苏敏. 乳腺疾病病理特征分析 [J]. 长治医学院学报, 2007, 21 (6): 417-419

10. Bartella L, Liberman L, Morris EA, et al. Nonpalpable mammographically occult invasive breast cancers detected by MRI [J]. American Journal of Roentgenology, 2006, 86 (1): 865-870

11. Kuhl CK, Sehild HH, Morakkabati N. Dynamic bilateral contrast-enhanced MR imaging of the breast: trade-off between spatial and temporal resolution [J]. Radiology, 2005, 236 (3): 789-800

12. Latrenta LR, Menell JH, Morris EA, et al. Breast lesions detected with MR imaging: utility and histopathologic importance of identification with US [J]. Radiology, 2003, 227 (3): 856-861

13. Teifke A, Hlawatsch A, Beier T, et al. Undetected malignancies of the breast: dynamic contrast-enhanced MR imaging at 1.0T [J]. Radiology, 2002, 224 (3): 881-888

二、乳腺导管浸润癌特殊型

乳腺导管浸润癌特殊型包括多种亚型, 主要有: 炎性乳腺癌、乳腺黏液腺癌、乳腺髓样癌 (图6-3-10)、乳腺化生性癌、乳腺腺样囊性癌、乳腺浸润性筛状癌 (图3-1-27)、乳腺神经内分泌癌、乳腺分泌型 (幼年型) 癌等。肿瘤间质成分复杂多样, 可见纤维母细胞增生、玻璃样变性、弹性纤维样变性及淋巴浆细胞浸润等。腺样囊性癌和分泌型 (幼年型) 癌均为极其罕见的恶性乳腺癌, 在乳腺癌中发病率均<0.15%。肿瘤细胞高度异型和间质内弥漫的淋巴细胞浸润是髓样癌的特征性形态学特点。化生性癌根据其间质成分化生类型, 可表现为多种形式, 主要包括5种类型: 骨或软骨基质生成型癌、梭形细胞癌、癌肉瘤、乳腺鳞状细胞癌以及伴有骨巨细胞的化生性癌, 以及少见的嗜酸细胞化生性癌。然而大多数特殊型浸润性导管癌的临床表现及影像学表现均无特异性, 只能从病理组织学进行诊断。本节仅对部分特殊亚型的乳腺导管浸润癌予以详细阐述。

(一) 炎性乳腺癌

炎性乳腺癌 (inflammatory breast cancer, IBC) 作为晚期乳腺癌的一种特殊类型, 恶性程度高, 进展迅速, 侵袭能力强, 预后极差。其发病数约占乳腺癌总数的2.5%, 起病表现极似急性乳腺炎, 临床存在一定误诊率。炎性乳腺癌多发生于绝经后妇女。病因上炎性乳腺癌是由于癌细胞浸润到皮内及乳房内淋巴管, 导致淋巴管阻塞, 引起组织水肿, 使皮肤肿胀发红, 形成丹毒样表现。

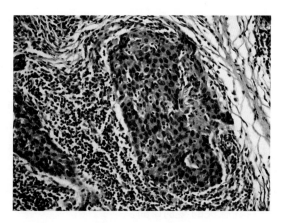

图 6-3-10　乳腺髓样癌（HE 染色 ×200）
乳腺髓样癌病理图，镜下可见肿瘤细胞合体状
生长，可见多形性细胞核，核仁明显，低分化，
基质中散在炎症性淋巴细胞和浆细胞浸润，肿
瘤的边界呈膨胀性生长

【临床表现】

炎性乳腺癌应与乳腺炎进行鉴别。乳腺炎患者一般有红、肿、热、痛等炎性的临床表现，抗炎治疗即可治愈。而多次长时间抗炎无效果，就应考虑炎性乳腺癌。炎性乳癌常表现为弥漫性发红，皮肤最初呈粉红色，很快变成淤血样紫红色，甚至呈丹毒样改变；皮肤水肿、增厚变硬，患侧乳房肿大，形成橘皮样外观，可有清晰的皮肤界限；因皮肤水肿，肿块边界常常触及不清，局部皮肤温度常高于对侧相应位置，可伴有乳头内陷、扁平、结痂等改变和卫星结节等临床表现。炎性乳腺癌病程发展迅速，整个乳房在短期内被侵犯，恶性程度高，可累及乳腺皮肤 1/3 以上，其中约 1/3 病例触不到肿块而仅呈皮肤典型的炎性改变；炎性乳腺癌可早期发生转移，转移发生率高达 30% ~40%，55% ~85% 的患者就诊时可触及腋窝或锁骨上肿大的淋巴结，部分患者甚至已存在明显的骨、肺、肝、脑等远处转移灶，因此炎性乳腺癌的患者五年生存率低，预后不良，故应及早诊断、治疗。根据美国癌症联合会（AJCC）的 TNM 分期标准，IBC 被归类为 T4d，并依照有无淋巴结受累和远处转移情况临床分为 ⅢB、ⅢC 及 Ⅳ 期。

【病理表现】

炎性乳腺癌不是一种炎症病变，不伴有明显的炎症细胞浸润。其皮肤表现是淋巴管阻塞和继发水肿的结果，临床看来与炎症相似，可以有原发临床表现（原发性炎症型癌），也可以是肿瘤复发的继发表现（继发性炎症型癌）。炎性乳腺癌下方的浸润癌没有特殊的组织学特点，多数形态为非特殊型导管癌 3 级。皮肤常有淋巴管阻塞表现，如胶原纤维与水肿增厚的真皮网状层分离。肿瘤常有成熟淋巴细胞和浆细胞浸润，同时受累的真皮淋巴管也可有淋巴细胞和浆细胞浸润（图 6-3-11A）。免疫组化方面，ER 的阳性率和 e-RBB2 过表达率均不高。

【影像病理表现】

1. 超声　肿块边界模糊，形态不规则，内部回声不均匀，周边及内部血流信号丰富，可探及动脉频谱图，肿块后方可见不同程度衰减的回声。同时探及皮肤不同程度增厚、淋巴管扩张，尤以丹毒样红肿处明显，乳晕处皮肤也增厚，由于触诊所及肿块的大小往往包括癌肿周围的水肿、炎性浸润及纤维化部分，超声测得肿块大小较临床上触及的肿块小；皮下脂肪层回声增高，迂曲的细管状回声环绕而呈"卵石样"改变，腋窝淋巴结可增大。因为乳腺癌肿块内部血管大都具有走行不规则、粗细不一的特点，CDFI 彩色多普勒超声可见：肿块内部及周边血流丰富，可呈"火海征"。PW 动脉血流峰值和阻力指数明显增高，这有助于炎性乳腺癌与乳腺炎的鉴别诊断。

2. X 线　X 线摄影有时无法显示肿块，可能由于肿块周围的炎性水肿累及乳腺组织而形成高密度影掩蔽肿块，或恶性肿块周围缺乏足够的纤维组织包围，使肿块没有明确边界，多表现为皮肤增厚、钙化及结构紊乱，其灵敏度差。炎性乳腺癌呈广泛致密浸润，腺体结构消失，密度高低不均，可见肿块呈高密度，边缘有向周围腺体浸润征象或毛刺征，皮肤弥漫性增厚、变形，皮下脂肪层混浊，可表现为索条影或细网状与皮肤垂直走行的致密影，或表现患乳皮下脂肪层均匀密度增高，可伴有腋窝多个淋巴结肿大，也可伴有乳晕增厚、乳头内陷、漏斗征、针尖样钙化点、不规则透亮环及毛刺样改变。

3. MRI　平扫时由于在浸润性乳腺癌结缔组织增生反应中形成的纤维组织而导致了 T_1WI 低信号。癌组织反应的血管呈舒张改变引起了皮下水肿等表现。增强后肿瘤实质呈多区域或弥漫性大片状或团片状不均匀强化，早期明显强化。有报道称在早期强化微血管的量和分布起到重要作用，快速强化和新生毛细血管形成有关，持续的新生血管反应在癌组织中肿瘤生长因子的持续刺激下，抑制了成熟内皮血管网的生成，导致血管内皮结构紊乱。炎性乳腺癌可出现皮肤增厚及病理性的强化。炎性乳腺癌中的非肿块样强化多见于中心或背侧区域，很多病例中位于背侧区域的癌症发生水肿多伴有胸大肌的浸润。动态增强后时间-信号曲线图主要是流出型（图 6-3-11C ~ I）。

【影像特征性表现】

1. 超声　探及皮肤不同程度增厚、淋巴管扩张，尤以丹毒样红肿处明显，皮下脂肪层回声增高，呈"卵石样"改变，CDFI 肿块内部及周边血流丰富，可呈"火海征"。PW 动脉血流峰值和阻力指数明显增高，这有助于炎性乳腺癌与乳腺炎鉴别诊断。

2. X 线　有时无法显示肿块。炎性乳癌呈广泛致密浸润，腺体结构消失，密度高低不均，可见肿块呈高密度，边缘有向周围腺体浸润征象或毛刺征，皮肤弥漫性增厚、变形，皮下脂肪层混浊。

3. MRI　炎性乳腺癌和炎症中肿块形态很相似，在浸润性乳腺癌结缔组织增生导致 T_1WI 低信号；非肿块样强化多见于中心或背侧区域，很多病例中位于背侧区域的癌灶发生水肿多伴有胸大肌浸润，时间-信号曲线多呈流出型。

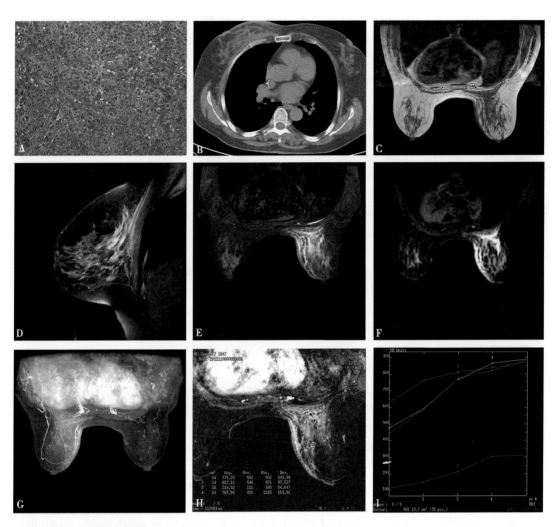

图6-3-11 炎性乳腺癌

女性，68岁，右乳房内上象限皮肤红肿热。术后病理证实为乳腺浸润性导管癌。

A.（HE染色×200）典型炎性乳腺癌皮肤切片常可发现皮肤淋巴管被癌栓阻塞而扩张，从而导致临床出现类似皮肤炎症反应的症状。B. 胸部CT平扫，发现右侧乳腺内侧象限及深部腺体片状异常密度增高影伴局部皮肤增厚。C. MRI横断位，T_1WI示右侧乳腺内侧象限及深部腺体片状异常等低信号伴局部皮肤肿胀，右乳腋前多发淋巴结肿大；D. MRI矢状位，脂肪抑制T_2WI示腺体内乳腺导管呈线状较高信号影引向乳头区，腺体组织丰富；E. MRI横断位，STIR示肿块呈高信号；F. DWI示肿块呈高信号；G. MRI横断位，增强后最大密度投影示肿块周围血管影增多；H. MRI横断位，增强扫描肿块可见明显强化；I. 时间-信号强度曲线图为单向型曲线。BI-RADS-MRI 4b类

（朱 丹　司明珏　尹化斌）

参 考 文 献

1. Uematsu T, Kasami M, Watanabe J. Can T_2 weighted 3T breast MRI predict clinically occult inflammatory breast cancer before pathological examination A single center experience [J]. Breast Cancer, 2014, 21 (1): 115-121

2. Levit A, Voci SL. Inflammatory breast carcinoma [J]. Ultrasound Q. 2013, 29 (3): 223-224

3. Lakhani SR, Ellis IO, Schnitt SJ, et al. (Eds): WHO classification of tumors of the breast. 4th ed. Lyon, France: IARC Press, 2012: 67-68

4. Hahn SY, Choi HY, Park SH, et al. Lymphangioma and lymphangiectasia of the breast mimicking inflammatory breast cancer [J]. Ultrasound Med, 2011, 30 (6): 863-865

5. Le-Petross H, Uppendahl L, Stafford J. Sonographic features of inflammatory breastcancer [J]. Semin Roentgenol, 2011, 46 (4): 275-279

6. Li S, Yu KD, Fan L, et al. Predicting breast cancer recurrence following breast-conserving therapy: a single-institution analysis consisting of 764 Chinese breast cancer cases [J]. Annals of Surgical Oncology, 2011, 18 (9): 2492-2499

7. Le-Petross HT, Cristofanilli M, Carkaci S, et al. MRI features of inflammatory breast cancer [J]. American Journal of Roentgenology. 2011, 197 (4): 769-776

8. Vermeulen PB, van Golen KL, Dirix LY. Angiogenesis, lymphangiogenesis, growth pattern and tumor emboli in inflammatory breast cancer: a review of the current knowledge [J]. Cancer, 2010, 116 (11): 2748-2754

9. Edges SB, Compton CC. The American Joint Committee on Cancer: the 7th edition of the AJCC cancer staging manual and the future of TNM [J]. Ann Surg Oncol, 2010, 17 (6): 1471-1474

10. Ternier F, Hadjaj D, Jacquemier J. Sonographic appearance of a metastasis to the breast from a cerebellar medulloblastoma [J]. J Clin Ultrasound, 2010, 38 (6): 335-337

11. Schrading S, Kuhl CK. Mammngraphic US MR imaging phenotypes of familial breast cancer [J]. Radiology, 2008, 246 (1): 58-70

12. Renz DM, Baltzer PAT, Böttcher J, et al. Magnetic resonance imaging of inflammatory breast carcinoma and acute mastitis, A comparative study [J]. European Radiology, 2008, 18 (1): 2370-2380

13. Edna Furman-Haran, Edna Schechtman, Frederick Kelcz, et al. Magnetic resonance imaging reveals functional diversity of the vasculature in benign and malignant breast lesions [J]. Cancer, 2005, 104 (4): 708-718

14. Hance KW, Anderson WF, Devesa SS, et al. Trends in inflammatory breast carcinoma incidence and survival: the surveillance, epidemiology, and end results program at the national cancer institute [J]. Journal of the National Cancer Institute, 2005, 97 (13): 966-975

15. Lerebours F, Bieche I, Lidereau R. Update on inflammatory breast cancer [J]. Breast Cancer Res, 2005. 7 (2): 52-58

16. Lee KW, Chung SY, Yang I, et al. Inflammatory breast cancer: imaging findings [J]. Clinical Imaging, 2005, 29 (1): 22-25

17. Wingo PA, Jamison PM, Young JL, et al. Population based Statistics for Women Diagnosed with Inflammatory Breast Cancer (United Staves) [J]. Cancer Causes Control, 2004, 15 (3): 321-328

18. Fischer DR, Baltzer P, Malich A, et al. Is the "blooming sign" a promising additional tool to determine malignancy in MR mammography [J]. European Radiology, 2004, 14 (3): 394-401

19. Buadu LD, Murakami J, Murayama S, et al. Breast lesions: Correlation of contrast medium enhancement patterns on MR images with histopathologic findings and tumor angiogenesis [J]. Radiology, 1996, 200 (3): 639-649

（二）乳腺化生性癌

乳腺化生性癌是一种侵袭较强、且形态异型的浸润性导管癌，其发生率占乳腺癌总数不到1%。异质型成分包括：腺样上皮细胞或非腺样上皮细胞（如鳞癌细胞）及间质细胞（如梭形细胞、软骨细胞、骨细胞或肌样细胞）。其发病机制目前还不清楚。根据其化生成分的不同，有学者也将其分为多种亚型；但在某些病例中，特别是化生成鳞状细胞及梭形细胞的肿瘤中，其化生的成分形式单一，无乳腺导管腺癌成分。目前尚无统一分类标准或术语来定义此类肿瘤。乳腺化生性癌较为罕见，其预后不确定，可能与其化生的类型有关。

【临床表现】

乳腺化生性癌多无特殊的临床表现，与浸润癌普通型（NST）相似，包括患者的发病年龄、肿块的发现方式及乳腺中的发病部位。大多数病人常表现为单一的较大肿块，偶有表现为肿块短期内迅速进展者。仅有一小部分的病人可有肿块侵犯局部皮肤的表现，并与皮下组织粘连固定。

【病理表现】

大体病理：化生性纯鳞癌的大体病理无明显特异性，这些肿瘤可边界清楚或模糊，或边界不规则。囊性变较为常见，尤其在化生为鳞状细胞的癌灶中。通常，化生性纯鳞癌多为相对较大的肿块，直径的大小平均为3.9cm（范围可在1.2cm到10cm之间）。

组织病理：镜下，化生性癌具有高度特异性，但化生类型及程度不一。化生性癌中最常见的异质型是软骨或骨化生类型，软骨或骨分化程度可呈现良性，也可以是恶性。异质型的鳞癌细胞分化程度也可从高到低，在以鳞癌细胞为主的肿瘤中易发现囊变。异质梭形细胞分化也是常见类型，且常与鳞癌分化并存。如果发现有导管原位癌同时存在，有助于确定乳腺起源的诊断（图6-3-12A、B，图6-3-13）。

【影像病理表现】

1. 超声　肿块通常呈囊实性，形态不规则，边界清晰，肿块内部呈低回声，回声不均匀，钙化少见，多数病灶后方回声增强，少数后方回声衰减，周边缺乏高回声晕，彩色多普勒显示肿瘤血流丰富，弹性超声评分较高（图6-3-12C）。

2. X线　主要表现为形态不规则的高密度肿块，密度不均匀，且多无钙化，肿块边界清楚，呈良性肿瘤的征象，边缘可见分叶及毛刺，多数以细小、稠密、僵硬毛刺为特征。部分病例可在乳腺组织中发现骨化的改变。肿瘤的局限性与化生有关，毛刺的形成与浸润的癌肿上皮成分相关，同时出现这两种特征性的影像表现有助于乳腺化生性癌的影像诊断（图6-3-12D、E）。

3. MRI　多表现为囊实性肿块，形态不规则，肿块在T_1WI上多呈低信号，T_2WI为高信号，信号不均匀。病灶边界清晰，边缘可见分叶及毛刺。由于肿瘤细胞密度大，限制了水分子的扩散,故肿块 DWI 多呈高信号,通常 ADC 值 <0.0012mm²/s,在测量 ADC 值时,应该尽量避开肿瘤的囊变区,以减少病灶总体 ADC 值测量的偏差。增强后病灶呈环形强化,部分病灶周围可见异常增多的血管影。动态增强时间-信号强度曲线多数呈流出型(Ⅲ型)。

【影像特征性表现】

1. 超声 肿瘤多呈不规则的囊实性肿块,边界清晰,呈不均匀低回声,内部钙化少见,后方回声增强,周边缺乏高回声晕;彩色多普勒显示肿瘤血流丰富,弹性超声评分较高。

2. X线 不规则高密度肿块,边界清晰和边缘细、密、硬毛刺是其较为特征性的影像表现,可有分叶。

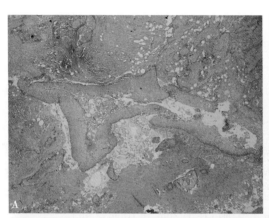
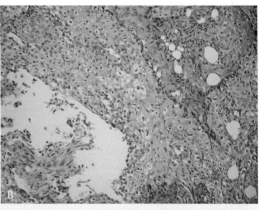
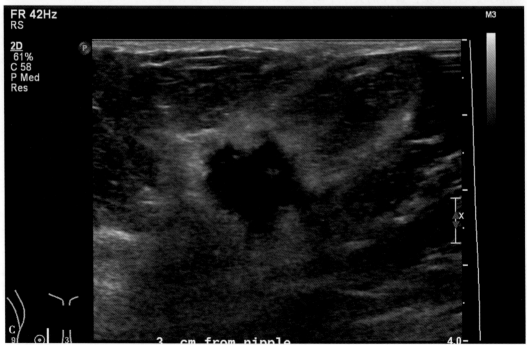

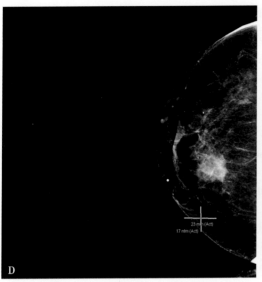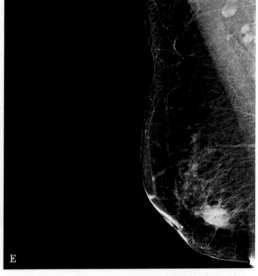

图 6-3-12 乳腺化生性癌

女性，62 岁，因右乳疼痛 8 个月，自述触诊未及明显肿块，未见明显乳头溢液及乳晕改变，无红肿及发热表现。当时乳腺 X 线检查未见异常。此次乳房超声及 X 线检查发现右乳肿块，行右乳切除术。手术后病理证实为乳腺化生性癌异质鳞状细胞癌。患者曾于 2001 年行左乳"囊内乳头状癌"切除术，2013 年行右乳导管切除活检术，病理为：导管内乳头状癌、纤维腺瘤和非典型小叶增生 5mm。家族史：祖母曾患有乳腺癌（>50Y）。2001 年后每年随访右侧乳房 X 线检查。

A、B.（HE 染色×40、×400）镜下可见大部分癌组织呈典型的浸润性导管癌表现，癌组织呈条索状、簇状及小梁状，部分形成腺管样，其中可见散在片状鳞状上皮分化区，具有异型性，部分胞质较空，可见细胞间桥、单个细胞角化及角化珠形成。C. 二维超声显示右乳头 3 点钟方向深约 3cm 处有一个 24mm×13mm×21mm 大小的低回声团块影，边缘伴有毛刺，后方声影伴回声衰减，右侧腋窝未见明显肿大淋巴结显示。BI-RADS-US 5 类。D、E.（X 线摄影右侧乳房头尾位、内外侧斜位）右乳中央区前中区域可见一大小约 23mm×17mm 大小的高密度团块影，形态不规则，边缘见分叶及毛刺；腺体组织呈弥漫性纤维密度，并可见杂乱排列小梁结构。BI-RADS 5 类

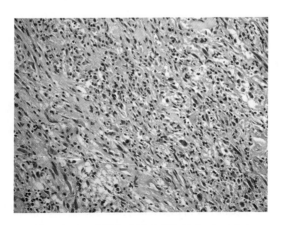

图 6-3-13 乳腺化生性癌 HE 染色（×200）
乳腺化生性癌病理图可见肿瘤细胞散在分布，
并可见分化嗜酸性细胞

3. MRI 不规则的囊实性肿块,边界清晰,边缘有毛刺,可见分叶;T_1WI 多呈低信号,T_2WI 为不均匀高信号,DWI 多呈高信号,ADC 值 $< 0.0012mm^2/s$;增强后病灶常呈环形强化,时间-信号强度曲线多部分呈流出型(Ⅲ型)。

(梁海胜 王小明 赵江民)

参 考 文 献

1. Reis-Filho JS, Lakhani SR, Gobbi, et al. Metaplastic carcinoma//WHO classification of tumors of the breast [M]. 4th ed, Lyon, France:IARC Press:2012:48-52

2. Schnitt SJ, Collins LC. Biopsy interpretation of the breast. Minneapolis:Wolter Kluwer Press, 2009:279-284

3. 王汉祥,佟云. 化生性乳腺鳞癌1例报告并文献复习 [J]. 武警后勤学院学报医学版,2014 (7):606-608

4. Nozoe T, Mori E, Ninomiya M. Squamous cell carcinoma of the breast [J]. Breast Cancer, 2012, 23 (2):7827-7835

5. Tihan D, Hepgul G, Kucukyilmaz M. Pure Primary Squamous Cell Carcinoma of the Breast Arising from the Epithelium of a Complex Mammary Cyst:A Case Report [J]. Journal of Mammary Gland Biology & Neoplasia, 2011:1-4

6. Ramljak V, Sarcevi B, Vrdoljak D V, et al. Fine needle aspiration cytology in diagnosing rare breast carcinoma-two case reports [J]. Collegium Antropologicum, 2010, 34 (1):201-205

7. Flikweert E R, Hofstee M, Liem M S. Squamous cell carcinoma of the breast:a case report [J]. World Journal of Surgical Oncology, 2008, 33 (1):87-90

8. Shigekawa T, Tsuda H, Sato K. Squamous cell carcinoma of the breast in the form of an intracystic tumor. [J]. Breast Cancer, 2007, 14 (1):109-112

9. Cardoso F, Leal C, Meira A. Squamous cell carcinoma of the breast [J]. Breast, 2000, 9 (6):315-319

(三)乳腺黏液腺癌

乳腺黏液腺癌,也称黏液样癌或胶样癌、或凝胶状癌等,是原发于乳腺的一种较少见的特殊类型乳腺癌,组织学上分单纯型和混合型(非特异性浸润癌含有黏液成分)。黏液腺癌可根据肿瘤细胞的多少分 A 型和 B 型。A 型黏液腺癌具有大量的细胞外黏液,代表经典型(非内分泌型)。若黏液腺癌中出现大片细胞,则称为富于细胞型或 B 型黏液腺癌,常表现出神经内分泌分化。黏液腺癌占全部乳腺癌的 2%。单纯型黏液腺癌生长较慢,很少发生淋巴结转移,其预后较导管癌及混合型更好,混合型黏液腺癌的预后取决于非特殊类型浸润性导管癌成分特性。一般认为单纯型和混合型乳腺黏液腺癌的发病比例在 1:1 ~ 5:2,可发生于任何年龄,但较常见于绝经期女性(35 岁以下女性占 1%,75 岁以上女性占 7%)。

【临床表现】

乳腺黏液腺癌无特殊好发部位,各象限发病无明显差异,常呈圆形,多为单侧,也可双侧,可单发或多发,直径 8 ~ 53mm。临床上多因触及乳房肿块就诊,肿块一般生长较慢,少数因外伤出血导致短期内体积迅速增大,触诊时常境界清楚,可有一种微弱沙沙声。病变质地及黏稠度取决于细胞外黏液与纤维间质的比例,一般质地中等或较软,可富有囊感，单纯型一般较混合型小，呈局限性膨胀生长。部分病例伴有疼痛。

【病理表现】

黏液腺癌细胞一般为低级，形成团块或条索状，常漂浮在细胞外黏液中（图 6-3-15A、B）。细胞簇大小、形态常有不同，可呈腺管结构，极少呈乳头状生长。如果伴有非特殊型导管癌成分，则称为混合型。一般黏液腺癌细胞 ER、PR 阳性，HER2 阴性，目前临床认为预后较好，如果是混合型预后取决于非特殊导管癌成分。

【影像病理表现】

1. 超声　肿块呈圆形或者椭圆形，不同黏液含量影响黏液腺癌的声像表现，单纯型乳腺黏液腺癌的声像特征多表现为肿块边界清晰，内部回声较均匀、后方回声增强，多无假包膜；混合型黏液腺癌形态多不规则、内部回声不均匀，后方回声衰减。超声声像图弹性评分，大多数≥4分，与常见乳腺恶性肿瘤相似。超声造影检查，约超过 1/3 的患者在包块周围或内部有异常血管形成，可见丰富血流，混合型为著。

2. X 线　乳腺黏液腺癌多呈圆形、椭圆形、半圆形团块状稍高密度肿块影，钙化、腺体结构扭曲、分叶状及不规则形少见，边界清楚或不清楚，部分容易漏诊，其中单纯型黏液腺癌多表现边界清晰，混合型常边缘模糊或有毛刺，同时有文献认为随着黏液含量的下降，乳腺黏液腺癌的边缘变得不规则，同时肿瘤内纤维间质含量也可能与肿瘤边缘多样有关；由于黏液腺癌含有大量黏液而具有一定的张力，X 线压迫摄影可造成局部腺体扭曲，若乳腺腺体小而致密，加之周围纤维腺体的影响，肿块部分边缘可能被掩盖，仅表现为不对称致密影等。这些形态不规则的因素造成漏诊，有报道称约 21% 乳腺黏液腺癌不易检出，尤其直径 <20mm 为著。乳腺黏液腺癌钙化少见，较其他乳腺癌无特征性，其钙化可表现为多种形式（图 6-3-14）。

3. MRI　平扫，乳腺黏液腺癌多表现为肿块，单纯型黏液腺癌常表现为边界清晰的类圆形或分叶状肿块，而混合型和 B 型单纯型黏液腺癌可表现为边缘不规则或有毛刺的肿块。肿块在平扫 T_1WI 信号表现不同，主要表现为低信号到等信号；T_2WI 病变呈高信号，这可能与黏液腺癌内黏液含量有关。此外，病变内部的变性、坏死、纤维化、出血和钙化等继发改变也可造成 T_2WI 上表现为不均匀高信号，其内可出现索条状和点状等或低信号影。增强扫描，乳腺黏液腺癌含有大量黏液，对比剂在瘤体内填充受限，黏液腺癌强化多表现为不规则厚壁边缘强化，既可以轻度不均匀强化、环状强化，也可以由边缘向内部渗透的向心性强化；动态增强后时间-信号强度曲线 TIC 多为单向型，少数可表现为平台型，流出型罕见。单纯型黏液腺癌由于大量细胞外黏液的阻碍，多无明显强化或 TIC 呈单向型，混合型黏液腺癌由于含有其他浸润性癌成分，TIC 可呈流出型。黏液腺癌弥散序列上呈明显高信号，但 ADC 值不降反升，这可能是由于黏液腺癌的高黏液含量和少细胞成分造成的，且单纯型黏液腺癌的 ADC 值较混合型黏液腺癌高，考虑混合型黏液腺癌含有浸润性癌成分影响所致（图 6-3-15C ~ H）。

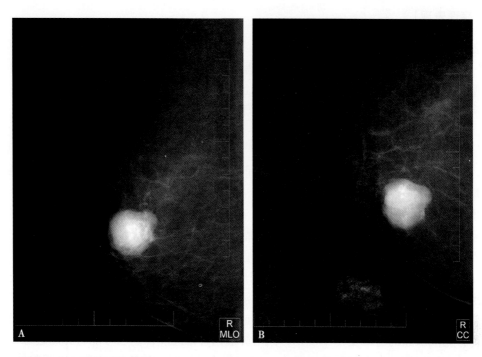

图 6-3-14　乳腺黏液腺癌

女性，80 岁，发现右乳肿块 1 个月。病理证实为乳腺黏液腺癌。

A、B.（X 线摄影右乳内外侧斜位、头尾位）显示乳晕后方类圆形团块状稍高密度肿块影，边界清楚，呈分叶状。BI- RADS 4a 类

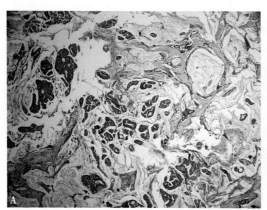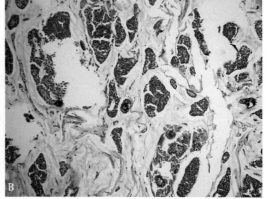

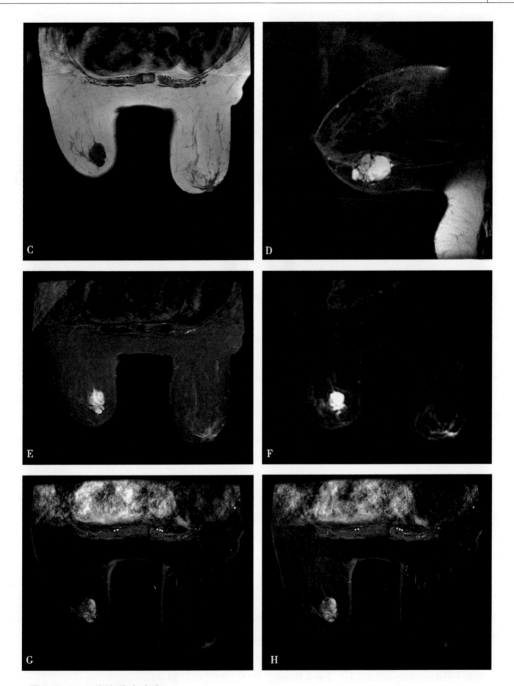

图 6-3-15 乳腺黏液腺癌

女性，74 岁，体检发现左乳无痛性肿块 2 天。病理证实为乳腺黏液腺癌。

A、B.（HE 染色×100、×200）镜下可见带有少量嗜酸性胞质的、形态一致的圆形细胞，细胞常呈簇状漂浮在细胞外黏液。C. MRI 横断位，T_1WI 显示一大小约 33mm×25mm 的低信号肿块影，内部信号不均匀，边缘可见毛刺及分叶样改变；D. MRI 矢状位，脂肪抑制 T_2WI 示肿块呈高信号，信号不均匀；E. MRI 横断位，STIR 示肿块呈高信号；F. DWI 示肿块呈高信号；G、H. 动态增强检查提示肿块明显强化，呈不均匀强化。BI-RADS-MRI 4b 类

【影像特征性表现】

1. 超声　肿块呈圆形或者椭圆形，不同黏液含量影响黏液腺癌的声像表现。单纯型乳腺黏液腺癌的声像特征多表现为肿块边界清晰，内部回声较均匀、后方回声增强，多无假包膜；混合型黏液腺癌形态多不规则、内部回声不均匀，后方回声衰减。

2. X线　乳腺黏液腺癌多呈圆形、椭圆形、半圆形团块状稍高密度肿块影，钙化、腺体结构扭曲、分叶状及不规则形少见，边界清楚或不清楚。

3. MRI　T_2WI 上呈高或明显高信号，动态增强后时间-信号强度曲线 TIC 多为上升型，弥散序列上呈明显高信号，但 ADC 值不降反升。

（朱 丹　司明珏　尹化斌）

参考文献

1. Mori M，Tsunoda H，Kawauchi N，et al. Elastographic evaluation of mucinous carcinoma of the breast ［J］. Breast Cancer，2012，19（1）：60-63

2. Bode MK，Rissanen T. Imaging findings and accuracy of core needle biopsy in mucinous carcinoma of the breast ［J］. Acta radiol，2011，52（2）：128-133

3. Monzawa S，Yokokawa M，Sakuma T，et al. Mucinous carcinoma of the breast：MRI features of pure and mixed forms with histopathologic correlation ［J］. American Journal of Roentgenology，2009，192（192）：125-131

4. Woodhams R，Kakita S，Hata H，et al. Diffusion weighted imaging of mucinous carcinoma of the breast：evaluation of apparent diffusion coefficient and signal intensity in correlation with histologic findings ［J］. AJR，2009，193（1）：260-266

5. Di Saverio S，Gutierrez J，Avisar E. A retrospective review with long term follow up of I I，400cases of pure mucinous breast carcinoma ［J］. Breast Cancer Res Treat，2008，111（3）：541-547

6. Tavassoli FA，Devilee P. WHO Classification of Tumors：Pathology and Genetics of tumors of the breast and female genital organs ［M］. 1st ed. Lyon：IABC Press，2005：118-123

7. Lam WW，Chu WC，Tse GM，et al. Sonographic appearance of mucinous carcinoma of the breast ［J］. AJR，2004，182（4）：1069-1074

8. Kawashima M，Tamaki Y，Nonaka T，et al. MR imaging of mucinous carcinoma of the breast ［J］. AJR，2002，179（1）：179-183

9. Memis A，Ozdemir N，Parildar M，et al. Mucinous（colloid）breast cancer：mammographic and US features with histologic correlation ［J］. Eur J Radiol，2000，35（1）：39-43

10. Kuh CK. MRI of breast tumor ［J］. Eur Radiol，2000，10（1）：46-58

（四）乳腺神经内分泌癌

原发乳腺神经内分泌癌（neuroendocrine carcinoma，NEC）由 Cubilla 和 Woodruff 最先报道，之后，国内外不断有报道。NEC 在乳腺癌中十分罕见，Günhan-Bilgen 等国外学者分析了 1845 例乳腺癌患者的病理切片，发现 NEC 的发病率约 0.27%。国外报道 NEBC 好发于女性，发病年龄为 60～70 岁，但在中青年女性中也有发现，应加以注意。

【临床表现】

NEC 在临床上多表现为乳腺肿块，质硬，边界不清，与周围组织粘连，伴或不伴有疼痛，部分患者有乳头血性溢液的表现。就诊时发生转移的患者较少。在 NEC 中少部分患者会有类癌综合征表现，主要是由肿瘤细胞分泌的 5- 羟色胺等血管活性物质进入血液循环引起，常有颜面潮红、腹痛、腹泻等临床表现。这些血管活性物质大多数需要肝、肺代谢，在这些器官发生转移后会出现类癌综合征的症状。但总体来说，NEC 患者多无类癌综合征的典型表现。

【病理表现】

WHO 乳腺和女性生殖系统肿瘤病理学和遗传学分类标准指出，乳腺 NEC 在形态上与胃肠道和肺神经内分泌肿瘤一致。2003 年 WHO 乳腺和女性生殖系统肿瘤病理学和遗传学分类标准将乳腺原发神经内分泌肿瘤正式列为独立的类型，包括 3 个亚型：实性 NEC、小细胞/燕麦细胞癌和大细胞 NEC。现已公认，乳腺 NEC 的病理诊断主要依靠神经内分泌形态学特征，以及超过 50% 的癌细胞表达神经内分泌标志物。但由于该病发生率较低，其大体和形态学特征、确切的亚型分类、其他免疫表型和预后仍需进一步认识。

乳腺 NEC 在组织形态学上，无论是大体还是镜下均可出现一些相对特征性的表现。大体标本肉眼观察肿瘤界限清楚，呈膨胀性生长，切面呈灰白色，瘤体局部或大部分也可呈灰红色，部分病例表面黏滑，呈胶冻状。

乳腺 NEC 在形态上有很大的异质性，可以呈现非神经内分泌分化乳腺癌的特征，有学者认为实际上除小细胞型外，按 WHO 的标准单独依靠形态学诊断是不够的，需要利用免疫组织化学和分子生物学手段来证实。不过除小细胞型外，乳腺 NEC 可显示出许多形态学线索，比较特征性的表现可归纳为：①细胞形态大小适中，核染色质细腻，细胞质宽、淡粉染或呈粉红色，细胞排列紧密，细胞与细胞之间胞质界限不清楚；②癌巢周围可见栅栏状排列的细胞，或出现菊形团样结构、缎带样排列的结构和柱状上皮排列的结构；③出现梭形或短梭形细胞、透明细胞、浆细胞样细胞和印戒细胞；④除黏液型外，其他亚型间质成分少，可见陈旧和新鲜出血。上述形态可提示神经内分泌分化（图 6-3-16A、B）。

免疫表型及分子分型：乳腺 NEC 除使用神经内分泌标志物进行鉴别诊断外，有学者认为相对高质量角蛋白 3413E12 分子也能够区分 NEC 和非 NEC，前者不表达 3413E12，而后者常常表达。乳腺 NEC 还具有其他免疫表型特征：①大多数病例表达 ER 和（或）PR；②高表达神经内分泌标志物的乳腺癌低表达 HER2，并有学者认为实际上乳腺 NEC 总是缺乏 HER2 表达。

【影像病理表现】

1. 超声 国内有学者将 NEC 的超声表现归纳为两种类型：结构松散型和实性结节型。前者表现为腺体内低回声团块，球体感不明显，形态不规则，内呈分布不规则条状略强回声分隔与小片状低回声相间，似杂乱网格状，其病理基础可能为其本身是一种低度恶性肿瘤，以膨胀浸润性生长为主，癌巢仅表浅地侵入周缘组织，并引起周围较多成熟纤维组织增生而形成不完整包膜，而瘤细胞间纤维血管间隔表现为呈网格样的略强回声。实性结节型表现为边界清晰、形态相对规则的实性低回声团块，呈圆形或类圆形，有完整低回声包膜。临床上此型患者病史较长，以膨胀式生长为主，无周边浸润表现。

乳腺神经内分泌癌需与常见的乳腺纤维腺瘤、浸润性导管癌进行鉴别。纤维腺瘤好发于青春期和育龄期女性，多有完整包膜，活动度好，声像图中包膜可清晰显示，呈环状中高回声，边界清晰，形态规则。而神经内分泌癌好发于中老年女性，边界欠清，内回声不均匀，呈网格状分布；实性结节型虽有包膜，但包膜呈低回声。浸润性导管癌表现为实性低回声结节，形态不规则，呈毛刺或蟹足样改变。因其间质的纤维成分较多，排列紊乱，声像图表现为后方回声衰减，而神经内分泌癌细胞成分丰富，间质成分少，后方回声增强。此外，前者钙化灶多表现为簇状分布的沙砾样、针尖状强回声，而后者钙化少见，如有钙化，则表现为散在的斑点状强回声。

超声检查作为临床诊断乳腺疾病的首选检查方法之一，虽可提示乳腺神经内分泌癌的大小、形态、血供及淋巴结转移等情况，但术前定性诊断较为困难，最终确诊依赖于病理免疫组化检查。

2. X 线　主要表现：①多表现为实性肿块，膨胀性生长，类圆形，偶见浅分叶；②非肿块型可表现为局限性不对称或不规则致密影；早期乳腺 NEC 可无明显肿块或密度异常改变；③无明显异常钙化（多形性或不均质钙化、线样分支状钙化、簇状和段样钙化），点状及类圆形钙化亦罕见。这是乳腺 NEC 的一个特点。

3. MRI　主要表现为单发病灶、均匀肿块样强化、时间-信号强度曲线流出型、峰值强化率＞90%。与发生于胃肠道的神经内分泌肿瘤的影像学表现类似，病灶的 MRI 表现主要与病灶的病理学特征密切相关。因神经内分泌癌的肿瘤细胞多形成腺泡状及实性的细胞巢结构，似有包膜与周围组织分界，所以肿瘤结构多较密实，少见液化坏死。因有假包膜形成，肿瘤多与乳腺实质分界清楚。因为肿瘤细胞 50% 以上表达神经内分泌标记，故肿瘤实性成分多在早期强化明显，强化峰值多出现于动态增强第 1 期，时间-信号强度曲线多呈流出型（图 6-3-16C ~ N）。

乳腺神经内分泌癌与乳腺浸润性癌的影像表现存在重叠，一般需借助组织学及免疫组化加以鉴别。

【影像特征性表现】

1. 超声　实性结节型表现为边界清晰、形态相对规则的实性低回声团块，呈圆形或类圆形，有完整低回声包膜，以膨胀式生长为主，无周边浸润表现，后方回声增强。

2. X 线　多表现为实性肿块，膨胀性生长，类圆形，偶见浅分叶；无明显恶性钙化，良性钙化亦罕见。

3. MRI　主要表现为单发病灶、均匀肿块样强化、时间-信号强度曲线流出型。肿瘤结构多较密实，少见液化坏死。可有假包膜形成，肿瘤多与乳腺实质分界清楚。

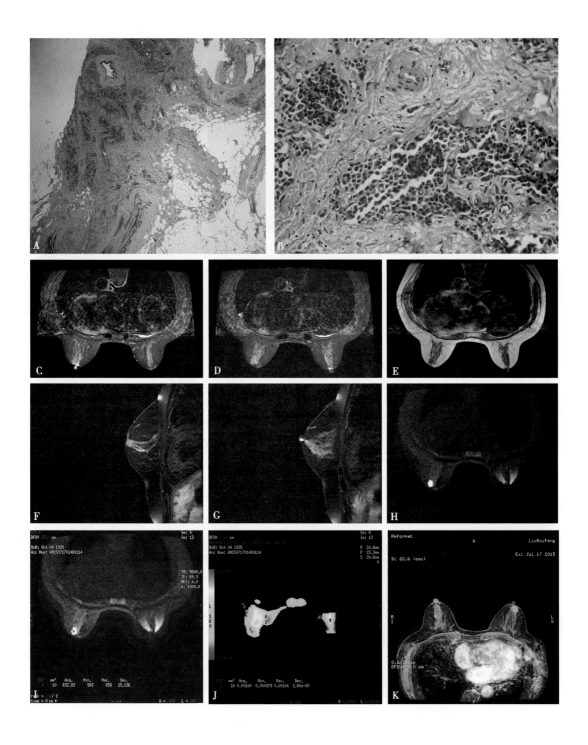

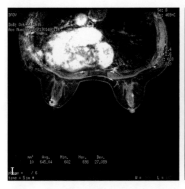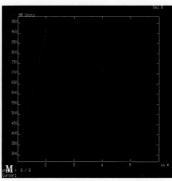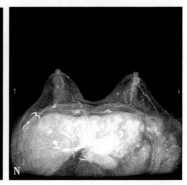

图 6-3-16　乳腺神经内分泌癌

女性，80 岁，无意中发现左乳肿块 2 天，伴触痛，无渐进性增大，无发热，无周围皮肤红肿，无乳头溢液，无乳头凹陷，无"橘皮征"。查体：双乳对称，外观（－），乳头无凹陷、溢液，左乳晕后方可扪及一肿块，直径 10mm×20mm，质软，轻压痛，表面光滑，边界欠清，双侧腋窝淋巴结未及肿大。外院 B 超检查提示：左乳晕后方导管扩张伴稍高回声影，建议进一步检查（BI-RADS 4a 类），两侧乳腺腺病，两侧腋窝未见肿大的淋巴结。

手术名称：乳房病损切除术。术中所见：肿块位于左乳外侧乳晕旁 3 点处，直径约 10mm，质韧，边界尚清，术中冰冻提示"左乳肿块：不典型导管上皮增生，导管内癌可能"。术后病理：（左乳肿块）浸润性癌。结合形态和免疫表型，符合浸润性神经内分泌癌，部分区域呈实性乳头状癌形态。免疫组化结果：肿瘤细胞 ER（＋）（90%，强），PR（＋）（20%，中等），HER2（0），Ki67（＋，约10%），CgA（＋），CK5/6（－），E-cadherin（＋），Syn（＋），AE1/3（＋）；P63 及 Calponin 显示癌巢周边肌上皮消失。

A、B.（HE 染色×40、×200）镜下可见细胞形态一般较温和，核染色质细腻，细胞质宽、淡粉染或呈粉红色，细胞排列紧密，细胞与细胞之间胞质界限不清楚；癌巢周围可见呈栅栏状排列的细胞，或出现菊形团样结构、缎带样排列的结构和柱状上皮排列的结构；出现梭形或短梭形细胞、透明细胞、浆细胞样细胞和印戒样细胞；间质成分少，可见陈旧和新鲜出血。C、D. MRI 横断位，STIR 显示左乳晕后方稍高信号结节影，内部信号不均匀，边界模糊；E. MRI 横断位，T_1WI 示结节呈低信号；F、G. MRI 矢状位，脂肪抑制 T_2WI 示肿块呈高信号，信号不均匀；H、I. MRI 横断位，DWI 示结节呈高信号；J. MRI 横断位，结节的 ADC 值为 0.000 973mm²/s，明显低于正常范围；K. MRI 横断位，动态增强检查提示肿块明显强化；L、M. 病灶动态增强的时间-信号强度曲线图呈流出型；N. 增强后最大密度投影三维成像显示瘤周见多条血管影。BI-RADS-MRI 4b 类

（王　灿　沈　璐　杜光烨）

参考文献

1. 王水，刘钊. 乳腺神经内分泌癌 [J]. 中国实用外科杂志，2013，33（3）：238-240

2. Jing W，Yang QX，Wu YP，et al. Solid neuroendocrine breast carcinoma：mammographic and sonographic features in thirteen cases [J]. Chinese journal of cancer，2012，31（11）：549-556

3. Alkaied H，Harris K，Brenner A，et al. Does hormonal therapy have a therapeutic role in metastatic primary small cell neuroendocrine breast carcinoma：Case report and literature review [J]. Clinical breast cancer，2012，12（3）：226-230

4. 刘绍玲，李吉昌，赵斌，等. 超声检查在乳腺神经内分泌癌诊断及鉴别诊断中的价值 [J]. 中华超声影像学杂志，2012，21（11）：1007-1008

5. 程玉书，周正荣，杨文涛，等. 乳腺神经内分泌癌的影像学表现和临床病理特征 [J]. 中华肿瘤杂志，2012，34（12）：917-922

6. Yildirim Y，Elagoz S，Koyuncu A，et al. Management of neuroendocrine carcinomas of the breast：A rare entity [J]. Oncology letters，2011，2（5）：887-890

7. Raymond E，Dahan L，Raoul JL，et al. Sunitinib malate for the treatment of pancreatic neuroendocrine tumors [J]. New England Journal of Medicine，2011，364（6）：501-513

8. Righi L，Sapino A，Marchiò C，et al. Neuroendocrine differentiation in breast cancer：established facts and unresolved problems [J]. Seminars in Diagnostic Pathology，2010，27（1）：69-76

9. López-Bonet E，Alonso-Ruano M，Barraza G，et al. Solid neuroendocrine breast carcinomas：incidence，clinico-pathological features and immunohistochemical profiling [J]. Oncology Reports，2008，20（20）：1369-1374

10. Günhanbilgen I，Zekioglu O，Ustün E，et al. Neuroendocrine differentiated breast carcinoma：imaging features correlated with clinical and histopathological findings [J]. European radiology，2003，13（4）：788-793

11. Tavassoli FA，Devilee，Peter，World Health Organization. Pathology and genetics：tumours of the Breast and Female Genital Organs [J]. International Agency for Research on Cancer，2003，78（1）：398-399

12. Papotti M，Sapino A，Righi L，et al. 34βE12 Cytokeratin Immunodetection in the Differential Diagnosis of Neuroendocrine Carcinomas of the Breast [J]. Applied Immunohistochemistry，2001，9（3）：229-233

13. Maluf HM，Koerner FC. Carcinomas of the breast with endocrine differentiation：a review [J]. Virchows Archiv，1994，425（5）：449-457

（五）乳腺浸润性筛状癌

乳腺浸润性筛状癌（invasive cribriform carcinoma，ICC）是一种罕见的特殊型乳腺导管浸润癌，占所有乳腺癌的 0.8%~3.5%。患者多为中老年女性，偶见于男性，平均年龄 53~58 岁。2003 年，世界卫生组织（WHO）乳腺肿瘤组织学分类在上皮性肿瘤中将其列为一种新的乳腺导管癌亚型，并重新调整了筛状癌的分型依据：（1）单纯型，>90% 肿瘤成分为筛状结构，或肿瘤以筛状结构为主（>50%），同时伴有少量的小管癌成分（<50%）；（2）混合型，肿瘤成分以筛状结构为主（>50%），其他非小管癌类型的癌组织成分占 10%~49%。ICC 以淋巴结转移为主要途径，不论单纯型还是混合型 ICC 腋窝淋巴结转移数不超过 3 枚。较好的肿瘤分化和免疫组化表型（ER 和 PR 阳性、HER-2 阴性）均提示其可有良好的疗效，尤其是单纯型 ICC。

【临床表现】

病人常以触及乳房肿块就诊，多无触痛。肿块多位于乳腺外上象限，边界不清，质地较硬，表面不规则，活动度欠佳，可反复发作，且可不随月经周期变化，肿块生长缓慢，病史可长达数年，最初常与增生结节混淆，无家族史。

【病理表现】

乳腺浸润性筛状癌的癌巢呈规则岛屿样分布，巢内癌细胞呈典型筛孔状排列，筛孔呈圆形或椭圆形，大小不等，筛孔缘可有顶浆分泌胞突，其内常有嗜伊红的黏液样分泌物，可见微小钙化；癌细胞分化较好，细胞小而形态单一，胞质较少，核小而圆，核多形性及低度异型，核分裂相罕见；癌巢周围间质有程度不同的胶原沉积，常有明显成纤维细胞和肌纤维母细胞的反应性增生，坏死成分较少，无肌上皮细胞；癌巢周围可有残留的基底膜，但基底膜仅局限于肿瘤细胞周围，筛孔状结构围成的腔隙无基底膜存在。肿瘤可伴有小管癌成分（6-3-17A）。免疫组化 ER 和（或）PR 表达阳性、HER-2 表达阴性、Ki67 低表达（<14%），P63、SMA 和 CK5/6 阴性，肌上皮标记阴性。转移淋巴结中也可见筛状结构及微小钙化灶。

【影像病理表现】

1. 超声　乳腺超声与乳腺导管浸润癌普通型表现相似。表现为不规则低回声肿块，内部回声不均匀，可见簇状分布微小钙化，后方回声轻度增强，病灶边缘可见毛刺，彩色多普勒超声可见肿瘤内部血流丰富。

2. X 线　肿块形态不规则，密度较高且不均匀，边界不清，可有分叶、僵硬毛刺及透明"晕圈征"，部分瘤内可见簇状微细钙化，可有乳房皮肤增厚，乳头内陷（6-3-17B、C）。

3. MRI　平扫，肿块多呈不规则形，边界不清，边缘可见分叶及多发毛刺，T_1WI 多呈等或稍低信号，T_2WI 及脂肪抑制 T_2WI 多呈等或稍高信号，信号不均匀；DWI 呈不均匀高信号，ADC 值 $<0.0012mm^2/s$；增强扫描，注入 Gd-DTPA 后呈不均匀强化，周围无粗大供血动脉，时间-信号强度曲线图多呈单向型或低平-平台型。

【影像特征性表现】

1. 超声　不规则低回声团块，内部回声多均匀，边界不清，内部血流丰富。

2. X 线　肿块形态不规则，密度较高且不均，内部可见簇状微细钙化，边界不清，可见分叶、毛刺征及透明"晕圈征"。

3. MRI　肿块形态不规则，边界不清，可见分叶及多发毛刺，T_1WI 可呈等或稍低信号，脂肪抑制 T_2WI 呈等或稍高信号；ADC 值 $<0.0012mm^2/s$；增强后呈不均匀强化，周围无粗大供血动脉，时间-信号强度曲线图多呈单向型或低平-平台型。

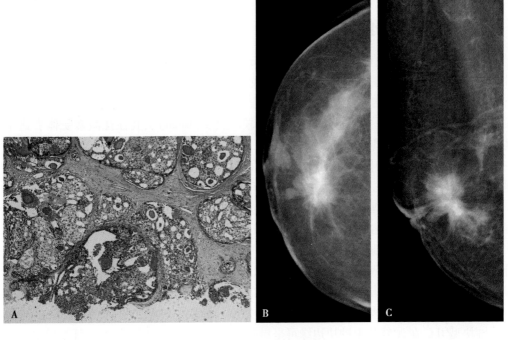

图6-3-17 乳腺浸润性筛状癌

女性，83岁，无意中发现右乳肿块1个月，伴触痛，周围皮肤增厚，无渐进性增大，无发热，无乳头溢液，无乳头凹陷。查体：双乳对称，右乳晕后方可扪及肿块约30mm×20mm大小，质中等，活动度欠佳，伴压痛，边界不清楚，双侧腋窝未见明显肿大淋巴结。病理证实为右侧乳腺浸润性筛状癌。

A.（HE染色×100）镜下可见癌巢分布呈岛屿状，巢内癌细胞排列成典型筛孔状结构，细胞小、形态单一，胞质较少，核小、低度异型，核分裂罕见。B、C.（X线摄影右侧乳房头尾位、内外侧斜位）右乳晕后方可见一不规则肿块影，大小约25mm×25mm，肿块边缘可见分叶及毛刺，周围腺体结构受压，邻近皮肤增厚凹陷。BI-RADS 4c类

（孙冰冰 梁海胜 赵江民）

参考文献

1. Tavassoli FA, Devilee P. World Health Origanization classification of tumors. Pathology &genetics, tumors of breastand female genital organs [M]. Lyon：IARC Press, 2003：27-28

2. Zhang W, Zhang T, Lin Z, et al. Invasive cribriform carcinoma in Chinese population：comparison with low-grade invasive ductal carcinoma- not otherwise specified [J]. Int J Clin Exp Pathol, 2013, 6（3）：445-457

3. American college of Radiology BI-RADS：Ultrasound [M]. 2nd ed//Breast imaging reponing and data system atlas. 5th ed. Reston, VA：American College of Radiology, 2013：1-25

4. 张雪梅，刘波，邹荣莉，等. 乳腺浸润性筛状癌的超声表现及临床分析 [J]. 中国临床医学影像杂志，2013，24（2）：278-280

5. 朱珊珊，赵晶，郭丰丽，等. 24例乳腺浸润性筛状癌临床病理分析 [J]. 中华普通外科杂志，2013，28（2）：672-675

6. 郎志强，魏兵，李新军，等. 乳腺浸润性筛状癌临床病理分析［J］. 临床与实验病理学杂志，2005，21（4）：433-437

三、乳腺浸润性小叶癌

乳腺浸润性小叶癌（invasive lobular carcinoma，ILC）是仅次于乳腺浸润性导管癌的一种乳腺癌，占所有乳腺癌的 5%～15%，在我国此构成比在 3% 以内，这可能与种族差异有关，但其发病率有不断上升的趋势。乳腺浸润性小叶癌的临床表现与浸润性导管癌存在较大差异，确诊时患者往往年龄较大、肿瘤较大（≥30mm）、其往往激素受体表达率较高，多数患者常伴有周围淋巴结转移。

经典型 ILC 是指小叶癌细胞可呈单个散在且较弥漫分布于纤维结缔组织中，或癌细胞呈线样排列，浸润间质。WHO 乳腺肿瘤组织学分类（2012 年版）中指出除了经典型的 ILC 外，还有其他的亚型，其组织结构和（或）细胞形态与经典型有所不同，如实质型、腺泡型的细胞学特征与经典型小叶癌相同，但组织结构与其不同，实质型 ILC 的癌细胞常聚集成片，间质稀少，腺泡型浸润性小叶癌的特征为不少于 20 个肿瘤细胞聚集成团，由纤细的纤维血管间质分隔。ILC 早期对正常乳腺组织结构的破坏常不严重，也较少引起纤维增生改变。这种生长方式导致临床有时不能触及肿块，或虽可触及肿块，但超声和 X 线常较难发现肿块。根据大体标本 ILC 又可分为可见肿块的肿块型和无明显肿块的非肿块型。肿块型 ILC 在 X 线片上肿块边缘可呈星芒状改变，为肿瘤周边浸润及纤维增生；超声检查表现为形态不规则、边界不清楚的低回声肿块，相对容易诊断。非肿块型 ILC 可能由于癌细胞散在分布于乳腺间质内，可造成结构受压，而无明显肿块形成，所以 X 线片主要表现为乳腺结构的扭曲，超声检查主要表现为乳腺局部结构紊乱，非肿块型的 ILC 是导致临床、X 线、超声检查漏诊的主要原因。

【临床表现】

乳腺浸润性小叶癌可以无任何临床表现，尤其非肿块型，在临床检查中常难以发现，仅在 X 线筛查时偶然发现，但其发现的比例远不及浸润性导管癌高。部分 ILC 临床症状与体征也可以和其他浸润性乳腺癌类似，早期可表现为乳房皮肤的增厚或变硬，而不是形成明显肿块，中晚期 ILC 也可出现局部肿胀、皮肤改变和乳头内陷等乳腺浸润性导管癌的中晚期临床表现。

一旦 ILC 发生转移，往往呈多部位转移，与浸润性导管癌不同的是，浸润性小叶癌容易出现胃肠道、卵巢和脑膜的转移，而肺、胸膜、脑实质等处转移则较少。

【病理表现】

手术大体标本的表现差异较大，可以从改变不明显到整个乳腺受累的弥漫性改变。典型病例可形成具有不规则边缘的肿块，质地从较硬到坚硬。因为肿瘤和周围组织分界不清，所以用手触摸比用肉眼观察更易确定其边界。大多数病例切面呈灰白色，可为硬化性或纤维性外观，一般无出血、钙化和黄白色条纹，也没有囊腔形成。有些切除标本肉眼无明显异常发现，但可触之稍硬、有橡皮感或揉面感，给人一种良性病变的感觉。有的病例可形成多发的小硬结，触摸有沙砾感，局部可与硬化性腺病类似。

镜下可见肿瘤细胞黏附性差，比较散在，其纤维间质丰富；结构上癌细胞可呈索状或线状，弥散在纤维组织或胶原束间，癌细胞也可围绕导管及小叶呈同心圆靶样结构，小叶结构存在，纤维化改变较少。

根据镜下小叶癌细胞的表现，浸润性小叶癌又可分为不同的亚型。典型表现为小的癌细胞浸润纤维间质，癌细胞倾向于呈列队状向间质浸润。癌细胞形态相似，其细胞可分为两类：一类是真正的小细胞，核均质深染，无核仁，胞质少，嗜伊红性，这类细胞比较圆，均匀一致，核多形性和异型性均不明显，可有小的核仁，核分裂亦少见。部分癌细胞胞质中可见黏液空泡，有的呈印戒样，有些空泡中可见嗜酸性小体，这种小体 AB/PAS 染色阳性。另一类是被称为多形性的浸润性小叶癌，癌细胞较大，多形性和异型性较明显，细胞核偏位，染色质较粗，核仁常较明显，可类似浸润性导管癌细胞，此类癌细胞胞质丰富，多呈嗜酸性颗粒状或泡沫样细胞，有的细胞呈肌细胞样或浆细胞样，胞质内亦可见到空泡和嗜酸性小体样结构，核分裂常见（图6-3-18A～C，图6-3-19A、B）。

虽然不同的教科书将浸润性小叶癌分为许多不同的亚型，目前较为简单且实用的分类方法则将相对均一细胞型的浸润性小叶癌称为经典型。此类浸润癌常按典型的单细胞浸润性方式生长，MBR 分级通常为 I～II 级。而非经典型则包括印戒细胞型、组织细胞型、实质型及异形型等类型，这些类型浸润性小叶癌多为 MBR 分级的 III 级。

【影像病理表现】

1. 超声　目前，高频超声已经成为乳腺疾病检查不可缺少的重要手段，乳腺超声检查发现了许多临床触诊阴性和X线片阴性的乳腺肿块。这一点在对小叶癌的诊断上尤为明显，其诊断ILC的敏感度在78%～95%。典型病变的超声表现包括：①边界模糊的肿块是其最主要特征。肿块边缘超声表现与其浸润方式、浸润部位的组织构成及周围间质反应程度有关。病理学镜下可见肿瘤浸润生长至正常乳腺腺体小叶结构，浸润部分间质反应较轻，相对较少。由于ILC的癌细胞之间散布着大量正常乳腺组织，因此形成绝大多数肿块边界模糊不清的声像图。不典型增生腺病结节的边界不清与乳腺癌的边界不清有所区别，前者边界不清体现在结节两侧方，结节前、后方边界清晰；后者边界不清体现在结节四周，故对于乳腺小肿块，若凸向前方脂肪层且与之分界模糊，应考虑到ILC的可能。②肿块后方回声衰减。乳腺癌病变内间质的量、构成成分以及分布情况是超声后方衰减征象的病理基础。ILC的癌细胞常呈单个散在弥漫浸润于乳腺小叶内外的纤维间质中，当间质成分多时，声波反射界面增多易出现肿块后方回声衰减。③乳腺肿块微小钙化被普遍认为是乳腺恶性肿瘤的重要特征，研究表明ILC相对于其他乳腺恶性肿瘤较少形成钙化。④彩色多普勒超声显示ILC中血流分级以I～II级为主，说明大部分ILC肿瘤内血流较少，但阻力指数（RI值）较高。⑤乳腺恶性肿瘤的超声共性表现为不规则形态的肿块，与肿瘤浸润生长特征有关。毛刺、角征、微小分叶均是癌组织向周围组织浸润表现，在病理组织学上常可见癌组织呈放射状侵入邻近纤维脂肪组织内。部分肿块边缘可见高回声声晕，表现为肿块前、侧壁不规则、厚薄不均的强回声包绕，是癌细胞向周围组织浸润引起的结缔组织反应、炎性渗出或组织水肿及血管纤维增生所致（图6-3-18D）。

2. X线　①肿块：可为有明显肿块的肿块型，也可为无明显肿块的非肿块型。肿块型的边缘最常见浸润性表现，即病变与正常腺体分界不清晰；少数为星芒状。浸润性边缘的病理基础是癌细胞在早期即已向周围浸润，癌灶破坏周围正常乳腺组织，并产生瘤周水肿、反应性结缔组织增生等改变，导致病灶边界模糊不清（图 6-3-18E，图 6-3-19C、D）。这种改变极易造成 X 线漏诊，因此双侧乳腺腺体致密程度差异明显的患者，应建议进一步检查。肿块星芒状边缘的主要病理学基础是癌细胞沿结缔组织间隙蔓延引起结缔组织增生，此类患者可有较明确肿块表现，X 线诊断阳性率较高。②结构扭曲：结构扭曲是浸润性小叶癌的一个常见征象，但在浸润性导管癌相对少见。乳腺结构扭曲是指在形成明确的肿块前，乳腺正常结构被扭曲，纤维小梁增粗、变直或紊乱，病变组织与周围界限不清，可包括呈放射状影的局灶性纤维收缩或者引起实质的边缘扭曲。其病理基础为癌细胞穿破腺管壁基底膜向管外周呈浸润性生长，引起周围纤维组织的增生反应，并使脂肪与正常乳腺实质间的界面扭曲、变形。结构扭曲是浸润性小叶癌常见且易被忽视的征象，应引起重视，应仔细观察对比同一投照位置的两侧乳腺，以防漏诊。而非肿块型，则无明显肿块，可有结构扭曲，更易漏诊。③局灶性不对称致密影：是指在两个投照位置上均显示为致密影，但不具备肿块较明显的轮廓。此征象是由 ILC 的特殊生长方式引起的，是在肿块形成之前，癌变组织和周围组织形成局部密度增高区，以中央密度较高且组织正常解剖结构破坏不明显，纤维组织增生较轻。因此临床虽可触摸到肿块，而 X 线片上却无明确肿块表现。当致密影周边征象不典型时容易误诊为良性增生性病变。因此，对非对称性或局限性致密影，应该提高警惕，建议短期复查。④钙化：微小钙化在浸润性小叶癌少见，而浸润性导管癌却为较常见征象。钙化形成与病变引起的乳腺组织代谢异常、残留的肿瘤上皮细胞分泌物及肿瘤细胞坏死的碎片等物质矿化有关系。钙化也可能由于其同时伴有不同亚型的导管内癌形成有关。因此，对 X 线片上的钙化表现难以定性的病变，应建议短期复查。⑤临床高度怀疑为乳腺小叶癌的致密型乳腺患者，X 线可无明显阳性改变，但确有部分病例活检或手术证实为小叶癌，应仔细观察，寻找可疑征象，并建议结合 B 超、MRI、针刺活检等检查明确诊断。

3. MRI　平扫，ILC 可见不规则形肿块，边缘模糊，可有小分叶和星芒状改变。T_1WI 多呈低信号，T_2WI 为稍高信号或不均混杂稍高信号（图 6-3-19E、F、J）。DWI 呈高信号（图 6-3-19G），ADC 值常较低，因细胞密度大，限制了水分子的扩散所致。由于肿瘤对周围结构不均衡的浸润性生长方式，导致病变区组织结构混杂，DWI 出现信号不均匀的现象，肿瘤的坏死囊变及出血等也是 DWI 信号不均匀的重要原因。在测量 ADC 值时，应该尽量避开囊变和出血区。当病灶内部 DWI 信号不均匀时，应采用多点测量并取平均值，避免病灶总体 ADC 值测量的偏差（图 6-3-19H、I）。

增强扫描，团注对比剂后，部分病灶周围可见异常增多的血管影，其内部信号不均匀，这主要是因为恶性肿瘤在周边区域细胞增殖活跃，新生微血管密度较高，而在中心区域常因坏死、出血等导致微血管密度降低，因此在增强扫描时可见多发斑点状、条片状、环形等不均匀强化（图 6-3-19K）。研究表明，环形强化不仅是乳腺癌等恶性肿瘤的特征性表现，而且提示肿瘤具有浸润性，是评估肿瘤生物学特性的有效指标，近 2/3 的浸润性乳腺癌有此特征性改变。而向乳头方向延伸强化的粗长索条状影，常提示肿瘤沿导管途径向乳头方向浸润；腺体后脂肪间隙中断、消失，则提示肿瘤侵犯胸壁可能。由于肿瘤细胞代谢旺盛，血流量增加也明显，时间-信号强度曲线图多呈流出型（Ⅲ型）曲线。部分低级别的 ILC 相对不活跃，可表现为快速流入和缓慢流出的Ⅱ型曲线。

如果病变在增强早期呈快速或中速增强而延迟期呈平台型或廓清型，也应高度怀疑为恶性肿瘤（图6-3-19L）。

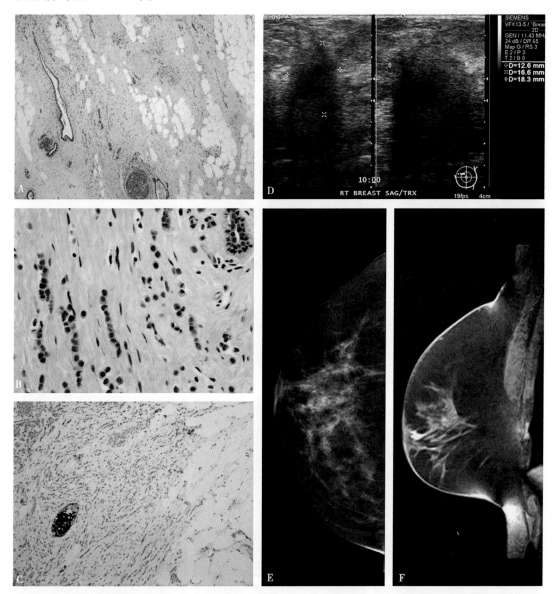

图6-3-18 乳腺浸润性小叶癌

女性，59岁，定期体查，超声及X线发现可疑病变，遂行手术切除。病理证实为乳腺浸润性小叶癌。
A、B.（HE染色×40、×200）镜下可见癌细胞比较散在，细胞较小，黏附性差，肿瘤的纤维间质丰富；瘤细胞排列呈索状或线样，弥散在纤维组织或胶原束间，癌细胞也可围绕导管及小叶呈同心圆靶样结构，小叶结构尚存，纤维化改变不明显。病理诊断为浸润性小叶癌（经典型，MBR Ⅱ级，70mm）；C.（免疫组化E-Cadherin）E-Cadherin染色阳性证实浸润性小叶癌。D. 二维超声显示右乳外上象限边界不清的低回声区，后方回声衰减。BI-RADS-US 4b类。E.（X线摄影右侧乳房头尾位）可见少量钙化，无明显肿块或腺体结构异常不明显。BI-RADS 3类。F. MRI矢状位，STIR示右乳外上象限35mm×40mm不规则异常稍高信号区域。BI-RADS-MRI 4a类

【影像特征性表现】

1. 超声　边界模糊不清、肿块后方回声减弱、微小钙化少见、血流较少、RI值较高。

2. X线　部分肿块形态不规则、微小钙化少见、非肿块型可见结构扭曲或局灶性不对称致密影。

3. MRI　肿块形态不规则、边界不清楚，T_1WI多呈低信号，T_2WI为稍高或混杂稍高信号，DWI呈高信号；肿瘤实质部分ADC值明显降低，低于临界值；注入二乙烯三胺五乙酸钆（Gd-DTPA）后病变可呈不均匀强化，动态增强时间-信号强度曲线图呈流出型或平台型曲线。

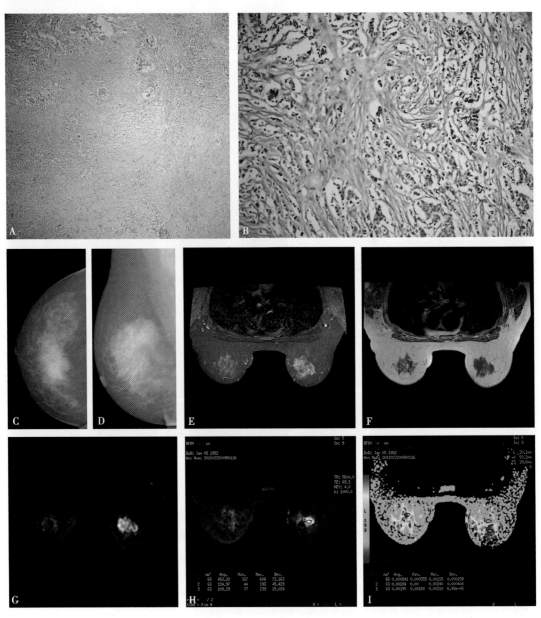

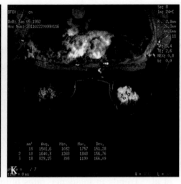
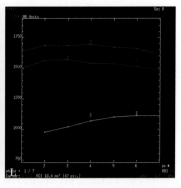

图6-3-19 乳腺浸润性小叶癌

女性,59岁,体检发现右乳肿块,轻压痛,质地较硬,表面不光滑,活动度欠佳。病理证实为乳腺浸润性小叶癌。

A、B.(HE染色×40、×200)镜下可见肿瘤细胞比较散在,细胞较小,黏附性差,肿瘤的间质丰富;结构上瘤细胞可呈索状或线状,弥散在间质内,癌细胞也可围绕导管及小叶呈同心圆靶样结构,小叶结构尚存,纤维化不明显。C、D.(X线摄影右侧乳房头尾位、内外侧斜位)右乳内上象限高密度团块,密度不均,形态不规则,见分叶征,边缘毛糙,多发毛刺。BI-RADS 4a类。E. MRI横断位,STIR示肿块呈不规则形,边缘不清,信号稍高;F. MRI横断位,T_1WI呈低信号;G. MRI横断位,DWI呈高信号;H、I. MRI横断位,肿块实性部分的ADC值为0.000 841mm²/s,明显低于正常范围;J. MRI矢状位,脂肪抑制T_2WI示肿块呈稍高信号,大小约32mm×38mm,边界不清;K. MRI横断位,动态增强显示肿块明显强化,呈不均匀强化,肿块边界欠清,边缘毛糙,见分叶征;L. 增强时间-信号强度曲线图为平台型曲线。BI-RADS-MRI 4c类

　　双侧发病及多发病灶是浸润性小叶癌的一个特点,国外学者研究发现ILC中50%病变为多灶性。

(吴庆龙　胡 幸　杜光烨)

参考文献

1. 玉霞,徐香玖. 乳腺癌的X线表现、病理与分子生物学指标的相关性研究[J]. 中国医学影像技术,2008,24(1):60-63

2. 彭玉兰,魏兵,吕青,等. 乳腺黏液癌的超声、病理及分子生物学特征研究[J]. 中国医学影像技术,2008,24(4):527-530

3. 付丽,傅西林. 乳腺肿瘤病理学[M]. 北京:人民卫生出版社,2008:36-42

4. Brian J, Yoder DO, Wilkinson EJ, et al. Molecular and morphologic distinctions between infiltrating ductal and lobular carcinoma of the breast[J]. Brest, 2007, 13(2):172-179

5. Cho N, Moon WK, Cha JH, et al. Differentiating benign from malignant solid breast masses:comparison of two dimensional and three dimensional US[J]. Radiology, 2006, 240(1):26-32

6. Tubiana-Hulin M, Stevens D, Lasry S, et al. Response to neoadjuvant chemotherapy in lobular and ductal breast carcinomas:a retrospective study on 860 patients from one institution[J]. Annals of Oncology Official Journal of the European Society for Medical Oncology, 2006, 17(8):1228-1233

7. Watemunm DO, Tempfer C, Hdler LA, et al. Ultrasound morphology of invasive lobular breast canoer is different compared with other types of breast cancer[J]. Ultrasound Med Biol, 2005, 31(2):167-174

8. Singletary SE, Patel-Parekh L, Bland KI. Treatment trends in early-stage invasive lobular carcinoma: a report from the National Cancer Data Base [J]. Ann Surg., 2005, 242 (2): 281-289

9. Molland JG, Donnellan M, Janu NC, et al. Infiltrating lobular carcinoma a comparison of diagnosis, management and outcome with infiltrating duct carcinoma [J]. Breast, 2004, 13 (5): 389-396

10. Berg WA, Gutierrez L, Nessaiver MS, et al. Diagnostic accuracy of mammography, clinical examination, US, and MR imaging in preoperative astloasrnent of breast cancer [J]. Radiology, 2004, 233 (3): 830-849

11. 冯彬, 张慧英. 细针穿刺细胞学诊断乳腺浸润性小叶癌的形态学分析及意义探讨 [J]. 中国肿瘤临床, 2004, 31 (24): 1392-1395

12. Li CI, Anderson BO, Daling JR, et al. Trends in incidence rates ofinvasive lobular and ductal breast carcinoma [J]. JAMA, 2003, 289 (11): 142l-1424

13. Arpino G, Bardou VJ, Clark GM, et al. Infiltrating Iobularcarcinoma of the breast tumor characteristics and clinical outcome [J]. Breast Cancer Res. 2003, 6 (3): 149-156

14. Coradini D, Pellizzaro C, Venemni S, et al. Infiltrating duelal and lobular breast carcinomas are characterized by different interrelationships among markers related to angiogenesis and hormone dependence [J]. Br J Cancer, 2002, 87 (10): 1105-1111

15. Evans WP, Warren Burhenne LJ, Laurie L, et al. Invasive lobular carcinoma of the breast: mammographic characteristics and computer aided detection [J]. Radiology, 2002, 225 (1): 182-189

16. 鲍润贤. 中华影像医学: 乳腺卷 [M]. 2 版. 北京: 人民卫生出版社, 2002: 36-43

17. Rotten DD, Levaillam JM, Zerat L. Analysis of normal breast tissue and of solid breast masBes using three dimensional ultrasound mammography [J]. Ultrasound Obstet Gynecol, 1999, 14 (2): 114-124

18. Jeffrey D, Seidman MD, Chairman A, et al. Relationship of the size of the invasive component of the primary breast carcinoma to axillary lymph node metastasis [J]. Cancer, 1995, 75 (1): 65-71

第七章 乳房非上皮源性恶性肿瘤

乳房非上皮源性恶性肿瘤（non epithelial malignant tumor，NEMT）是指间叶组织及淋巴造血系统起源的恶性肿瘤，在乳房所有恶性肿瘤中所占比例不足 1%，常见的 NEMT 有乳房血管肉瘤、乳房叶状囊肉瘤、乳房淋巴瘤等。

第一节 乳房血管肉瘤

乳房血管肉瘤（hemangiosarcoma，HSA）是一种少见的、异质性疾病，约占原发性乳腺恶性肿瘤的 0.04% 和乳房肉瘤的 8%。原发性乳房血管肉瘤发病年龄主要集中在 30～50 岁。可分为原发性和继发性两种，典型乳房原发性血管肉瘤罕见，可见于无任何乳房恶性肿瘤病史的女性，可能原因包括电离辐射、化学接触、慢性感染等因素，有推测可能与雌激素水平有关。绝大部分乳房血管肉瘤，继发于保乳术后接受放射治疗的患者。

【临床表现】

患者就诊时最常见的主诉为可触及的肿块，在临床上乳房原发性血管肉瘤多以单侧乳房肿物首发，多见于右乳外上象限，双侧同时发病少见。主要表现为受累乳房内生长迅速的无痛性肿块，瘤体表面皮肤呈紫蓝色，多不侵犯胸壁与皮肤。

【病理表现】

乳房血管肉瘤的病理形态多样，组织学上按被覆的内皮细胞分化程度，Donnel 等将其分为三级：Ⅰ级（高分化），乳房小叶间质及脂肪组织内见弥漫增生的相互吻合脉管，无或少见乳头状结构，多数瘤细胞轻度异型，核分裂象罕见，易误诊为血管瘤，此型预后良好；Ⅱ级（中分化），除了具有Ⅰ级的形态学特点外（至少 75% 的Ⅱ级肿瘤中存在Ⅰ级成分），还可见散在的更富于肿瘤细胞的区域和乳头状或花蕾状增生的内皮细胞突入血管腔，核染色质深，核仁明显，可见核分裂象，可有类似血管外皮瘤样结构；Ⅲ级（低分化），呈明显的恶性肿瘤样改变，即明显的内皮细胞簇，实性丛状、乳头状结构，常见核分裂象、组织坏死和因出血形成的"血湖"。因此，应仔细寻找血管内皮细胞簇或乳头状区，可突入腔内或向腔外芽生长。典型病例可见血管腔变窄，甚至管腔消失，几乎为实性。CD31、CD34、FⅧRAg 等标志物对乳房血管肉瘤的诊断具有重要的价值，特别是 FⅧRAg 在血管肉瘤中阳性表达率可达 40%～100%，是内皮细胞分化特异且敏感的标志物（图7-1-1A～C）。

【影像病理表现】

1. 超声　患侧乳腺腺体明显增厚，呈混合性回声，内可见密集点状回声，加压可流动，其周边可见不明显边界。实性部分呈等回声，与上述无回声区交织呈网状，可探及丰富彩色血流，以动静脉频谱为主。回声不均匀减低，血流丰富，乳晕周围皮肤层内见多处片状散在分布低回声区。

2. X线　可见圆形、卵圆形的均匀致密影或多环形阴影，边缘规则清楚。临床触诊大小与X线所见相符，可见皮肤增厚，瘤周可见透亮晕征。X线有助于肿瘤诊断，而对鉴别肿瘤良恶性价值有限（图7-1-1D、E）。

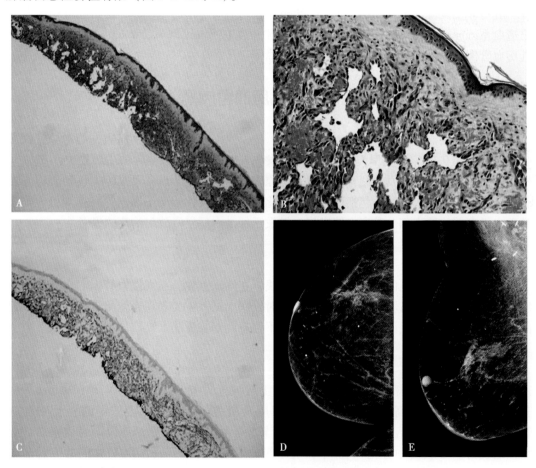

图7-1-1　乳房血管肉瘤

女性，79岁，因浸润性乳腺癌放疗术后8年，皮肤破溃，无明显发热，无乳头溢液、乳头凹陷，无"橘皮征"。病理证实为乳房血管肉瘤。

A、B.（HE染色×40、×200）病灶为非上皮源性恶性肿瘤，乳腺小叶内浸润性生长，相互交织吻合，呈迷路样，没有或少见乳头状结构，多数瘤细胞轻度异型，核分裂罕见，肿瘤边界局限；C.（免疫组化染色×40）免疫组化CD34染色阳性。D、E.（X线摄影右侧乳房头尾位、内外侧斜位）右侧乳晕后一类圆形较高密度肿块，边界清，未见毛刺及分叶，未见钙化。BI-RADS 4a类

3. MRI　平扫，肿块明显大于乳房 X 线上的大小，边界欠清，内部信号不均匀，T_1WI 呈低信号，脂肪抑制 T_2WI 呈不均匀高信号，DWI 呈高信号，ADC 值减低。增强扫描，肿块呈明显不均匀强化，病灶周围血供丰富，时间-信号强度曲线呈流出型。

【影像特征性表现】

超声与乳房 X 线表现不具特异性，MRI 影像学表现对确定肿块内血管的特性具有辅助作用，至于能否成为特异性影像学诊断方法仍需进一步研究。

（王　灿　沈　璐　易祥华）

参考文献

1. Arora TK, Terracina KP, Soong J, et al. Primary and secondary angiosarcoma of the breast [J]. Gland Surg, 2014, 3 (1): 28-34

2. O'Neill AC, D'Arcy C, McDermott E, et al. Magnetic resonance imaging appearances in primary and secondary angiosarcoma of the breast [J]. J Med Imaging Radiat Oncol, 2014, 58 (2): 208-212

3. Kaklamanos G, Birbas K, Syrigos KN, et al. Breast angiosarcoma that is not related to radiation exposure: a comprehensive review of the literature [J]. Surg Today, 2011, 41 (2): 163-168

4. Scow JS, Reynolds CA, Degnim AC, et al. Primary and secondary angiosarcoma of the breast: the Mayo Clinic experience [J]. J Surg Oncol, 2010, 101 (5): 401-407

第二节　乳房叶状囊肉瘤

乳房叶状囊肉瘤（cystosarcoma phyllodes，CSP），病理上有良性，交界性和恶性三类。Cumin 于 1827 年首次报道，1838 年 Muller 根据病理形态特征首次命名为叶状囊肉瘤，最终被 WHO 确定为叶状肿瘤（phyllodes tumors，PT）。其发病构成比在乳房肿瘤中 <0.5%，PT 可以发生在任何年龄，12～87 岁均可发病，主要见于 35～55 岁女性，男性发病鲜有报道，可能与男性乳腺发育症有关。病因尚不明确，推测可能与雌激素分泌和代谢紊乱有关。

【临床表现】

CSP 主要表现是乳房发现肿块，肿块质地硬，边界清楚，和常见的纤维腺瘤相似。病变发现时间可以从 2 天到 15 年不等，14%～42% 可伴有乳房疼痛，肿块不随月经周期变化。肿块多为单发，少数双侧发病，多位于外上象限。肿块大小平均 40mm，20% 的肿块可以达到 100mm，肿块大者可占据整个乳房，大多呈膨胀性生长，但仍有完整包膜，侵及皮肤及胸肌筋膜少见，但乳房表面皮肤可有静脉怒张，皮肤颜色青紫，极少数有皮肤破溃。CSP 还易复发，常在手术切口处复发，且短期内生长迅速。极少伴腋窝淋巴结转移（<1%），可经血行播散远处转移。

【病理表现】

瘤组织由上皮细胞和纤维结缔组织的间质两种成分构成，只是间质部分增生更加活跃，其构成肿瘤的主要成分。CSP 细胞排列密集，核大深染，似纤维肉瘤或低度恶性纤维肉瘤。在同一肿瘤的不同切片中，或同一切片的不同区域，间质细胞的密度和分化程度可以大不相同。少数病例间质成分中还可发现分化程度不同的脂肪细胞、软骨细胞等。本病诊断标准除有上述成分外，还必须有上皮细胞成分，否则与乳房纤维肉瘤难以区别。其特征性的叶状结构是由多个细长的裂隙状结构组成，可见乳头状突起突入裂隙内，乳头状突起是由不同程度的增生和非典型增生的上皮包裹间质形成。

2003 年 WHO 根据其组织学特点将 PT 分为良性、交界性、恶性三类。良性叶状肿瘤：有丝分裂活动 <4/10Hp（高倍镜视野），即 10 个高倍镜视野可见核分裂细胞小于 4 个，间质细胞有轻微的异型性，间质过无度增生，肿瘤边界清楚（图 7-2-1A、B）；交界性叶状肿瘤：有丝分裂活动 4~9/10Hp，间质细胞异型性明显，间质无过度增生，肿瘤边界清楚或不清（图 7-2-1C、D）。恶性叶状肿瘤：有丝分裂活动 >10/10Hp，间质细胞异型性明显，间质可见过度增生，肿瘤边界不清，周围有浸润（图 7-2-1E、F）。

【影像病理表现】

1. 超声　彩色多普勒超声检查，叶状囊肉瘤肿块呈圆形、椭圆形或不规则形，边缘可见分叶状改变，无包膜回声，但肿块与周围组织界限较为清晰。肿块内回声较低且均匀，也可见有线条状高回声间隔，叶状囊肉瘤内常有大小、形状不一的裂隙状囊腔，微小钙化少见。若出现下列超声表现，则高度怀疑为恶性叶状囊肉瘤：①明显低回声；②后方声影；③边界不清，高阻力指数，搏动指数增加，收缩期峰值流速增加。

2. X 线　叶状囊肉瘤可表现为大小不一的致密肿块，形态多为圆形、卵圆形，边缘可有分叶，较光滑，可有晕圈征，密度多均匀，内偶见粗钙化，钙化多由病灶坏死或组织化生所致。较大体积的叶状囊肉瘤，病侧乳房皮下可见粗大迂曲的静脉影。小的叶状囊肉瘤难以与纤维腺瘤或其他良性肿瘤鉴别。肿瘤大小与其组织类型之间亦无明显关系。对于病灶较大，边缘光滑锐利的乳房肿块，根据其明显的分叶、血供明显增加、短期内肿瘤迅速增大等表现，应该考虑到叶状囊肉瘤存在的可能性（图 7-2-2A、B）。

3. MRI　平扫，多数叶状肿瘤表现为边缘清楚的类圆形或分叶状肿块，T_1WI 为低信号，当 T_1WI 出现高信号时，往往是叶状肿瘤内有出血或黏液样变；T_2WI 为均匀或混杂较高信号，内部见低信号分隔，T_2WI 高信号可能与间质水肿、病灶内出血有关；DWI 信号稍增高，ADC 值偏低，与间质细胞增生成反比；T_2WI 及 DWI 的信号改变与 PT 的组织学分级显著相关。动态增强 MRI，早期时相实性部分多呈明显迅速强化，与肿瘤内血管丰富有关，时间-信号强度曲线（time-signal intensity curve，TIC）可为平台型、流出型或缓升型。有学者认为良性叶状肿瘤的动态增强呈缓慢持续强化，恶性叶状肿瘤早期强化明显，TIC 呈平台型或流出型，TIC 与肿瘤良恶性的相关性仍有争议。MRS 检查多可见明显增高的胆碱峰，提示肿瘤细胞快速增殖，表明肿瘤具有恶性倾向（图 7-2-2C~G）。

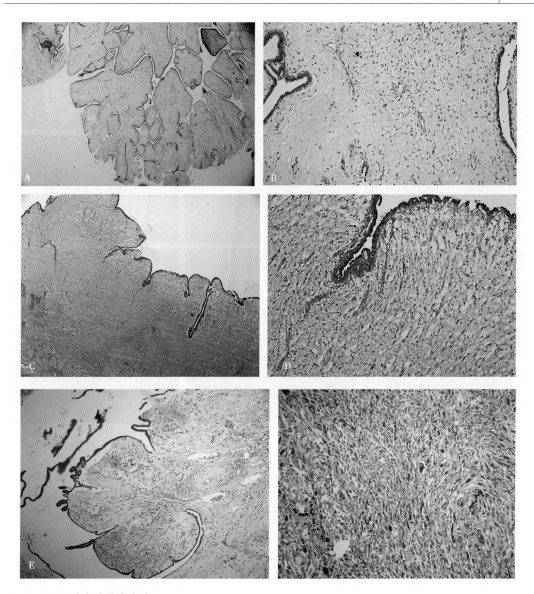

图 7-2-1　乳房叶状囊肉瘤

例 1，女性，41 岁，自觉右侧乳腺肿块 2 年，无明显触痛，无发热、无皮肤红肿，无乳头溢液、乳头凹陷，无"橘皮征"。病理证实为良性乳房叶状囊肉瘤。A、B.（HE 染色 ×40、×200）镜下可见具有特征性叶状结构，其内有多个细长的裂隙状结构及乳头状突起，有丝分裂活动 <4/10Hp，间质细胞有轻微的异型性，间质无过度增生，肿瘤边界清楚。

例 2，女性，49 岁，因"左侧乳腺肿物"入院。查体左乳外上象限肿块，表面光滑，质地韧，边界清，活动度好。病理证实为交界性乳房叶状囊肉瘤。C、D.（HE 染色 ×40、×200）镜下可见具有特征性叶状结构，其内包含多个细长的裂隙状结构及乳头状突起，有丝分裂活动 4~9/10Hp，间质细胞异型性明显，间质无过度增生，肿瘤边界清楚或不清。

例 3，女性，38 岁，右侧无痛性肿块，质地硬。病理证实为恶性乳房叶状囊肉瘤。E、F.（HE 染色 ×40、×200）镜下可见具有特征性叶状结构，其内见多个细长的裂隙状结构及乳头状突起，有丝分裂活动 >10/10Hp，间质细胞异型性明显，间质可见过度增生，肿瘤边界不清，周围有浸润

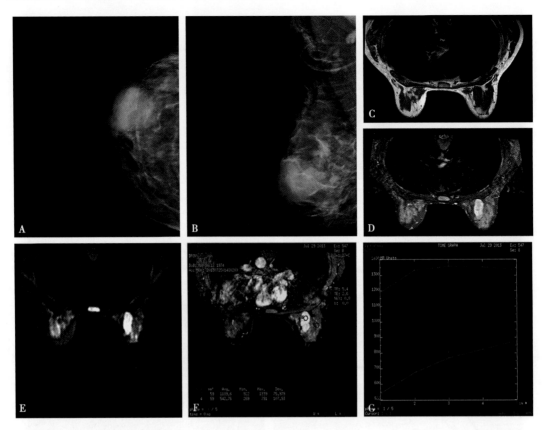

图 7-2-2 乳房叶状囊肉瘤

女性，41 岁，自觉右侧乳房肿块 2 年，无明显触痛，无发热、无皮肤红肿，无乳头溢液、乳头凹陷，无 "橘皮征"。病理证实为良性乳房叶状囊肉瘤（图 7-2-1A、B）。

A、B.（X 线摄影右侧乳房头尾位、内外侧斜位）右侧乳晕后见一类圆形较高密度肿块，边界清，未见毛刺及分叶，未见钙化。BI- RADS 4b 类。C. MRI 轴位，T_1WI 示右侧乳晕后见一类圆形肿块，呈低信号；D. MRI 轴位，STIR 示肿块呈稍高信号，大小 39mm×18mm，边界清晰，边缘未见分叶及毛刺；E. MRI 轴位，DWI 示肿块呈稍高信号；F、G. 动态增强 MRI 检查，肿块时间-信号强度曲线图为平台型。BI- RADS- MRI 4b 类

【影像特征性表现】

1. 超声　肿块呈圆形、椭圆形或不规则形，边缘多有分叶，边界不清，常无包膜回声，肿块内回声较低且均匀。

2. X 线　肿块呈圆形、卵圆形致密灶，病灶可有分叶，边缘光滑，密度多均匀，内少有钙化。

3. MRI　边缘清楚的类圆形或分叶状肿块，T_1WI 多为低信号，T_2WI 为混杂较高信号，可伴有低信号分隔；DWI 稍高信号，ADC 值偏低；增强扫描实性部分呈明显强化，时间-信号强度曲线可为平台型、流出型或缓升型。

（黄晓蕾　纪　律　易祥华）

参考文献

1. Kamitani T, Matsuo Y, Yabuuchi H, et al. Differentiation between benign phyllodes tumors and fibroadeno-masof the breast on MR imaging [J]. European Journal of Radiology, 2014, 83 (8): 1344-1349

2. Tan H, Zhang S, Liu H, et al. Imaging findings in phyllodes tumors of the breast [J]. European Journal of Radiology, 2012, 1261 (1): 97-106

3. Shahi PK. Management of non metastatic phyllodes tumors of the breast: Review of the literature [J]. Surgical Oncology, 2011, 20 (4): 143-148

4. Ravikanth B, Ramachandran KN. Magnetic Resonance Imaging of a Benign Phyllodes Tumor of the Breast [J]. Breast Care, 2009, 4 (3): 189-191

5. Benhassouna J, Damak T, Gamoudi A, et al. Phyllodes tumors of the breast: a case series of 106 patients [J]. Am J Surg, 2006, 192 (2): 141-147

6. Yabuuch H, Soeda H, Matsuo Y, et al. Phyllodes tumor of the breast: correlation between MR findings and histologic grade [J]. Radiology, 2006, 241 (3): 702-709

第三节　乳房淋巴瘤

乳房淋巴瘤（breast lymphoma, BL）较少见，约占结外淋巴瘤的2%，可分为原发性淋巴瘤和继发性淋巴瘤两类。原发性淋巴瘤较为少见，仅占乳房恶性肿瘤0.12%~0.53%，其中绝大多数为非霍奇金淋巴瘤，以弥漫大B细胞性最为多见。乳房原发性淋巴瘤的发病年龄为10~84岁，多见于女性，男性少见。多数学者认为乳房是一种黏膜相关淋巴组织的潜在部位，所以乳房原发恶性淋巴瘤是一种黏膜相关淋巴组织肿瘤（mucosal-associated lymphoid tissue, MALT），可能与乳腺导管周围和乳腺小叶内淋巴组织恶变形成瘤样增生有关。也有学者认为可能来源于血管外皮幼稚未分化的间叶细胞。

【临床表现】

原发性乳房淋巴瘤患者通常表现为无痛性肿块，为单个或多发结节，少数患者呈弥漫浸润使乳房变硬，局部皮肤可受累，也可伴炎性改变，而与炎性乳腺癌相似。30%~50%乳房淋巴瘤患者可伴同侧腋窝淋巴结肿大。乳房淋巴瘤临床表现通常与乳腺癌难以区分，但某些特征可提示淋巴瘤，如可活动性肿块、多个病灶、短期内迅速增大、无乳头溢液或乳头回缩、触诊腋窝肿大淋巴结较乳腺癌转移淋巴结软。总之，乳房淋巴瘤患者的临床症状缺乏特异性。

原发性乳房淋巴瘤诊断在临床上常遵循 Wiseman 等提出的诊断标准：①病理结果确诊为淋巴瘤；②镜下见乳腺导管及小叶受浸润，而乳腺上皮无恶变；标本交界处既有正常乳腺组织又有淋巴瘤侵犯；③既往无乳房以外部位的淋巴瘤病史；④乳房是淋巴瘤首发部位，同时或随后可有同侧的腋窝淋巴结受累；但是当乳房肿块小或肿块位于腋尾而累及的淋巴结增大时，应考虑为淋巴结起源的恶性淋巴瘤；⑤无其他部位淋巴瘤同时存在；所有病例的胸、腹部 B 超或者 CT 结果正常（无肝脾、纵隔淋巴结及腹腔淋巴结肿大），骨髓穿刺结果正常。符合上述条件者即可诊断原发性乳房淋巴瘤。

多数患者单侧乳房发病，双侧乳房同时受累者约占10%。此外，有文献报道右乳发病率比左乳高。

【病理表现】

乳房原发性淋巴瘤的大体形态学显示肿物均为实性，颜色灰粉、灰黄，质韧。病理类型中B细胞型恶性淋巴瘤较为多见，其病理表现为瘤细胞较单一，大小较一致，呈弥漫不均匀分布。病理切片上淋巴瘤细胞周边环绕脂肪及纤维组织。乳房淋巴瘤主要依靠病理诊断和分型。非霍奇金淋巴瘤中弥漫性大B细胞淋巴瘤是最常见的病理类型。少部分原发性淋巴瘤为Burkitt淋巴瘤、结外边缘区黏膜相关淋巴组织B细胞淋巴瘤、滤泡型淋巴瘤、B或T细胞淋巴母细胞性淋巴瘤，极少数为各类亚型的T细胞淋巴瘤（图7-3-1A~C）。

【影像病理表现】

1. 超声　复杂多样，主要为单发或多发的规则类圆形结节或弥漫肿块，有时内部可见网状结构，乳腺外下象限多见，肿块伴后方回声增强或无改变，内部血流较丰富（图7-3-1D、E）。

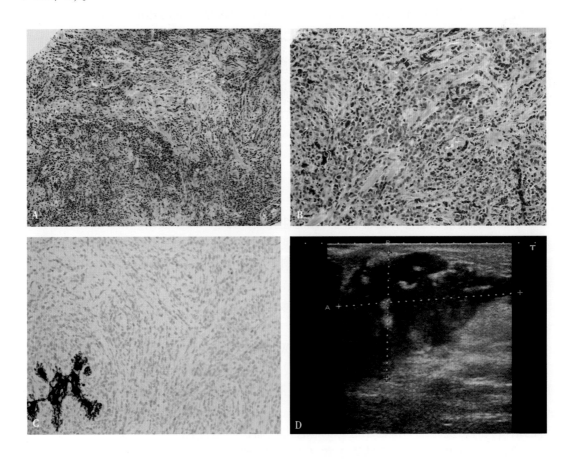

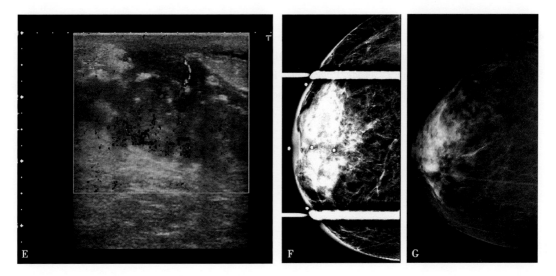

图 7-3-1　乳房淋巴瘤

女性，83 岁，临床表现为可触及较大乳房肿块。病理证实为弥漫性大 B 细胞淋巴瘤。

A、B.（HE 染色×100、×400）镜下可见弥漫大 B 淋巴细胞；C.（免疫组化 PCK 染色）恶性 PCK 染色阴性，提示非上皮性来源；D. 二维超声显示右乳不规则低回声肿块，边界欠清；E. 彩色多普勒超声显示内部可见较丰富的血流信号。BI-RADS-US 4b 类。F、G.（右侧乳房 X 线定位穿刺、头尾位）可见右侧乳腺乳晕后不规则肿块，边界欠清。BI-RADS 4C 类

2. X 线　主要有结节或肿块型、致密浸润型。表现为结节或肿块型者，可为单乳单发或多发，亦可为双乳多发，多表现为边界清楚或模糊的类圆形或分叶状结节，影像学检查恶性表现不典型，如缺乏毛刺、细小簇状钙化、乳头内陷等（图 7-3-1F、G）。

3. MRI　平扫，病灶内密度信号均匀，MRI 脂肪抑制 T_2WI 表现为稍高信号，DWI 呈均匀高信号，ADC 值显著降低。增强扫描，呈均匀或环形伴结节样强化，时间-信号强度曲线均呈流出型或平台型曲线，符合恶性肿瘤特征。

【影像特征性表现】

乳房淋巴瘤的影像学表现具有一定的特征性。当出现乳房内无毛刺及钙化的结节、肿块，MRI 脂肪抑制 T_2WI 呈稍高信号，ADC 值显著降低或伴一侧乳房皮肤广泛增厚而无乳头凹陷，应考虑原发性乳房淋巴瘤可能。

（黄晓蕾　纪律　易祥华）

参考文献

1. Shao YB, Sun XF, He YN, et al. Clinicopathological features of thirty patients with primary breast lymphoma and review of the literature［J］. Med Oncol, 2015, 32（2）：448-453

2. Cheah CY, Campbell BA, Seymour JF. Primary breast lymphoma［J］. Cancer Treat Rev, 2014, 40（8）：900-908

3. Matsubayashi RN, Inoue Y, Okamura S, et al. MR imaging of malignant primary breast lymphoma：including diffusion-weighted imaging, histologic features, and a literature review［J］. Jpn J Radiol, 2013, 31

（10）：668-676

4. Surov A，Holzhausen HJ，Wienke A，et al. Primary and secondary breast lymphoma：prevalence，clinical signs and radiological features ［J］. Br J Radiol，2012，85（1014）：195-205

5. Jinming X，Qi Z，Xiaoming Z，et al. Primary non-Hodgkin lymphoma of the breast：mammography，ultrasound，MRI and pathologic findings ［J］. Future Oncol，2012. 8（1）：105-109

第八章　男性乳房疾病

男性乳房疾病较少，最常见的有男性乳腺发育症、乳腺癌和转移癌，纤维腺瘤、乳腺导管内乳头状瘤、乳腺导管扩张症和硬化性腺病也可发生于男性乳腺，但是比较罕见。

第一节　男性乳腺发育症

男性乳腺发育症（gynaecomastia）是指由于乳腺腺体和间质增生引起的乳腺肥大，是一种非肿瘤的、可逆性的病变。导致男性乳腺发育的因素很多，但都与雌激素活动相对增加（内源性或外源性）或雄激素相对减少等有关。生理性男性乳腺发育：新生儿期与胎盘雌激素有关，青春期通常与发育期激素变化有关，中老年男性（男性更年期）与血浆中雄激素水平相对减少有关。病理性男性乳腺发育可能与以下因素有关：①睾丸间质细胞瘤、分泌 HCG 的生殖细胞肿瘤、肺癌或者其他有相关激素活动的肿瘤；②肝功能障碍；③药物治疗（洋地黄、利血平、苯妥英钠及其他药物）。

【临床表现】

多数表现为乳晕下方肿块，可有触痛，单侧发生，也可发生于双侧，其肿块多位于乳头后方的中央部位，单侧发病需与乳腺癌相鉴别，而双侧发病临床往往能作出相应的诊断。男性乳腺发育症也可表现为乳房增大。无乳头溢液。

【病理表现】

光镜下，上皮和肌上皮细胞的导管数量增多，可有显著增生的上皮和导管周围密集的基质，呈"晕轮效应"，基质里包含大量的酸性黏多糖（主要是透明质酸），这与女性乳房纤维腺瘤很相似。男性乳腺发育症的免疫表型和正常乳腺基质相似。有时候，男性乳腺发育症在显微镜下可以观察到假血管瘤间质样增生和局灶性鳞状细胞化生，偶尔还可能观察到类似女性的乳腺小叶结构和一种对 GCDFP-15 有免疫反应的特殊的球形细胞。显微镜下的改变和男性乳腺发育的发病时间长短是相关的，在发病时间短的病例中，增生的上皮成分（有高含量的 Ki-67）和基质水肿比较明显，而发病时间长的病例有明显的基质纤维化（图 8-1-1）。

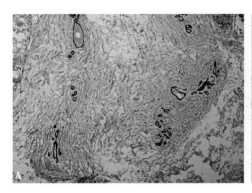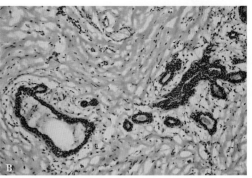

图 8-1-1　男性乳腺发育症

男性，31 岁，左侧乳房胀痛 2 个月。病理证实为男性乳腺发育症。

A、B.（HE 染色 ×40、×200）示显著的上皮增生和导管周围的密集的基质

Cohan 根据肥大乳房中腺体、脂肪的比例将其分为以下 3 型：①腺体型：以乳腺实质增生为主；②脂肪型：以脂肪组织增生为主；③腺体脂肪型：乳腺实质和脂肪组织均有增生。

【影像病理表现】

1. 超声　临床乳腺触诊异常部位超声表现与女性正常乳腺组织相似，导管多有不同程度地扩张，扩张明显者可呈囊状，纤维组织及脂肪组织增生而腺体增厚，类似女性乳腺小叶增生改变，没有孤立性实质性结节形成，CDFI 显示增粗的血管沿导管向乳头部走行。结节样男性乳腺发育表现为以乳头为中心呈扇形或略偏向一侧的结节低回声，与周围组织界限清晰，血流不丰富（图 8-1-2）。

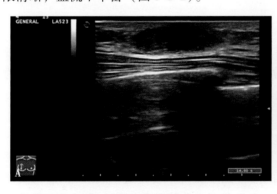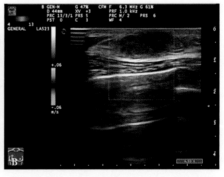

图 8-1-2　男性乳腺发育症超声图像

男性，26 岁，右侧乳房疼痛 3 个月。病理证实为男性乳腺发育症。

A. 二维超声显示右乳乳头后方见一低回声区，边界尚清晰；B. 彩色多普勒超声未见明显血流信号。BI-RADS-US 2 类

2. X 线　①乳晕下局限性圆形或球形高密度结节影，密度均匀，边界清楚（图 8-1-3）；②乳晕后三角形、分支状或扇形均匀致密影，有索条影向后延伸；③乳腺后方弥漫性大片状腺体密度影，类似女性致密型乳腺表现（图 8-1-4）。一般无乳头内陷及皮肤组织增厚。

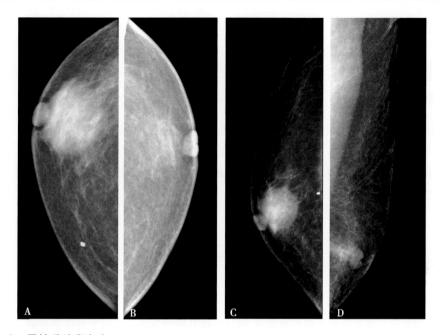

图 8-1-3　男性乳腺发育症

男性，81 岁，发现右乳肿块，无压痛。

A～D.（X 线摄影双侧乳房头尾位、内外侧斜位）双侧乳腺非对称性增大，右侧（A、C）较左侧（B、D）显著，A、C. 示右侧乳晕下方球形高密度结节影，密度均匀，边界清楚。BI-RADS 3 类。B、D. 示左侧乳晕下方条索状少量腺体组织。BI-RADS 1 类

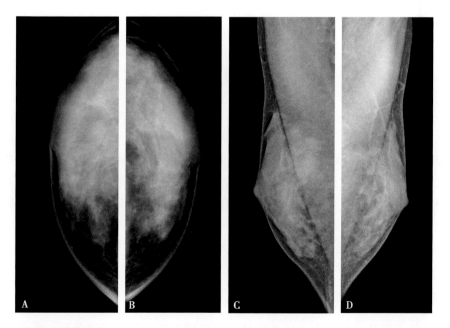

图 8-1-4　男性乳腺发育症

男性，19 岁，双乳胀痛。

A～D.（X 线摄影双侧乳房头尾位、内外侧斜位）双侧乳腺弥漫性增大，内见条索状致密乳腺组织及腺样结构，与成年女性乳腺相似。BI-RADS 1 类

3. MRI　在男性乳腺发育症的脂肪组织中出现纤维腺体结构，与女性正常乳腺组织相似。弥漫性和结节性增生呈良性形态学特征，动态增强表现为缓慢的早期和持续强化，也可出现节段性强化。

【影像特征性表现】

1. 超声　与女性正常乳腺组织或女性乳腺小叶增生改变相似。
2. X线　乳晕后扇形、分支状或结节状致密影。
3. MRI　男性乳腺出现乳腺纤维腺体结构，类似正常女性乳腺。动态增强表现为缓慢、持续性强化方式，也可出现节段性强化。

（李　乐　吴利忠　杨　华）

参 考 文 献

1. Narula HS, Carlson HE. Gynaecomastia-pathophysiology, diagnosis and treatment [J]. Nature Reviews Endocrinology, 2014, 10 (11)：684-698
2. 白佳媛，何之彦. 男性乳腺肿块的乳腺X线分析及其临床意义 [J]. 中国医学计算机成像杂志，2014, 20 (4)：321-324
3. 冯婷，施红，郑哲岚，等. 超声诊断男性乳腺发育症 [J]. 中国介入影像与治疗学，2013, 11 (11)：659-662
4. Rosid J. Rosai and Ackerman's Surgical Pathology [M]. 10th ed, St. Louis, USA：Mosby/Elsevier, 2011：1732
5. Tavassoli FA, Devilee P. WHO Classification of Tumors：Pathology and Genetics of tumors of the breast and female genital organs [M]. Lyon：IABC Press, 2003：110-112

第二节　男性乳腺癌

男性乳腺癌（carcinoma of the male breast）少见，在所有乳腺癌患者中比例低于1%。但近年来呈逐步上升趋势。男性乳腺癌大多发生于老年人。其发病风险包括乳腺癌易感基因 *BRCA1/BRCA2* 突变、职业、内分泌改变、长期酗酒及辐射因素等。有文献报道，未婚者和犹太男性都有较高的发病风险。约5%的男性乳腺癌有家族史，男性乳房发育症和男性乳腺癌之间可能存在着关系，男性乳腺癌在 Klinefelter 综合征、不育症和生育能力低下的男性中多见。男性乳腺癌患者就诊时间常较晚，其总体生存率比女性乳腺癌低，且预后差。男性乳腺癌的预后在很大程度上受临床分期和病理分级的影响，与核分裂活动、DNA 倍体和癌基因 *p53* 的表达相关。

【临床表现】

最常见的表现是乳晕下方无痛性肿块，常单侧发病，好发于乳晕区，质硬，边界不清，较固定；可有乳头凹陷或溃疡形成，或伴乳头溢液、溢血；也可有皮肤增厚和皮肤溃疡。男性乳房组织较少，因此肿物可早期侵犯皮肤和胸大肌。皮肤受累和乳头 Paget 病在男性乳腺癌患者中相对比较常见，与男性乳腺导管系统长度较短有关。50%的病例有腋窝淋巴结转移。约 5% 发生双侧乳腺癌。

【病理表现】

女性乳腺癌的各种类型都可见于男性患者，包括有神经内分泌功能的肿瘤，男性乳腺癌的肉眼观、显微镜下以及免疫组化都和女性乳腺癌非常相似，其组织学分类及分级一致，但与女性乳腺癌略有差别，男性乳腺癌以导管癌较多见，浸润性导管癌是其最常见的组织学类型，占 90% 以上；浸润性乳头状癌次之，表现为较大巢样的乳头状结构，衬于纤维血管轴心呈单一性增生的非典型细胞，无肌上皮层；浸润性小叶癌少见，与正常男性乳腺缺乏小叶组织有关，其他少见的类型包括腺肌上皮瘤和嗜酸细胞癌。男性乳腺癌可以是原位癌或浸润癌，可以是低度恶性或高度恶性肿瘤，但是高度恶性的肿瘤比例较高。男性乳腺癌患者激素受体阳性表达率较高，典型者雌激素受体（ER）和孕激素受体（PR）均为阳性，并且大多数病例也表达雄激素受体，催乳素受体的表达可在大约 60% 的男性乳腺癌患者中检测到（但在男性乳腺发育症中受体表达比例较低）（图 8-2-1A）。

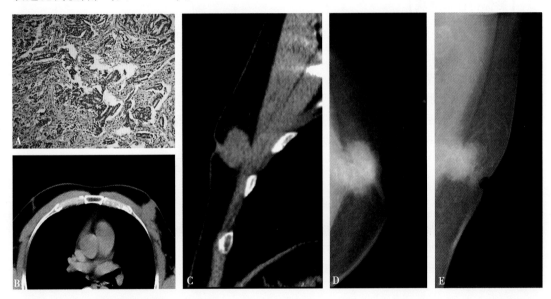

图 8-2-1　男性乳腺浸润性癌

男性，56 岁，胸痛行 CT 检查发现左侧乳腺结节。病理证实为男性乳腺浸润性导管癌。

A.（HE 染色×200）"左乳"浸润性导管癌，Ⅱ级，癌周浸润Ⅲ级；血管癌栓（−），淋巴管癌栓（−），神经累及（+）。癌周单个核细胞浸润（+），癌周纤维组织反应（+）。B、C.（CT 横断位、矢状位重建）左侧乳腺乳头后方分叶状肿块，有毛刺，乳头凹陷，侵犯胸大肌。D、E.（X 线摄影左侧乳房头尾位、内外侧斜位）左侧乳腺乳头后方分叶状肿块，有毛刺，乳头凹陷，侵犯胸大肌。BI-RADS 4c 类

【影像病理表现】

1. 超声　乳晕后方偏心肿块，肿块呈实性低回声，边缘不规则，呈分叶状或毛刺状，

部分可见针尖样或泥沙样微小强回声钙化点，常成簇分布，也可散在分布。超声多普勒可见丰富血流信号。可伴同侧腋窝淋巴结异常肿大。三维冠状切面汇聚征（3D coronary "convergent sign"）表现为肿块周边与腺体组织间出现细小或粗大的条样高回声，夹杂不规则条样低回声，呈放射状排列。

2. X线　肿块大多单发，常较小，多位于乳晕后方，偏心性，肿块边界较清，形态不规则、分叶状、圆形或类圆形，可有毛刺，密度不均匀，肿块内或周围可出现钙化，表现为数量不等、分布不均的微细钙化点，多见于导管癌。可伴皮肤及乳头的改变，多出现皮肤增厚及乳头凹陷（图8-2-1D、E），也可侵及胸大肌。

3. MRI　与女性乳腺癌的表现相似，但假阳性率较高，表现为边界较清的圆形、分叶状或不规则肿块，多位于乳晕后方，其次为外上象限，T_1WI多为低信号，T_2WI多为不均匀高信号，部分可见包膜，边界清楚，边缘不规则，增强扫描呈均匀、不均匀或环形强化，时间-信号强度曲线呈流出型或平台型。可伴腋窝淋巴结肿大、皮肤增厚、乳头凹陷等。

【影像特征性表现】

1. 超声　乳晕后方偏心侧低回声团块，内部回声多均匀，形态不规则，边界清楚，局部可见明显血流信号。

2. X线　肿块常较小，多位于乳头的偏心侧，界限清楚，边缘不规则，可有毛刺，易侵犯乳头、皮肤及胸大肌。

3. MRI　乳晕后方边缘不规则、边界清楚的肿块，T_1WI呈低信号，T_2WI呈不均匀高信号；明显强化，时间-信号强度曲线为流出型或平台型。

（李乐 吴利忠 杨华）

参考文献

1. 陈腊梅，廖明俊，张代伦，等. 乳腺转移性肿瘤的影像表现（附5例报告及文献复习）[J]. 中国临床医学影像杂志，2011，22（8）：570-572
2. 赵佳琦，何金，章建全. 男性乳腺癌多模式超声影像学特征分析 [J]. 第二军医大学学报，2009，30（8）：917-920
3. 薛妍，郭晓彤，刘文超. 男性乳腺癌的临床研究进展 [J]. 癌症，2007，26（10）：1148-1152
4. Nuschin MS, Schild HH, Leutner CC, et al. Dynamic contrast-enhanced breast MR imaging in men: preliminary results [J]. Radiology, 2006, 238（2）：438-445
5. Tavassoli FA, Devilee P. WHO Classification of Tumors: Pathology and Genetics of tumors of the breast and female genital organs [M]. 1st ed. Lyon: IABC Press, 2003：110-112
6. Erlinda SM, Phillip JH. Metastases to the Breast [J]. Ajr American Journal of Roentgenology, 1983, 141（3）：685-690

第九章　乳房转移性肿瘤

乳房转移性肿瘤（metastatic tumor of breast）占乳房恶性肿瘤的 0.5% ~ 6.0%。几乎所有恶性肿瘤都可转移到乳房。在成年人，最常见的乳房转移性肿瘤是恶性黑色素瘤和神经内分泌肿瘤，特别是小细胞癌和类癌，转移到乳房的肺癌大多数是小细胞神经内分泌癌，其他肿瘤如卵巢癌、肾癌和胃癌转移到乳房也很常见，一侧乳腺癌转移至对侧乳腺也不少见。在儿童中，转移到乳房最常见的恶性肿瘤（不包括血液、淋巴系统恶性肿瘤）是横纹肌肉瘤，尤其是腺泡状横纹肌肉瘤。乳房转移性肿瘤女性比男性多见，男性乳房转移性肿瘤往往来源于前列腺癌，常为双侧性，并且患者几乎都有雌激素治疗的病史。

【临床表现】

患者常可触及表浅的孤立性结节（85%），一般边界清楚，可移动，生长速度快，通常位于外上象限（66%）；也可为多发性或双侧性结节，通常较大。临床上如果一个诊断明确的恶性肿瘤患者发现乳房结节，即使影像表现为良性，我们也必须重视，及时进一步检查，最佳的检查方法是乳房细针穿刺活检（fine needle aspiration biopsy，FNAB）。特别是对临床或影像表现不典型的患者，这可以使患者避免不必要的手术。乳房转移性肿瘤的预后与原发疾病相关，其预后一般较差。

【病理表现】

手术和大体标本可见孤立性类圆形或圆形结节，边界清楚，无毛刺，若多发或出现卫星灶高度提示乳房转移癌。

乳房转移癌的组织病理学特征不典型，肿瘤边界清楚，可有多个卫星灶，淋巴管可出现癌栓。组织病理学诊断困难时，免疫组化检查是必要的。其中男性转移性乳腺癌部分病例难与原发性乳腺癌鉴别，免疫组化染色检测前列腺特异性抗原（PSA）和前列腺酸性磷酸酶对鉴别诊断有帮助，男性原发性乳腺癌中这两个标记物均为阴性，但是男性乳房转移癌的发生常有男性乳腺发育症的病史，且男性正常乳腺导管上皮和男性乳腺增生症的增生上皮对 PSA 有免疫反应性（但对前列腺酸性磷酸酶没有免疫反应性），这又使鉴别诊断变得复杂（图 9-1-1A）。

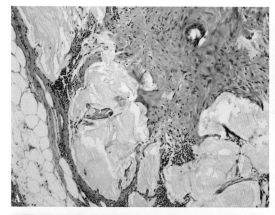

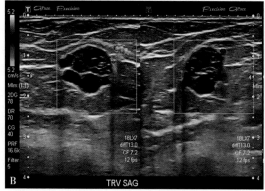

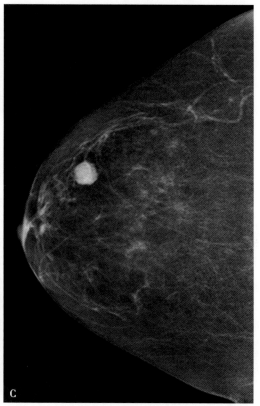

图 9-1-1　乳房转移性肿瘤

女性，57 岁，阑尾黏液癌的病史，无意中触及右乳肿块，边界清楚，活动度好，无明显触痛。病理证实为乳房转移性黏液癌。

A.（HE 染色×200）黏蛋白的产生提示阑尾转移性腺癌。B. 彩色多普勒超声显示右乳可见一低回声肿块，边界清晰，周边及内部可见血流信号。BI- RADS- US 3 类。C.（X 线摄影右侧乳房头尾位）右乳外侧象限近乳头处可见一直径约 15mm 的实性结节。BI- RADS 4a 类

【影像病理表现】

1. 超声　圆形或卵圆形的结节或肿块，边界清楚，可呈微分叶状，多数呈低回声，后方回声增强，多普勒成像 39% 可见丰富血流信号（图 9-1-1B）。

2. X 线　圆形或类圆形的孤立结节，边界清楚，没有毛刺，生长迅速，10% 显示钙化，可有多发卫星灶（图 9-1-1C）。

3. MRI　平扫，圆形或椭圆形的结节或肿块，T_1WI 呈不均匀低信号，脂肪抑制 T_2WI 或 STIR 呈高信号，病变区 DWI 上呈高信号，表观扩散系数（ADC）融合图上信号较低，ADC 值低（<0.001 2mm²/s），表示扩散明显受限，坏死区在 DWI 呈低信号。增强扫描，多数病灶明显或中度均匀强化，典型者表现为环状强化，是由于中央坏死及外周血管形成所致，坏死区无强化，实性成分显著强化。时间-信号强度曲线常为 Ⅱ 型流出型（52%）、Ⅲ 型缓升型（30%）、Ⅰ 型平台型（18%）。乳腺 MR 波谱在 3.2ppm 处有突出的胆碱峰，是由于细胞内磷酸胆碱及病变的高密度细胞的胆碱浓度增加，肿瘤细胞增殖活跃使胆碱含

量增加。此外，有研究证明，高胆碱的含量与血管生成活性增加有关。也可有多发淋巴结受累，但通常没有胸壁的侵犯和其他乳腺癌的征象（图9-1-2）。

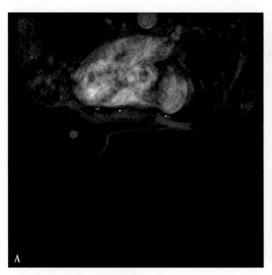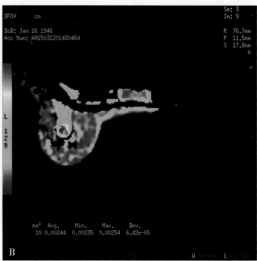

图9-1-2　乳房转移性肿瘤

女性，56岁，右侧乳腺癌切除术后，无意中发现左乳肿块，边界清楚，活动度好，无明显触痛。病理证实左侧乳房为转移癌。

A. MRI 横断位，增强 T_1WI 示左侧乳腺小结节，边界光整锐利；B. 左侧乳腺小结节的 ADC 值为 $0.00244mm^2/s$。BI-RADS-MRI 4a 类

【影像特征性表现】

常表现为孤立的结节，恶性征象不明显。①超声：低回声结节，圆形或椭圆形，边界清楚，后方回声增强。②X线：单发或多发的结节，圆形或椭圆形，边界清楚，无毛刺等恶性征象。③MRI：多结节，增强后明显或中度强化，呈环形强化，时间-信号曲线多呈流出型。

（李　乐　吴利忠　杨　华）

参 考 文 献

1. Surov A, Fiedler E, Holzhausen HJ, et al. Metastases to the breast from non-mammary malignancies: primary tumors, prevalence, clinical signs, and radiological features [J]. Acad Radiol, 2011, 18 (5): 565-574

2. David O, Gattuso P, Razan W, et al. Unusual cases of metastases to the breast. A report of 17 cases diagnosed by fine needle aspiration [J]. Acta Cytol, 2002, 46 (2): 377-385

3. Chateil JF, Arboucalot F, Pérel Y, et al. Breast metastases in adolescent girls: US findings. [J]. Pediatric Radiology, 1998, 28 (11): 832-835

4. Erlinda SM, Phillip JH. Metastases to the Breast [J]. AJR, 1983, 141: 685-690

第十章 乳腺癌临床分期现状和影像研究展望

近年来，乳腺癌发病率迅速上升，成为女性最常见的恶性肿瘤之一，严重威胁女性的健康。乳腺癌病理组织形态类型较多，也比较复杂。常常可在同一标本中发现两种或两种以上类型的癌灶，甚至可显示在同一张切片中。不同类型、级别和分期乳腺癌、其治疗方法有所变化，其预后也有明显差异。因此，临床上治疗方案的制定就需要密切结合肿瘤的病理类型、组织学分级及临床分期，甚至肿瘤的分子分型。病理及临床对乳腺癌分类、分型、分级及分期的评价方法有多种，有些也需要影像资料的支撑。乳腺影像报告数据系统（Breast Imaging-Reporting And Data System，BI-RADS）的分类诊断及乳腺癌病理组织学分类和分级诊断已分别在第三章和第六章进行了简述，本章对乳腺癌其他较常用的临床分期、分级方法、相关肿瘤标志物与其预后进行简要的介绍。

第一节 乳腺癌临床分期与危险度分级

乳腺癌的临床病理分期在实际临床工作中标准仍未完全统一。除了病理上乳腺癌可分为不典型增生、原位癌及浸润性癌几期外，还有将经典的 TNM 分期应用于乳腺癌临床分期的方法。本节将对乳腺癌的 TNM 临床分期、危险度分级及其影像的作用进行描述。

一、乳腺癌临床分期

乳腺癌临床 TNM 分期主要依据肿瘤大小（T），有无淋巴结转移及其数目（N），及远处器官组织有无转移（M）等三方面综合后进行乳腺癌的 TNM 分期。这种与解剖病理相结合的分期对评价肿瘤转移和复发的风险有较高的临床价值。

（一）乳腺癌临床和病理 TNM 分期

根据 AJCC 第 7 版和最新的第 8 版的标准，结合临床工作的实际情况，对临床和病理 TNM 分期各表格进行重新整理归纳，以便于临床医师的使用，利于查找和比对。

乳腺癌的临床 TNM 分期和病理 TNM 分期方法基本是一致。由于临床体检对瘤灶的大小的测量较粗糙且误差大，而目前采用影像检查的测量，就可以像病理检查的测量一样，甚至影像机器的测量比病理检查的手工测量更加准确，所以临床也可以对各期进行亚分类，但最终是以病理分期为准。

1. 原发肿瘤临床/病理 T（cT/pT）分期

原发肿瘤的临床 T 分期和病理 T 分期（cT/pT）方法基本是一致。由于临床体检对原发肿瘤的大小的测量准确度差，能大概分出原发肿瘤的 T1、T2 或 T3 期即可；而影像测量可以达到 1mm，甚至 0.1mm 级，采用影像方法测量就可以像病理 T 分期一样，分出原发肿瘤 T 分期各期的亚分级（表 10-1）。

表 10-1　原发肿瘤临床/病理 T（cT/pT）分期表

T 分期	原发肿瘤是否查出	最大直径	是否浸润	直接侵犯胸壁和皮肤	参考图
Tx	无法确定（例如已切除）	无	无	无	
T0	无原发肿瘤证据 *	无	无	无	
Tis	原位癌（病理包括小叶癌及导管内癌）	无	无	无	图 6-1-2
Tis（DCIS）	导管原位癌	无	无	无	图 10-1-1
Tis（LCIS）	小叶原位癌	无	无	无	图 6-2-2
Tis（Paget）	原位癌的特殊类型，肿瘤限于乳头局部，乳房内未触及肿块	无	无	无	图 6-2-4
T1 期	是	≤2cm	有	无	图 10-1-2
T1mic	微小浸润性癌	≤0.1cm	有	无	
T1a	是	>0.1cm，≤0.5cm	有	无	
T1b	是	>0.5cm，≤1.0cm	有	无	
T1c	是	>1.0cm，≤2.0cm	有	无	
T2 期	是	>2.0cm，≤5.0cm	有	无	图 10-1-3
T3 期	是	>5.0cm	有	无	图 10-1-4
T4 期	是（包括炎性乳腺癌）	不论其肿瘤大小	有	肿瘤直接侵犯胸壁和皮肤	图 10-1-5
T4a	是	同上	有	侵犯胸壁	
T4b	是	同上	有	患侧乳房皮肤水肿（包括橘皮样变），溃疡或卫星状结节	
T4c	T4a 和 T4b 并存				
T4d	炎性乳腺癌	–	有	–	图 6-3-11

＊注：可理解为隐匿性癌，有淋巴结或（和）远处转移，却无原发肿瘤灶的证据

临床 T（cT）分期基于体检或影像检查对原发肿瘤灶的发现和测量，病理 T（cT）分期基于原发肿瘤灶的病理检测。

2. 区域淋巴结 N 分期

对于区域淋巴结 N 分期，由于临床体检及影像检查只能观察淋巴结的大小（cN），影像测量大小虽然准确，但其无法区分肿大淋巴结内肿瘤转移与未转移到部分，因此将两者

分类方法有所不同，但最终还是以病理 pN 分期为准。

（1）区域淋巴结临床 N（cN）分期（表 10-2a）：

表 10-2a　区域淋巴结临床 N（cN）分期表

N 分期	淋巴结是否肿大	淋巴结是否活动	淋巴结是否融合	淋巴结与周围组织关系	淋巴结转移与否及其分布情况	参考图
cN0 期	无肿大	无	无	无	无	
cNx 期	局部淋巴结无法判断	无法判断	无法判断	无法判断	无法判断	
cN1 期	同侧腋淋巴结肿大	可活动	无	无	—	图 10-1-6
cN2 期	同侧腋淋巴结肿大	无	互相融合	其他组织粘连固定	—	
	无同侧腋淋巴结肿大	—	—	—	存在明显内乳淋巴结转移证据	图 6-3-7
cN2a	同侧腋淋巴结肿大		融合	与其他组织粘连固定	—	
cN2b	无同侧腋淋巴结肿大	—	—	—	存在明显内乳淋巴结转移证据	
cN3 期	是	—	—	—	同侧内乳淋巴结转移、或（和）同侧锁骨下、上淋巴结转移	
cN3a	是	—	—	—	同侧锁骨下淋巴结转移及腋淋巴结转移	
cN3b	是	—	—	—	同侧内乳淋巴结及腋淋巴结转移	
cN3c	是	—	—	—	同侧锁骨上淋巴结转移	

临床 N（cN）分期基于体检或影像检查发现的淋巴结，并加以测量。

（2）淋巴结病理（pN）分期（表 10-2b）：

表 10-2b　区域淋巴结病理 N（pN）分期表

病理 N（pN）分期	淋巴结转移与否及其分布情况	参考图
pNx 期	无法评价区域淋巴结（如：未经病理学研究或先前已移除）	
pN0 期	未发现区域淋巴结转移或仅有孤立的肿瘤细胞灶	
pN0（i+）期	区域淋巴结发现孤立的肿瘤细胞灶（瘤灶 <0.2mm）	
pN0（mol+）期	RT-PCR 呈阳性分子表现，但未发现孤立的肿瘤细胞灶	
pN1 期	微小转移；或转移至 1~3 个腋淋巴结；和（或）临床无发现，通过前哨淋巴结活检发现的内乳淋巴结转移	

病理 N（pN）分期	淋巴结转移与否及其分布情况	参考图
pN1 mi 期	微小 转移（瘤灶 > 0.2mm 和（或）多于 200 个细胞，但小于或等于 2.0mm）	
pN1 a 期	1～3 个腋淋巴结，至少有一个瘤灶 > 2.0mm	图 10-1-6
pN1 b 期	前哨淋巴结活检发现的内乳淋巴结转移	
pN1 c 期	pN1a + pN1b	
pN2 期	4～9 个腋淋巴结；或影像发现的内乳淋巴结转移（but 没有腋淋巴结转移）	
pN2a 期	4～9 个腋淋巴结（至少有一个瘤灶 > 2.0mm）	
pN2b 期	临床发现的内乳淋巴结转移，（尚未经病理证实），而没有腋淋巴结转移的证据	
pN3 期	10 个及以上的腋淋巴结转移；或锁骨下淋巴结转移；或临床发现的内乳淋巴结转移伴一个或以上的腋淋巴结转移；或 3 个以上的腋淋巴结转移，伴临床无发现，通过前哨淋巴结活检证实的内乳淋巴结转移；或同侧锁骨上淋巴结转移	图 6-3-7
pN3a 期	转移至 10 个或更多腋淋巴结（至少有一个瘤灶大于 2.0mm）#；或转移至锁骨下淋巴结	
pN3b 期	cN2b + pN1a 或 pN2a	
pN3c 期	转移至同侧锁骨上淋巴结	

病理 N（pN）分期基于区域淋巴结的病理检测。

＃注：其 N 分类的目的是不将带有单个或少量肿瘤细胞（孤立肿瘤细胞，肿瘤灶直径 < 0.2mm）的淋巴结计入阳性淋巴结的总数中，但应该计入总淋巴结数中。

3. 远处转移 M 分期

乳腺癌 TNM 分期所涉及的远处转移，是指乳腺癌细胞脱离其乳房内的原发部位，通过各种通道，转运到与原发灶不相连的部位，甚至远离原发肿瘤的部位和器官，各种组织均可被侵犯，也包括非区域内的淋巴结，其生长出的肿瘤与原发肿瘤性质完全相同（表 10-3）。

表 10-3　远处转移 M 分期表

M 分期	转移情况	参考图
M0 期	无远处转移的临床或影像证据	图 10-1-2
cM0（i +）期	无远处转移的临床或影像证据，但发现孤立的肿瘤细胞或显微镜观察到不大于 0.2mm 的肿瘤灶，或通过分子生物学技术在循环血液，骨髓，或其他非区域的淋巴结组织中发现肿瘤的证据，但无转移症状或体征	
M1 期	有远处转移	图 10-1-7

（二）乳腺癌临床分期

在最新的第 8 版 AJCC 中，乳腺癌生物标记物的临床分期已应用到日常的乳腺癌临床 TNM 分期中，其可为分析乳腺癌病人的预后提供分子生物学信息。本节在第 7 版 AJCC 的乳腺癌临床分期的基础上，结合第 8 版 AJCC 的更新内容，使用了解剖分期和预后分期的概念。这一节仅对乳腺癌的临床分期进行讨论，编制了乳腺癌临床解剖分期表（表10-4），以利于临床工作者使用方便。而乳腺癌的预后分期作为未来的一个趋势，将在下一节进行讨论。

表 10-4　乳腺癌临床分期表

临床分期	T	N	M	参考图
O 期	Tis	N0	M0	图 10-1-1
I A 期	T1	N0	M0	图 10-1-2
I B 期	T0	N1mi	M0	
	T1	N1mi	M0	
II A 期	T0	N1	M0	
	T1	N1	M0	
	T2	N0	M0	图 10-1-3
II B 期	T2	N1	M0	图 10-1-6
	T3	N0	M0	图 10-1-4
III A 期	T0	N2	M0	
	T1	N2	M0	
	T2	N2	M0	
	T3	N1 ~ 2	M0	
III B 期	T4	N0	M0	图 10-1-5
	T4	N1	M0	
	T4	N2	M0	
III C 期	任何 T	N3	M0	
IV 期	任何 T	任何 N	M1	图 10-1-7

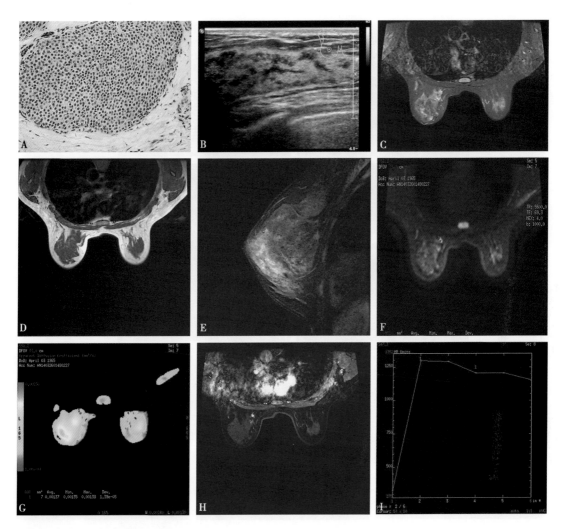

图 10-1-1　乳腺导管原位癌（Tis 期）

女性，50 岁，因"双乳胀痛不适两年，加重一周"入院。查体双乳对称，外观（-），无乳头溢液、乳头凹陷，双乳呈增生性改变，未触及明显肿块，双侧腋窝淋巴结未及肿大。穿刺活检病理证实为乳腺导管原位癌。

A. （HE 染色×400）镜下可见均一的小细胞，胞核圆形，大小一致，核分裂象罕见。B. 二维超声显示乳腺回声稍增粗、欠均匀。BI-RADS-US 2 类。C. MRI 横断位，STIR 显示左乳内上象限近胸大肌前见一高信号结节影，大小约 4.8mm×4.0mm，边缘不光整，可见分叶及少许毛刺；D. MRI 横断位，T1WI 呈稍低信号；E. MRI 矢状位，脂肪抑制 T2WI 显示肿块呈不均匀高信号；F、G. MRI 横断位，肿块的 ADC 值为 0.00127mm²/s；H. MRI 横断位，动态增强显示肿块明显强化，形态欠规则，边缘可见毛刺及分叶样改变；I. 时间-信号强度曲线图呈流出型曲线。BI-RADS-MRI 4a 类

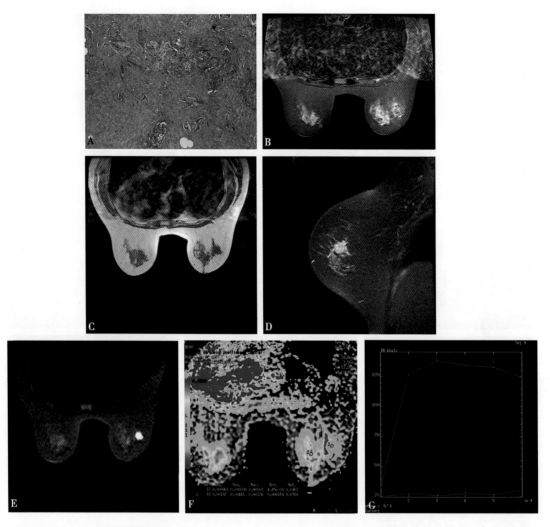

图 10-1-2 乳腺浸润性导管癌（T1c）

女性，59 岁，发现右乳肿块 2 周伴疼痛，伴疼痛、无渐进性增大，无发热，未见明显溃烂，无周围皮肤红肿，无乳头溢液，无乳头凹陷，无"橘皮征"。查体：右乳 9 点方向可及一大小约 15mm×20mm 的肿块，质韧，伴触痛，表面粗糙，边界不清晰，活动性较差，双侧腋窝未见明显肿大淋巴结。

手术名称：右侧乳腺癌改良根治术。术中所见：肿块位于右乳外侧象限，直径约 20mm，质硬，边界清，与周围组织无明显粘连，未侵及表面皮肤。病理证实为浸润性导管癌。

A.（HE 染色×100）肿瘤细胞排列成索状，簇状或小梁状，间质少。肿瘤细胞形状各异，胞质丰富，呈嗜酸性，核形规则，大小一致或呈高度多形性，伴有多个核仁且明显，核分裂象缺乏或广泛存在。

B. MRI 横断位，STIR 显示右乳外侧象限肿块呈稍高信号；C. MRI 横断位，T_1WI 显示肿块呈低信号；

D. MRI 矢状位，脂肪抑制 T_2WI 显示肿块呈高信号；E、F. MRI 横断位，DWI 显示肿块呈高信号，

ADC 测值为 $0.000962mm^2/s$，明显低于正常范围；G. 时间-信号强度曲线图为流出型曲线。BI-RADS-MRI 4c 类

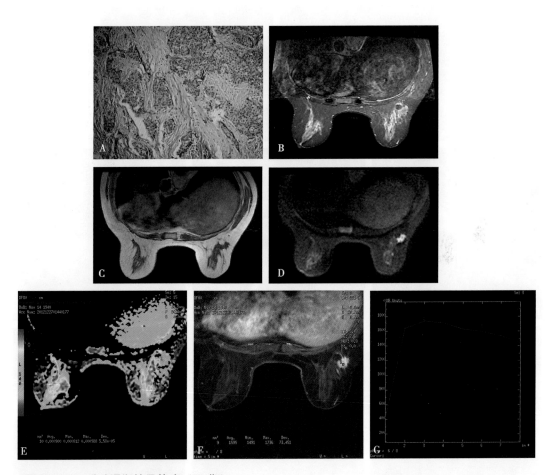

图10-1-3　乳腺浸润性导管癌（T2期）

女性，72岁，无意中发现右乳肿块10天，无疼痛、瘙痒及烧灼感，未见明显溃烂，无周围皮肤红肿，无乳头溢液，无乳头凹陷，无"橘皮征"。查体：双乳对称，右乳外下象限可扪及一大小约20mm×20mm的肿块，质韧，无压痛，活动度可，边界尚清楚，双侧腋窝未见明显肿大淋巴结。

手术名称：右乳癌改良根治术。术中所见：肿块位于右乳外侧象限3点处，直径约25mm，质硬，肿块与周围组织明显粘连，表面不光滑，边界不清，未侵及表面皮肤。病理证实为乳腺浸润性导管癌Ⅱ级。

A.（HE染色×200）肿瘤细胞排列成索状、簇状或小梁状，间质少。肿瘤细胞形状各异，胞质丰富，呈嗜酸性，核形规则，大小一致或呈高度多形性，伴有多个核仁且明显，核分裂象缺乏或广泛存在。B. MRI横断位，STIR显示右乳外下象限肿块呈稍高信号；C. MRI横断位，T_1WI显示肿块呈低信号；D. MRI横断位，DWI显示肿块呈高信号；E. MRI横断位，肿块ADC测值为0.000900mm²/s，明显低于正常范围；F. MRI横断位，动态增强显示肿块明显强化，呈较均匀强化，边缘见多发毛刺；G：时间-信号强度曲线图为流出型曲线。BI-RADS-MRI 4c类

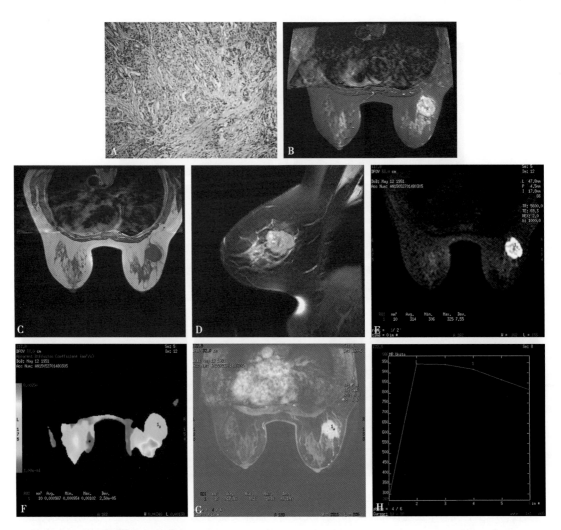

图 10-1-4 乳腺浸润性导管癌（T3 期）

女性，64 岁，1 年前发现右乳肿块伴疼痛，但后因患者自觉肿块有缩小、疼痛减轻，故未就医。近期因其他疾病入院，触诊发现右乳外上象限一肿块，无压痛，质硬，活动度可，边界尚清楚。行穿刺活检提示浸润性导管癌。行右侧乳腺癌改良根治术，肿块大小约 52mm×40mm×36mm。病理证实为乳腺浸润性导管癌Ⅲ级。

A.（HE 染色×200）镜下可见肿瘤细胞排列成索状、簇状或小梁状，间质少。肿瘤细胞形状各异，胞质丰富，呈嗜酸性，核形规则，大小一致或呈高度多形性，伴有多个核仁且明显，核分裂象缺乏或广泛存在。B. MRI 横断位，STIR 显示右乳外上象限肿块呈不均匀高信号，信号不均匀；C. MRI 横断位，T_1WI 显示肿块呈低信号；D. MRI 矢状位，脂肪抑制 T_2WI 显示肿块呈高信号，信号不均匀，边缘可见分叶征；E、F. MRI 横断位，肿块 ADC 测值为 $0.000987mm^2/s$，明显低于正常范围；G. MRI 横断位，动态增强显示肿块明显强化，呈不均匀强化；H. 时间-信号强度曲线图呈流出型曲线。BI-RADS-MRI 4c 类

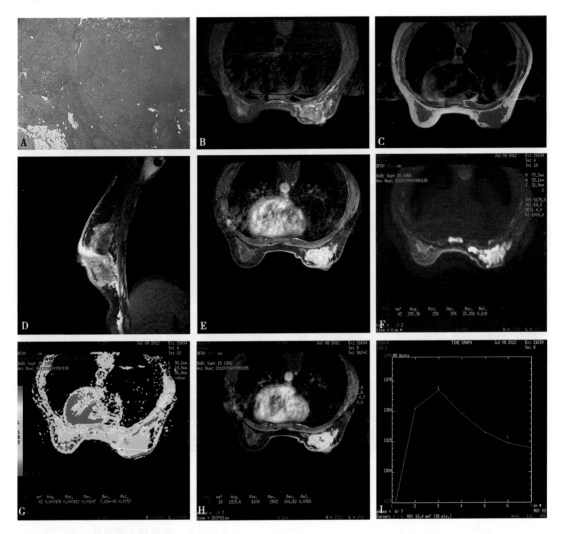

图 10-1-5 乳腺浸润性导管癌（T4 期）

女性，46 岁，无意中发现右乳明显饱满增大 15 天，乳头凹陷，无疼痛、瘙痒及烧灼感，未见明显溃烂，无周围皮肤红肿，无乳头溢液。查体：双乳不对称，右乳腺体明显饱满增大，可触及一不规则肿块，质硬，固定，边界不清楚，可见"橘皮征"，无明显压痛，双侧腋窝未见明显肿大淋巴结。

手术名称：右侧乳腺癌改良根治标本。术中所见：内下象限见灰白、质硬、境界不清的肿块，与周围组织明显粘连，侵及前胸壁。病理证实为浸润性导管癌。

A.（HE 染色 ×40）肿瘤细胞排列成索状，簇状或小梁状，间质少。肿瘤细胞形状各异，胞质丰富，呈嗜酸性，核形规则，大小一致或呈高度多形性，伴有多个核仁且明显，核分裂象缺乏或广泛存在。B. MRI 横断位，STIR 显示肿块呈稍高信号，形态不规则；C. MRI 横断位，T_1WI 显示肿块呈低信号；D. MRI 矢状位，脂肪抑制 T_2WI 显示肿块呈高信号，可见肿块向后侵犯，致胸肌筋膜局部增厚，胸大肌局部信号增高；E. MRI 横断位，动态增强显示肿块明显强化，呈较均匀强化，边缘见多发毛刺；F、G. MRI 横断位，DWI 显示肿块呈高信号，ADC 测值为 0.000978mm²/s，明显低于正常范围；H、I. 时间-信号强度曲线图为流出型曲线。BI-RADS-MRI 4c 类

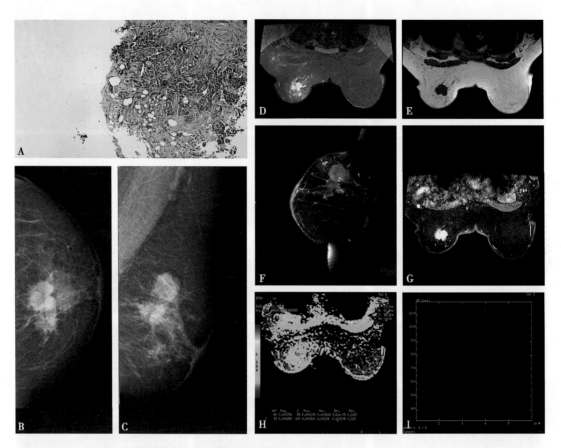

图 10-1-6　乳腺浸润性导管癌伴同侧腋淋巴结转移

女性，32 岁，发现左乳肿块数年，无疼痛，无瘙痒，无烧灼感，未见明显溃烂，无周围皮肤红肿，无乳头溢液，左乳头轻度上翘、凹陷，无"橘皮征"。今至本院查体：双乳对称，左乳头上方 12 点方向可扪及肿块约 5cm×4cm 大小，质韧，无压痛，活动度可，边界尚清楚，左侧腋下触及肿大淋巴结。手术名称：左侧乳房改良根治术。术中所见：2 处肿块位于左乳内上象限距乳晕 2cm 处，大者直径约 3cm，小者直径约 2.5cm，质硬，肿块与周围组织明显粘连，表面不光滑，边界不清。行左侧腋窝和锁骨下淋巴结清扫。病理证实：浸润性导管癌Ⅲ级。淋巴结转移 2 枚阳性。

A.（HE 染色×40）肿瘤细胞排列成索状、簇状或小梁状，间质少。肿瘤细胞形状各异，胞质丰富，呈嗜酸性，核形规则，大小一致或呈高度多形性，伴有多个核仁且明显，核分裂象缺乏或广泛存在；B、C.（X 线摄影左侧乳房头尾位、内外侧斜位）左乳中央区可见两枚不规则肿块影，一枚大小约 2.4cm×2.6cm，密度不均，边缘略分叶，另一枚大小约 2.5cm×2.4cm，其内密度不均，边缘可见毛刺，可见成簇沿导管分布的线样及分枝状不规则钙化，病灶边缘欠光整，见分叶及小毛刺，邻近腺体结构牵拉，邻近皮肤无增厚及凹陷。BI-RADS 4c 类；D. MRI 横断位，STIR 显示肿块呈稍高信号；E. MRI 横断位，T_1WI 显示肿块呈低信号；F. MRI 矢状位，脂肪抑制 T_2WI 显示肿块呈高信号；G. MRI 横断位，动态增强显示肿块明显强化，呈较均匀强化，边缘见多发毛刺，左腋下可见肿大淋巴结，并见明显强化；H. MRI 横断位，肿块 ADC 测值为 $0.000780mm^2/s$，明显低于正常范围；I. 时间-信号强度曲线图为平台型曲线。BI-RADS-MRI 4c 类

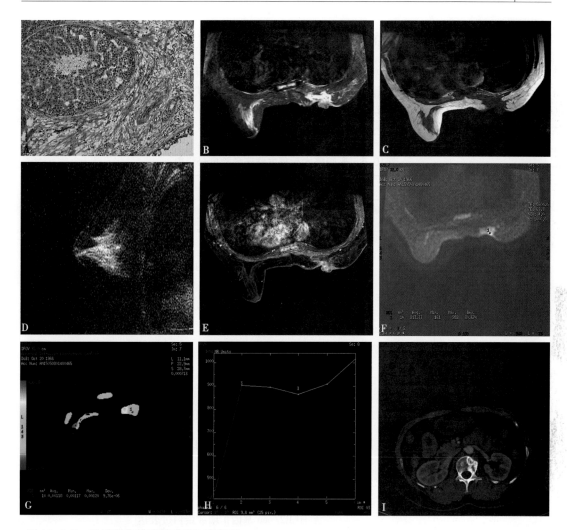

图 10-1-7 乳腺浸润性导管癌伴远处转移

女性，49 岁，发现右乳肿块半年，伴疼痛，渐进性增大，出现肿块表面皮肤破溃结痂。查体发现右侧乳房肿大，范围约 80mm×60mm 表面皮肤不糙，边界欠清，活动度差。于 2015 年 2 月 28 日行乳房穿刺活检术，病理提示：浸润性导管癌。考虑患者恶性肿瘤全身多发转移（肝脏、肺、椎体等），故于 3 月 7 日行化疗（TAC 方案）。过程顺利。

手术名称：单侧皮下乳房切除术。术中所见：内至胸骨外侧缘，外至背阔肌前缘，上界为锁骨下缘，下界达腹直肌前鞘，沿胸大肌表面分离切除乳腺。术后病理证实为浸润性导管癌Ⅲ级。

A.（HE 染色×40）肿瘤细胞排列成索状或簇状，间质少。肿瘤细胞形状各异，胞质丰富，呈嗜酸性，核形规则，大小一致或呈高度多形性，伴有多个核仁且明显，核分裂象缺乏或广泛存在。B. MRI 横断位，STIR 显示肿块呈不均匀高信号，形态不规则；C. MRI 横断位，T_1WI 显示肿块呈低信号；D. MRI 矢状位，脂肪抑制 T_2WI 显示肿块呈不均匀高信号；E. MRI 横断位，动态增强显示肿块明显强化，呈不均匀强化，边缘见多发毛刺；F、G. MRI 横断位，肿块 ADC 测值为 0.00118mm²/s，明显低于正常范围；H. 时间-信号强度曲线图为平台型曲线。BI-RADS-MRI 4c 类。I. CT 横断位，腰椎椎体骨质破坏

二、乳腺癌术后复发临床危险度分级

2007 年在瑞士的 St. Gallen 小城世界各国的专家达成了共识，根据淋巴结状态、肿瘤大小、肿瘤细胞分级、脉管瘤栓、激素受体状态、HER2 状态及患者实际年龄等评判指标，将手术后的乳腺癌病人划分为低、中、高危复发风险的人群（表 10-5），为临床医师选择更有效的治疗方案提供了依据。

表 10-5　乳腺癌术后复发临床危险度分级表

危险度分级	判断指标
低度危险组	淋巴结阴性且具有下列特征： 　　　　原发肿瘤　最大直径　≤2cm 　　　　（pT）病理分级　Ⅰ级 　　　　肿瘤周围脉管没有广泛的浸润 　　　　ER 和/或 PR（+） 　　　　无 HER2/neu 基因扩增或蛋白过表达 　　　　病人年龄　≥35 岁
中度危险组	淋巴结阴性且至少具有一项下列特征： 　　　　原发肿瘤　最大直径　>2cm 　　　　（pT）病理分级Ⅱ-Ⅲ级 　　　　肿瘤周围脉管有广泛的浸润 　　　　ER 和/或 PR（-） 　　　　HER2/neu 基因扩增或蛋白过表达 　　　　病人年龄　<35 岁 （或）淋巴结阳性（1~3 个）且具备以下特征： 　　　　ER 和/或 PR（+） 　　　　无 HER2/neu 基因扩增或蛋白过表达
高度危险组	淋巴结阳性（1~3 个） ER 和/或 PR（-）或 HER2/neu 基因扩增或蛋白过表达 （或）淋巴结阳性（≥4 个）

（鲁　煜　王和贤　王小明）

参 考 文 献

1. Lakhani SR, Ellis IO, Schnitt SJ, et al.（Eds）：WHO classification of tumors of the breast［M］. 4th Ed. Lyon, France：IARC Press, 2012：10-13

2. Hortobagyi GN, Connolly JL, D'Orsi CJ, et al. AJCC cancer staging manual：Breast［M］. 8th ed. Berlin Heidelberg：Springer, 2017：589-628

3. Moriya T, Hirakawa H, Suzuki T, et al. Ductal Carcinoma in situand related lesions of the breast：recent advances in pathology practice［J］. Breast Cancer, 2004, 11（4）：325-333

4. Sewell CW. Pathology of high risk breast lesions and ductal carcinomain situ［J］. Radiol Clin North Am, 2004, 42（5）：821-830

5. Goldhirsch A，Wood WC，Gelber RD，et al. 10th St. Gallen conference. Progress and promise：highlights of the international expert consensus on the primary therapy of early breast cancer 2007［J］. Ann Oncol，2007，18（7）：1133-1144

6. Ignatiadis M，Buyse M，Sotiriou C. St Gallen International Expert Consensus on the primary therapy of early breast cancer：an invaluable tool for physicians and scientists［J］. Ann Oncol，2015，26（8）：1519-1520

7. Lee SC1，Jain PA，Jethwa SC，et al. Radiologist's role in breast cancer staging：providing key information for clinicians［J］. Radiographics，2014，34（2）：330-342

第二节　乳腺癌相关标记物、基因检测与分型及其预后

乳腺癌是一种异质性的肿瘤，存在大量基因突变，不同亚型的自然病程和对治疗的反应各有不同。其预后除与肿瘤大小、临床分期、区域淋巴结及远处转移等因素相关外，还与乳腺癌细胞基因突变的改变密切相关。基因突变可以通过检测其表达的分子生物学标记物来判定。本节将目前临床上常用的乳腺癌相关肿瘤分子标志物与其预后和分子分型进行简要的阐述。

一、肿瘤相关分子标志物与乳腺癌预后

目前，临床上常检测的分子生物学标记物有 ER、PR、Her-2、Ki-67 等，这些分子不仅可反映肿瘤细胞的生物学行为，还可帮助进行分子分型及选择治疗方案，甚至评价其疗效及预后。另外还有些和乳腺癌预后相关的指标，包括 bcl-2、P53、VEGF、EGFR 和 E-cadherin 等。

（一）激素受体与乳腺癌预后

在诊断为乳腺癌后，就要进行手术治疗、化疗或内分泌治疗。这些治疗手段是否有效，是否会发生进一步的转移、复发，就要用一些指标来进行评估。其中最常见和检查最广泛的是激素受体水平。

雌激素受体（Estrogen receptor，ER）和孕激素受体（Progesterone receptor，PR）

乳腺癌组织中雌激素受体（ER）和孕激素受体（PR）已被作为制定治疗计划和预后评估的主要依据。ER 和 PR 都是胞质蛋白，前者对雌二醇有高度亲和性。患乳腺癌的妇女，其 ER 均值高于正常妇女的 ER 均值。绝经前乳腺癌患者约50% ER 阳性；绝经后乳腺癌病人的 ER 阳性率可达70%左右，43%～60% 的 ER（＋）病人对激素治疗有效，而 ER（－）病人对激素治疗有效率不到10%。因此，ER（＋）比 ER（－）者预后好，病人存活时间长，且其复发前存活时间比 ER（－）稍长。绝经前病人 ER 出现是一个有意义的预后指标。类似的，孕激素阳性的晚期乳腺癌或淋巴结受累的病人比 PR 阴性的预后好。PR 状态也可作为早期复发的判断指标。

雌激素和孕激素通过与细胞内受体的 ER 和 PR 相结合形成激素-受体复合物，形成新的分子构型，后转向细胞核内，引起基因转录，刺激合成新的蛋白，参与机体多种生理功能和病理过程的调控，使细胞增殖。ER、PR 的表达情况与肿瘤患者预后明显相关，可用于指导内分泌治疗。研究表明，ER 阳性的肿瘤分化较好，增生分数较低，发生转移及复发的概率较低，对内分泌治疗敏感。ER、PR 阳性的预后较 ER、PR 阴性者好；无 ER 或

PR 表达的肿瘤对激素治疗通常反应性差，而 ER、PR 阳性的肿瘤则对激素治疗反应性高。此外，通过对乳腺癌术后未放疗患者的研究发现，ER 阴性者局部复发率比 ER 阳性者高（图 10-2-1、图 10-2-2）。

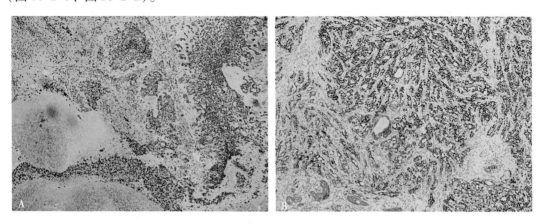

图 10-2-1　ER（免疫组化，×100）
A. ER 阴性，未见明显免疫复合物沉积；B. ER 阳性，胞核可见棕色颗粒沉积

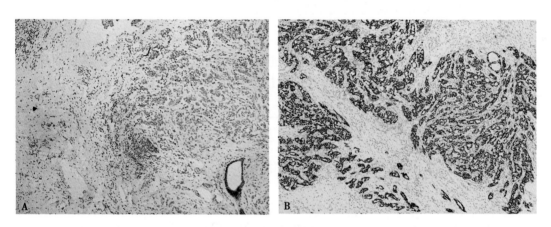

图 10-2-2　PR（免疫组化，×100）
A. PR 阴性，未见明显免疫复合物沉积；B. PR 阳性，胞核可见棕色颗粒沉积

（二）重要的肿瘤相关标记物与乳腺癌预后

1. Ki-67

Ki-67 是一种与增殖相关的非组蛋白性核蛋白，位于细胞核，半衰期短，存在于细胞周期中除 G_0 期以外的所有阶段，其用来评价特定细胞群、反映细胞增殖活性生长分数的重要标志物。研究表明 Ki67 是检测肿瘤细胞增殖活性较可靠的指标，表达和肿瘤分化程度、浸润、转移等有关，其表达的高低对研究细胞的增殖状态、评价肿瘤的生物学行为、判断肿瘤恶性程度具有重要临床价值。Ki67 可作为乳腺癌化疗敏感性评价指标，通过检测肿瘤细胞增殖率的降低，反映肿瘤对化疗的敏感程度，其比肿瘤肿块的缩小更具有意义（图 10-2-3）。

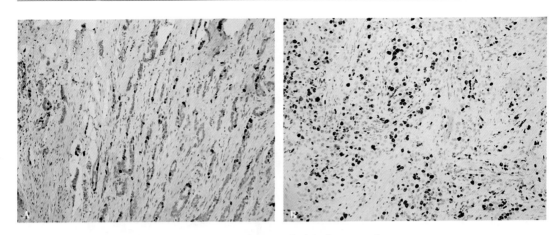

图 10-2-3 Ki-67（免疫组化，×200）

A. Ki-67 阳性 9%，约 9% 胞核可见棕色颗粒沉积；B. Ki-67 阳性 60%，约 60% 胞核可见棕色颗粒沉积

2. C-erbB-2

C-erbB-2 又称为 Her-2，属于表皮生长因子受体（EGFR），是细胞生长、分化和存活的重要调节因子。Her-2 具有酪氨酸激酶活性，可以促进细胞分裂和蛋白水解酶的分泌，增强细胞的运动能力，从而促进肿瘤的侵袭和转移。在正常乳腺组织中 Her-2 呈低表达。Her-2 高表达提示细胞增殖旺盛，侵袭力强，预后差，复发率高，同时可以预测癌细胞对化疗和内分泌治疗的疗效。研究表明，Her-2 高表达提示病变对 CMF 化疗方案耐受，而对阿霉素等细胞周期毒性药物敏感（图 10-2-4）。

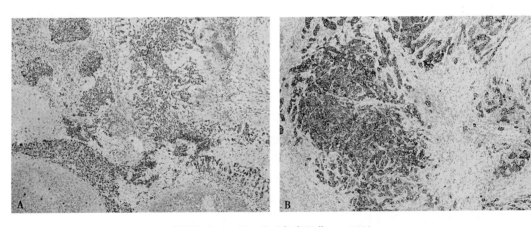

图 10-2-4 Her-2（免疫组化，×100）

A. Her-2 阴性，未见明显免疫复合物沉积；B. Her-2 阳性，胞膜可见棕色颗粒沉积

3. E-钙黏蛋白（E-cadherin）

E-cadherin 是众多细胞黏附分子中最重要的代表之一，在肿瘤的发生发展过程中起着重要作用，其异常表达可激活许多致癌的信号通路，如 MAPK、Ras、Rac1 等，促进肿瘤细胞增殖，可参与肿瘤发生的相关过程，导致细胞黏附性和极性丧失、干扰肿瘤发生信号的传递等，增加肿瘤细胞的侵袭性和转移的发生。近年来，众多研究也从多角度证实了 E-cadherin 可显著促进炎性乳腺癌局部浸润到血管时形成"微小癌栓灶"（图 10-2-5）。在浸

润性小叶癌中编码的 E-cadherin 蛋白基因 *CDH1* 突变，会导致其表达完全缺失，约 80% ~ 100% 的浸润性小叶癌中 E-cadherin 表达完全缺失，因此，E-cadherin 在临床上是鉴别乳腺癌小叶与乳腺导管癌的重要标记物。

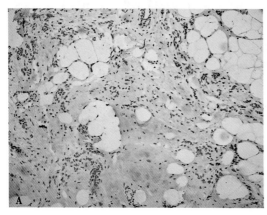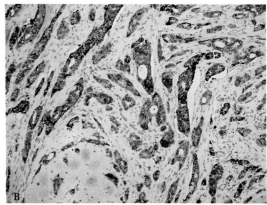

图 10-2-5 E-cadherin（免疫组化，×200）

A. E-cadherin 阴性，未见明显免疫复合物沉积；B. E-cadherin 阳性，胞质可见棕色颗粒沉积

4. P53

野生型 P53 可以抑制细胞转化，能抑制癌基因的活动，但其本身不稳定，易发生突变，导致细胞进入癌变轨道。突变型 P53 半衰期延长，易蓄积于核内，能引起细胞的转化和癌变，促使细胞增殖。通常情况下，利用免疫组化检测出的均为突变型 P53 蛋白。研究表明，突变型 P53 表达阳性的乳腺癌更具有侵袭性，恶性度高，同时与淋巴结转移呈显著正相关，往往提示预后不良，五年无瘤生存率较低。

（三）其他相关标记物与乳腺癌预后

1. 凋亡抑制基因 Bcl-2

Bcl-2 是存在细胞凋亡过程中线粒体凋亡途径的关键调控因子，与肿瘤的发生和发展密切相关，其正常表达和有序调控是影响细胞凋亡的关键因素之一，与乳腺癌的发生、发展存在着密切的关系，乳腺癌的组织病理学分级增加，凋亡抑制基因 Bcl-2 表达可能呈递增趋势，肿瘤恶性程度越高其表达越强，肿瘤细胞的生物学行为也越差。研究表明，乳腺癌组织中 Bcl-2 的阳性表达率显著高于癌旁正常乳腺组织和乳腺增生组织，与肿瘤组织的病理分级、淋巴结转移、临床 TNM 分期亦显著相关。

2. 血管内皮生长因子（Vascular endothelial growth factor，VEGF）

VEGF 是血管生成的主要调控因子，特异性地作用于血管内皮细胞，促进细胞的有丝分裂，毛细血管的通透性增加，从而促进肿瘤生长，其在肿瘤的发生和发展过程中起着协同作用，肿瘤细胞的增殖需要新生血管的营养支持，增殖的肿瘤细胞通过自分泌 VEGF 促进新生血管的形成。研究表明，VEGF 表达与肿瘤分期、肿瘤大小成正相关，也与肿瘤的转移相关。

3. 表皮生长因子受体（Epidermal group pactor，EGFR）

EGFR 与 VEGF 是肿瘤内血管生长的促进因子，两者过表达与肿瘤的发生、转移及治疗关系密切。作为跨膜糖蛋白，其分子可分为细胞外区、跨膜区和细胞内区三个部分，其之间的相互作用导致自磷酸化和转磷酸化，从而促进细胞内底物磷酸化，并产生多种信息，传入细胞核，促进细胞增殖、分化、迁移。EGFR 高表达具有抑制凋亡的作用和促进肿瘤内血管增生，从而促进肿瘤发生、转移和侵袭。

二、乳腺癌的分子分型

Perou 等在 2000 年采用基因芯片的检测方法将乳腺癌分成不同亚型。近年来，随着 DNA 微阵列技术和多基因 RT-PCR 定量检测等分子生物学技术和检测方法的发展，可对乳腺癌的基因表达类型进一步进行分子分型，形成一种以基因表达水平为基础的新的分型方法，有助于对肿瘤复发和转移风险的预测及其治疗效果的评价。目前，临床上常将基因芯片技术的分子亚型和免疫组织化学检查结果结合起来进行乳腺癌的分子分型。

按照乳腺癌固有的基因类型，目前临床上常将乳腺癌分为 4 个分子亚型（表 10-6）：

表 10-6 乳腺癌分子分型

分子亚型	免疫表型特征	治疗选择	注解
Luminal A 型 （图 10-2-6）	ER 和（或）PR 阳性，Her-2 阴性，Ki67 低表达（<14%）	单纯内分泌治疗为主	无需化疗，常结合淋巴结状态及其他危险因素进行综合治疗策略
Luminal B 型 （图 10-2-7）	ER 和（或）PR 阳性，Her-2 过表达或阴性（阴性时 Ki67 须高表达≥14%）	A. 内分泌治疗 ± 细胞毒治疗（Her-2 阴性）；B. 细胞毒治疗 + 内分泌治疗 + 抗 Her-2 治疗（Her-2 过表达）	高增殖基因多可预测患者预后较差；可靠的 Ki67 评估对于选用化疗及选择具体化疗方案有辅助作用
Her-2 过表达型 （图 10-2-8）	Her-2 阳性（非 Luminal 型）Her-2 过表达或增殖，ER 和 PR 阴性	细胞毒治疗 + 抗 Her-2 治疗	对极低危（pT1a 和淋巴结阴性）的患者可不考虑加用全身辅助治疗
三阴性型 （图 10-2-9）	ER 和 PR 阴性，HER2 阴性	常选用细胞毒治疗	其与基底样型乳腺癌相似，但两者之间存在某些基因表达谱和免疫表型上的差异，基底角蛋白染色有助于判定真正的基底样型肿瘤。三阴性乳腺癌因缺乏内分泌及抗 HER2 治疗的靶点，尚无针对性的标准治疗方案

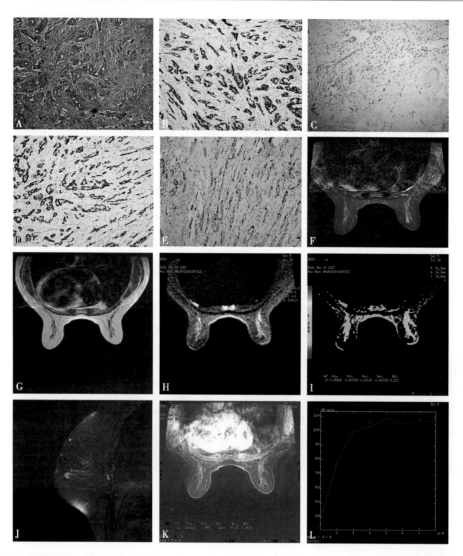

图 10-2-6　乳腺癌 luminal A 型

女性，79 岁，发现右乳肿块半年，可触及右乳内侧象限肿块，门诊查体直径约 10mm，无发热，无周围皮肤红肿，无乳头凹陷，无"橘皮征"。

查体：双乳对称，外观正常，乳头无凹陷，挤压无明显溢液，右乳内侧象限可及一类圆形肿块，大小约 10mm，质韧，无压痛，表面粗糙，边界欠清，活动度可，双侧腋窝淋巴结未及肿大。

手术名称：右侧乳房改良根治术。术中所见：肿块位于右乳内上象限，长径约 8mm，质硬，边界欠清，与周围组织明显粘连，未侵及肌层，未侵及表面皮肤。病理证实为乳腺浸润性导管癌 I 级。

A.（HE 染色 ×200）镜下见肿瘤细胞排列成索状，簇状，间质较多。肿瘤细胞形状各异，胞质丰富，呈嗜酸性，核形规则，呈高度多形性，核分裂象缺乏或广泛存在；B-E（免疫组化 ×200）呈 PR 阳性、Her-2 阴性、ER 阳性、Ki67 阳性 9%。F. MRI 横断位，STIR 显示肿块呈稍高信号；G. MRI 横断位，T_1WI 显示肿块呈稍低信号；H、I. MRI 横断位，DWI 显示肿块呈高信号肿块，ADC 测值为 $0.00108mm^2/s$，低于正常范围；J. MRI 矢状位，脂肪抑制 T_2WI 示肿块呈稍高信号；K、L. MRI 横断位，动态增强显示肿块明显强化，呈均匀强化，边界局部欠清，边缘稍毛糙，未见明显分叶征；时间-信号强度曲线图呈平台型曲线。BI-RADS-MRI 4b 类

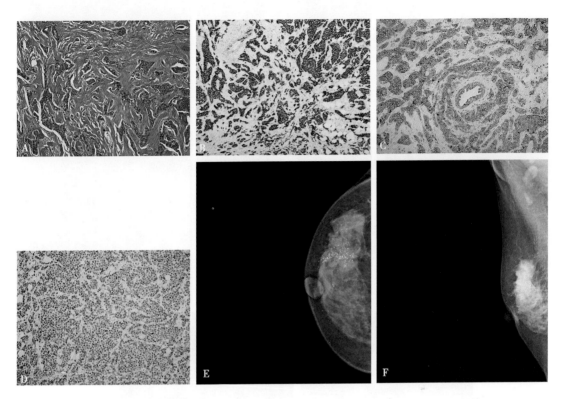

图 10-2-7　乳腺癌 luminal B 型

患者，女，57 岁主诉为发现右侧乳房肿块 1 年入院。

手术名称：右乳癌改良根治术。术中所见：肿块位于右乳外上象限距乳晕 18mm 处，直径约 36mm，质硬，肿块表面不光滑，边界不清，未侵及表面皮肤。病理证实为乳腺浸润性导管癌 3 级。

A.（HE 染色×200）镜下显示肿瘤细胞排列成索状，簇状或小梁状，间质少。肿瘤细胞形状各异，胞质丰富，呈嗜酸性，核形规则，伴有多个核仁且明显，核分裂象缺乏或广泛存在；B-D（免疫组化×200）ER 呈阳性、Her-2 阳性、PR 阳性。E、F（X 线摄影右侧乳房头尾位、内外侧斜位）. 右乳外上象限可见不规则肿块影，内可见多发簇状钙化。BI-RADS 4c 类

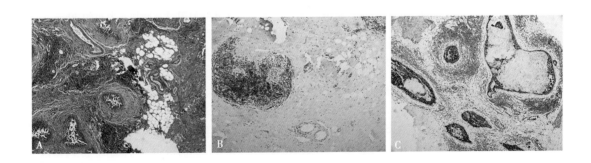

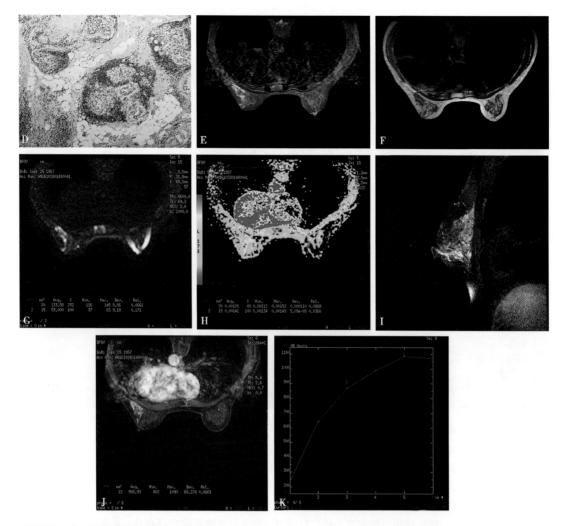

图 10-2-8 乳腺癌 Her-2 过表达型

女性，59 岁，发现左乳肿块 1 年，于入院前 1 年发现间歇性乳头溢液，淡红色，同时可触及左乳外侧象限肿块，门诊查体长径约 40mm，近一年来渐进性增大，无发热，无周围皮肤红肿，无乳头凹陷，无"橘皮征"。

查体：双乳对称，外观正常，乳头无凹陷，挤压无明显溢液，左乳外侧象限可及肿块，大小约 40mm × 20mm，质韧，轻压痛，表面粗糙，边界欠清，活动度差，双侧腋窝淋巴结未及肿大。

手术名称：左侧乳房改良根治术。术中所见：肿块位于左乳外上象限 11 点处，长径约 40mm，质硬，边界欠清，与周围组织明显粘连，未侵及肌层，未侵及表面皮肤。病理证实为乳腺浸润性导管癌 3 级。A.（HE 染色 ×100）镜下见肿瘤细胞排列成索状，簇状，间质较多。肿瘤细胞形状各异，胞质嗜酸性，核形不规则，呈高度多形性，伴有多个核仁且明显，核分裂象缺乏或广泛存在；B-D（免疫组化 ×100）呈 PR 阴性、Her-2 强阳性、ER 阴性。E. MRI 横断位，STIR 显示肿块呈稍高信号；F. MRI 横断位，T_1WI 显示肿块呈低信号；G、H. MRI 横断位，DWI 显示肿块呈高信号肿块，ADC 测值为 $0.00126mm^2/s$，接近正常范围邻近值；I. MRI 矢状位，脂肪抑制 T_2WI 示肿块呈稍高信号；J、K. MRI 横断位，动态增强显示肿块明显强化，呈不均匀强化，边界欠清，边缘毛糙，可见浅分叶征；时间-信号强度曲线图呈平台型曲线。BI-RADS-MRI 4a 类

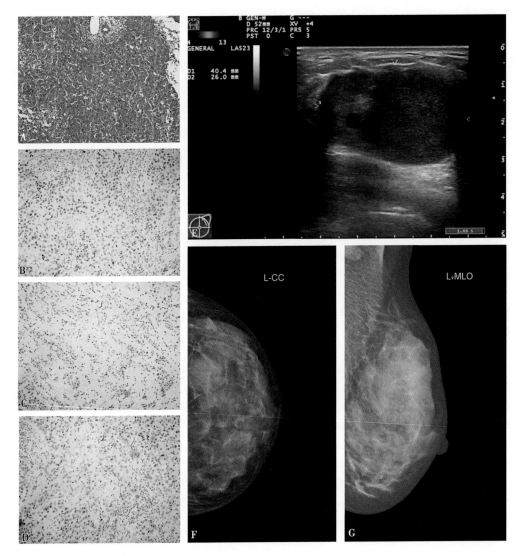

图 10-2-9　乳腺癌三阴性型

女性，47 岁，无意中左侧乳腺触及一直径约 30mm 肿块 10 天，质硬，无压痛，形态欠规则，边界欠清，活动度可。无疼痛、瘙痒及烧灼感，未见明显溃烂，无周围皮肤红肿，无乳头溢液，无乳头凹陷，无"橘皮征"。查体：双乳对称，左乳头外上象限可扪及肿块大小约 30mm×20mm，质韧，无压痛，活动度可，边界尚清楚，双侧腋窝未见明显肿大淋巴结。

手术名称：左乳癌改良根治术。术中所见：肿块位于左乳外上象限 3 点距乳晕约 20mm 处，直径约 30mm，质硬，肿块与周围组织明显粘连，表面不光滑，边界不清，未侵及表面皮肤。病理证实为乳腺浸润性导管癌 3 级。

A.（HE 染色×200）肿瘤细胞排列成索状、簇状或小梁状，间质较少，肿瘤细胞形状不一，胞质丰富，呈嗜酸性，核形规则，呈高度多形性，核分裂象缺乏或广泛存在；B-D（免疫组化×200）呈 PR 阴性、Her-2 阴性、ER 阴性。E. 二维超声显示左乳外上象限见一结节状低回声，大小约 29mm×27mm×25mm，边界欠清。BI-RADS-US 4a 类。F、G（X 线摄影左侧乳房头尾位、内外侧斜位）. 可见外上象限高密度团块，形态欠规则，边界不清，密度不均。BI-RADS 4a 类

　　但在临床实际工作中，许多专家认为可以根据免疫组化检测的 ER、PR、HER-2 和 Ki67 的结果，将乳腺癌同样划分为 4 个类型，以作为近似替代。Luminal A 型 Ki67 和 HER2 均为低表达；Luminal B 型可分为两种，一为 Ki67 为任何水平但 HER2 阳性，另一种为 Ki67 指数增高亚型；三阴性乳腺癌和基底样乳腺癌有近80%的重合。

　　因为不同分子亚型乳腺癌的临床治疗反应、疾病转归及患者预后均有所不同，所以乳腺癌的分子分型已越来越引起临床的重视。

（朱　丹　梁海胜　赵江民）

参考文献

1. Martincich L, Deantoni V, Bertotto I, et al. Correlations between diffusion-weighted imaging and breast cancer biomarkers [J]. European Radiology, 2012, 22 (7)：1519-1528

2. Avraam K, Pavlakis K, Papadimitriou C, et al. The prognostic and predictive value of ERCC-1, p53, bcl-2 and bax in epithelial ovarian cancer [J]. European Journal of Gynaecological Oncology, 2011, 32 (5)：516-520

3. Pap Z1, Ilyés I, Mocan SL, et al. Changes in immunoexpression of p53, Ki-67, Ets-1, APAF-1 and PTEN in serrated and conventional colon adenomas [J]. Rom J Morphol Embryol., 2015, 56 (4)：1389-1396

4. Rodriguez FJ, Lewis-Tuffin LJ, Anastasiadis PZ. E-cadherin's dark side：Possible role in tumor progression [J]. Biochimica et Biophysica Acta (BBA)-Reviews on Cancer, 2012, 1826 (1)：23-31

5. Coley HM. Mechanisms and strategies to overcome chemotherapy resistance in metastatic breast cancer [J]. Cancer Treatment Reviews, 2008, 34 (4)：378-390

6. Coley HM. Mechanisms and strategies to overcome chemotherapy resistance in metastatic breast cancer [J]. Cancer Treatment Reviews, 2008, 34 (4)：378-390

7. 何伟丽，王宁霞. 乳腺癌的分子分型及其临床意义 [J]. 临床与实验病理学杂志, 2012, 28 (5)：550-552

三、乳腺癌的基因检测、临床预后分期与预后

　　乳腺癌的发生和进展是在基因水平上发生的多基因疾病，基因的异型性及多样性是造成其病理类型和临床分期相同、但预后却不同的主要原因，所以基因组的分析常被认为是重要的标准化的预后检测工具，是比临床病理参数（结果）更能准确地预测和评估乳腺癌早期复发的风险，为临床治疗提供参考。2013 年 St Gallen 专家共识肯定了多基因序列分析能够为 Lumina l 型乳腺癌进一步分类提供参考，包括更精确和可重复的预后信息以及预测全身辅助药物治疗的反应性，并为化疗无效的病人提供更明确的分型依据，并针对带有乳腺癌易感基因（BRCA1 和 BRCA2）阳性表达具有高危险因素的病人可选择预防性对侧乳腺切除，以降低乳腺癌再发生的风险。

　　如今，使用基因组检测来评估乳腺癌患者的预后已较为常见。在乳腺癌相关基因检测中，21 个基因的检测和 70 个基因的检测对预判化疗的价值得到广泛认可，可用于评估是否有辅助化疗必要性，已进入临床应用。最早开展这类检测的 OncotypeDX，所用的 21 个检测基因中包括增殖相关的基因、侵袭相关的基因、Her-2 相关基因、激素相关基因等。根据肿瘤的 21 个基因表达程度可进行复发风险评分（recurrence score, RS），分值范围为

0～100。分析 RS 得分与 10 年复发风险之间的关系，可将乳腺癌分为低度复发风险组（RS＜18）、中度复发风险组（RS18～31），高度复发风险组（RS≥31）。Mammaprints 70 基因检测是第一个通过美国 FDA 批准的这型检测，用于预测 61 岁以下雌激素受体（ER）阳性或阴性、腋窝淋巴结阳性乳腺癌病人预后。Mammaprints 是使用乳腺癌 70 个基因检测包括肿瘤浸润、转移、间质侵犯、血管生成相关基因等。

　　最新的 AJCC 第 8 版将生物标记物（ER 受体、PR 受体、HER2/neu 基因扩增或蛋白过表达）和上述的基因信息结合起来。这种新的分期被称为乳腺癌的预后分期（prognostic stage group）（表 10-7）。证据表明使用预后分期表可以更准确地评判病人的预后，更合理地选择治疗方案。通过增加分子遗传信息，预后分期在未来将为我们了解遗传背景在乳腺癌预后中的作用提供了重要信息。

表 10-7　乳腺癌预后分期表

预后分期	T 分期	N 分期	M 分期	病理分化（G）分级	Her-2 表达	ER 表达	PR 表达
0	Tis	N0	M0	1-3	任何	任何	任何
ⅠA	T1	N0	M0	1	阳	任何	任何
ⅠA	T1	N0	M0	1-2	阴	阳	阳
ⅠA	T1	N0	M0	2	阳	阳	阳
ⅠA	T1	N0	M0	3	阳	阳	任何
ⅠA	T0-1	N1mi	M0	1	阳	任何	任何
ⅠA	T0-1	N1mi	M0	1-2	阴	阳	阳
ⅠA	T0-1	N1mi	M0	2	阳	阳	阳
ⅠA	T0-1	N1mi	M0	3	阳	阳	任何
Oncotype DX 复发风险评分 RS＜11 *							
ⅠA	T1-2	N0	M0	1-3	阴	阳	任何
ⅠB	T1	N0	M0	1	阴	阳	阴
ⅠB	T1	N0	M0	1	阳	阳	阳
ⅠB	T1	N0	M0	2	阳	阳	阴
ⅠB	T1	N0	M0	2	阳	阴	任何
ⅠB	T1	N0	M0	2	阳	阳	阳
ⅠB	T1	N0	M0	3	阳	阴	任何
ⅠB	T1	N0	M0	3	阴	阳	阳
ⅠB	T0-1	N1mi	M0	1	阴	阳	阴
ⅠB	T0-1	N1mi	M0	1	阴	阳	阳
ⅠB	T0-1	N1mi	M0	2	阳	阳	阴
ⅠB	T0-1	N1mi	M0	2	阳	阴	任何

续表

预后分期	T 分期	N 分期	M 分期	病理分化（G）分级	Her-2 表达	ER 表达	PR 表达
ⅠB	T0-1	N1mi	M0	2	阴	阴	阳
ⅠB	T0-1	N1mi	M0	3	阳	阴	任何
ⅠB	T0-1	N1mi	M0	3	阳	阳	阳
ⅠB	T2	N0	M0	1-3	阳	阳	阳
ⅠB	T2	N0	M0	1-2	阴	阳	阳
ⅠB	T1	N1	M0	1-3	阳	阳	阳
ⅠB	T1	N1	M0	1-2	阴	阳	阳
ⅠB	T2	N1	M0	1	阴	阳	阳
ⅠB	T2	N1	M0	2	阳	阳	阳
ⅠB	T0-2	N2	M0	1-2	阳	阳	阳
ⅠB	T3	N1-2	M0	1	阳	阳	阳
ⅠB	T3	N1-2	M0	2	阳	阳	阳
ⅡA	T1	N0	M0	1	阴	阴	阴
ⅡA	T1	N0	M0	2	阴	阴	阳
ⅡA	T1	N0	M0	3	阴	阳	阳
ⅡA	T1	N0	M0	3	阴	阴	阳
ⅡA	T1	N0	M0	3	阴	阴	阴
ⅡA	T0-1	N1mi	M0	1	阴	阴	阳
ⅡA	T0-1	N1mi	M0	2	阴	阴	阴
ⅡA	T0-1	N1mi	M0	3	阴	阳	阴
ⅡA	T0-1	N1mi	M0	3	阴	阴	阳
ⅡA	T0-1	N1mi	M0	3	阴	阴	阴
ⅡA	T0-1	N1	M0	1	阳	阳	阳
ⅡA	T0-1	N1	M0	1-2	阳	阴	任何
ⅡA	T0-1	N1	M0	1	阴	阳	阴
ⅡA	T0-1	N1	M0	1	阴	阳	阳
ⅡA	T0-1	N1	M0	3	阴	阳	阳
ⅡA	T2	N0	M0	1	阳	阳	阴
ⅡA	T2	N0	M0	1-2	阳	阴	任何
ⅡA	T2	N0	M0	1	阴	阳	阴
ⅡA	T2	N0	M0	1	阴	阴	阳

预后分期	T 分期	N 分期	M 分期	病理分化（G）分级	Her-2 表达	ER 表达	PR 表达
ⅡA	T2	N0	M0	3	阴	阳	阳
ⅡA	T0-2	N2	M0	1	阴	阳	阳
ⅡA	T3	N1-2	M0	1	阴	阳	阳
ⅡB	T0-1	N1	M0	1	阴	阴	阴
ⅡB	T0-1	N1	M0	2	阳	阳	阴
ⅡB	T0-1	N1	M0	2	阴	阳	阴
ⅡB	T0-1	N1	M0	2	阴	阴	阳
ⅡB	T0-1	N1	M0	3	阳	阳	阴
ⅡB	T0-1	N1	M0	3	阳	阴	任何
ⅡB	T2	N0	M0	1	阴	阴	阴
ⅡB	T2	N0	M0	2	阳	阳	阴
ⅡB	T2	N0	M0	2	阴	阳	阴
ⅡB	T2	N0	M0	2	阴	阴	阳
ⅡB	T2	N0	M0	3	阳	阳	阴
ⅡB	T2	N0	M0	3	阳	阴	任何
ⅡB	T0-2	N1	M0	2	阴	阳	阳
ⅡB	T0-2	N1	M0	3	阴	阳	阳
ⅡB	T3	N1-2	M0	2	阴	阳	阳
ⅡB	T3	N1-2	M0	3	阳	阳	阳
ⅢA	T0-1	N1	M0	2	阳	阴	阴
ⅢA	T0-1	N1	M0	3	阴	阳	阴
ⅢA	T0-1	N1	M0	3	阴	阴	任何
ⅢA	T2	N0	M0	2	阴	阴	阴
ⅢA	T2	N0	M0	3	阴	阳	阴
ⅢA	T2	N0	M0	3	阴	阴	任何
ⅢA	T2	N1	M0	1	阴	阳	阴
ⅢA	T2	N1	M0	2	阳	阳	阴
ⅢA	T2	N1	M0	2	阴	阳	阴
ⅢA	T2	N1	M0	3	阳	阳	阴
ⅢA	T2	N1	M0	3	阳	阴	阳
ⅢA	T3	N0	M0	1	阴	阳	阴

续表

预后分期	T 分期	N 分期	M 分期	病理分化（G）分级	Her-2 表达	ER 表达	PR 表达
ⅢA	T3	N0	M0	2	阳	阴	阴
ⅢA	T3	N0	M0	2	阴	阳	阴
ⅢA	T3	N0	M0	3	阳	阳	阴
ⅢA	T3	N0	M0	3	阳	阴	阴
ⅢA	T0-2	N2	M0	1	阳	阳	阴
ⅢA	T0-2	N2	M0	1	阳	阴	阳
ⅢA	T0-2	N2	M0	1	阴	阳	阳
ⅢA	T0-2	N2	M0	1	阴	阴	阳
ⅢA	T0-2	N2	M0	2	阳	阳	阳
ⅢA	T0-2	N2	M0	2	阳	阳	阳
ⅢA	T3	N1-2	M0	1	阳	阳	阳
ⅢA	T3	N1-2	M0	1	阳	阳	阳
ⅢA	T3	N1-2	M0	1	阴	阳	阳
ⅢA	T3	N1-2	M0	1	阴	阳	阳
ⅢA	T3	N1-2	M0	2	阳	阳	阳
ⅢA	T3	N1-2	M0	2	阳	阳	阳
ⅢA	T4	N0-2	M0	1	阴	阳	阳
ⅢA	任何	N3	M0	1	阴	阳	阳
ⅢB	T2	N1	M0	1-2	阴	阴	阴
ⅢB	T2	N1	M0	3	阴	阳	阴
ⅢB	T3	N0	M0	1-2	阴	阳	阴
ⅢB	T3	N0	M0	3	阴	阳	阴
ⅢB	T0-2	N2	M0	2	阴	阳	阴
ⅢB	T0-2	N2	M0	2	阳	阴	阳
ⅢB	T0-2	N2	M0	3	阳	阳	阴
ⅢB	T0-2	N2	M0	3	阳	阴	任何
ⅢB	T0-2	N2	M0	3	阴	阳	阳
ⅢB	T3	N1-2	M0	2	阴	阳	阴
ⅢB	T3	N1-2	M0	2	阴	阴	阳
ⅢB	T3	N1-2	M0	3	阳	阳	阴
ⅢB	T3	N1-2	M0	3	阳	阴	任何

续表

预后分期	T 分期	N 分期	M 分期	病理分化（G）分级	Her-2 表达	ER 表达	PR 表达
ⅢB	T3	N1-2	M0	3	阴	阳	阳
ⅢB	T4	N0-2	M0	1	阳	任何	任何
ⅢB	T4	N0-2	M0	2	阳	阳	阳
ⅢB	T4	N0-2	M0	2	阴	阳	阳
ⅢB	T4	N0-2	M0	3	阳	阳	阳
ⅢB	任何	N3	M0	1	阳	任何	任何
ⅢB	任何	N3	M0	2	阳	阳	阳
ⅢB	任何	N3	M0	2	阴	阳	阳
ⅢB	任何	N3	M0	3	阳	阳	阳
ⅢC	T2	N1	M0	3	阴	阴	任何
ⅢC	T3	N0	M0	3	阴	阴	任何
ⅢC	T0-2	N2	M0	2	阴	阳	阴
ⅢC	T0-2	N2	M0	3	阴	阳	阴
ⅢC	T0-2	N2	M0	3	阴	阴	任何
ⅢC	T3	N1-2	M0	2	阴	阳	阴
ⅢC	T3	N1-2	M0	3	阳	阳	阴
ⅢC	T3	N1-2	M0	3	阴	阴	任何
ⅢC	T4	N0-2	M0	1	阴	阳	阴
ⅢC	T4	N0-2	M0	1	阴	阴	任何
ⅢC	T4	N0-2	M0	2	阳	阳	阴
ⅢC	T4	N0-2	M0	2	阳	阴	任何
ⅢC	T4	N0-2	M0	2	阴	阳	阴
ⅢC	T4	N0-2	M0	2	阴	阴	任何
ⅢC	T4	N0-2	M0	3	阳	阳	阴
ⅢC	T4	N0-2	M0	3	阳	阴	任何
ⅢC	T4	N0-2	M0	3	阴	任何	任何
ⅢC	任何	N3	M0	1	阳	阳	阴
ⅢC	任何	N3	M0	1	阴	阳	任何
ⅢC	任何	N3	M0	2	阳	阳	阴
ⅢC	任何	N3	M0	2	阳	阴	任何
ⅢC	任何	N3	M0	2	阴	阳	阳

续表

预后分期	T 分期	N 分期	M 分期	病理分化（G）分级	Her-2 表达	ER 表达	PR 表达
ⅢC	任何	N3	M0	2	阴	阴	任何
ⅢC	任何	N3	M0	3	阳	阳	阴
ⅢC	任何	N3	M0	3	阳	阴	任何
ⅢC	任何	N3	M0	1	阴	阳	阴
Ⅳ	任何 T	任何 N	M1	1-3	阴	任何	任何

* 未来将会增加其他种类的多基因检测

（朱 丹 王小明 赵江民）

参考文献

1. Hortobagyi GN, Connolly JL, D'Orsi CJ, et al. AJCC cancer staging manual：Breast ［M］. 8th ed, Berlin Heidelberg：Springer, 2017：589-628.

2. Cardoso F, van't Veer LJ, Bogaerts J, et al. 70-Gene Signature as an Aid to Treatment Decisions in Early-Stage Breast Cancer ［J］. N Engl J Med, 2016, 375：717-729.

3. Coates AS, Winer EP, Goldhirsch A, et al. Tailoring therapies--improving the management of early breast cancer：St Gallen International Expert Consensus on the Primary Therapy of Early Breast Cancer 2015 ［J］. Ann Oncol, 2015, 26（8）：1533-1546

4. Sparano JA, Gray RJ, Makower DF, et al. Prospective Validation of a 21-Gene Expression Assay in Breast Cancer. N Engl J Med, 2015, 373：2005-2014.

5. Martincich L, Deantoni V, Bertotto I, et al. Correlations between diffusion-weighted imaging and breast cancer biomarkers ［J］. European Radiology, 2012, 22（7）：1519-1528

6. Avraam K, Pavlakis K, Papadimitriou C, et al. The prognostic and predictive value of ERCC-1, p53, bcl-2 and bax in epithelial ovarian cancer ［J］. European Journal of Gynaecological Oncology, 2011, 32（5）：516-20

7. Pap Z1, Ilyés I, Mocan SL, et al. Changes in immunoexpression of p53, Ki-67, Ets-1, APAF-1 and PTEN in serrated and conventional colon adenomas ［J］. Rom J Morphol Embryol., 2015, 56（4）：1389-1396

8. Rodriguez FJ, Lewis-Tuffin LJ, Anastasiadis PZ. E-cadherin's dark side：Possible role in tumor progression ［J］. Biochimica et Biophysica Acta（BBA）-Reviews on Cancer, 2012, 1826（1）：23-31

9. Coley HM. Mechanisms and strategies to overcome chemotherapy resistance in metastatic breast cancer ［J］. Cancer Treatment Reviews, 2008, 34（4）：378-90

10. Coley HM. Mechanisms and strategies to overcome chemotherapy resistance in metastatic breast cancer ［J］. Cancer Treatment Reviews, 2008, 34（4）：378-390

11. 何伟丽，王宁霞. 乳腺癌的分子分型及其临床意义 ［J］. 临床与实验病理学杂志, 2012, 28（5）：550-552

第三节　乳腺癌影像研究进展及其临床价值

临床影像的诊断应该包括病变的定位诊断和定性诊断。随着影像设备和技术的发展，影像的定位诊断在解剖层面已较为准确；但在病变影像的定性诊断方面，由于影像检查技术条件的限制，仅有部分疾病，可以通过观察和分析影像的特征性表现，可以做出（或推断出）影像的定性诊断（即影像病理诊断）。因为疾病的影像表现常有"同病异象"和"异病同象"，所以也就容易出现误诊。乳腺影像报告数据系统（Breast Imaging-Reporting And Data System，BI-RADS）应该是影像技术发展到现今水平的一个权宜之计，它是恶性可能性的概率诊断，不是影像的定性诊断，而精准医学对影像诊断的要求应该做到术前影像精确的定位和准确的定性诊断。

一、影像检查对乳腺癌临床分期具有较高价值、预后评价具有参考价值

影像检查（包括超声、X线、MRI，甚至CT）对乳腺癌的临床分期具有较高的应用价值。首先，可观察肿块内部及其边缘的改变，可以测量肿块大小；其次，可以显示胸壁组织的侵犯程度；再次，可以观察区域淋巴结肿大及转移；最后，增强MRI检查还是发现远处转移灶最佳和首选的检查方法，其可发现较小的远处转移病灶，对乳腺癌的临床TNM分期和解剖分期都具有较大的帮助。即使常规的胸部CT检查也可以观测乳腺癌肿块的大小及其胸壁组织侵犯的范围和程度。常用的乳房超声引导活检术在乳腺癌术前病理诊断中起着越来越重要的作用，影像引导穿刺术可以减少病人的创伤，提高术前病理诊断的准确率（图10-3-1）。

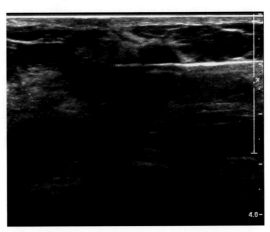

图10-3-1 乳房超声引导定位穿刺

影像检查对评价乳腺癌生长速度、转移情况及预后评估具有一定的参考价值。影像检查通过定期随访，可以检测肿瘤的倍增时间，评价肿瘤生长的速度；MRI的PWI及超声可以观察肿瘤内新生血管的情况；DWI可以检测肿瘤内细胞密度的情况；动态增强MRI可以观测肿瘤血液循环的速度和流量等，这些都对乳腺癌预后的评价具有一定的价值。我们在前期的研究中发现，乳腺癌微环境中CAFs细胞（肿瘤相关成纤维细胞）与肿瘤的恶性增殖及转移有一定关系。可能是CAFs发生有氧酵解产生的乳酸和酮体可被肿瘤细胞利用，促进肿瘤细胞恶性增殖和转移。我们利用MRS检测恶性肿瘤微环境中乳酸代谢水平的改变，发现恶性肿瘤周围乳酸含量明显增高。因此影像检查对评估乳腺癌恶性程度及预后具有一定的参考意义。

目前，影像检查还不能对乳腺癌做到术前影像病理诊断，还需要活检来明确。因此影像检查对乳腺癌病理分类、分级、分子分型及临床危险度分级还没有太大的价值。

二、乳腺癌的分子影像学及病理影像学（影像病理学）进展

随着医学影像成像技术的进步，分子影像学得到了长足的发展，已经可以在组织内显示细胞或细胞器的特定分子，进行组织生物代谢的无创显像，甚至检测分子含量的变化，可在活体内观察特定或标记分子及细胞的空间和时间分布，从而对其生物学行为进行影像的定位、定性，甚至定量研究。

目前，分子影像学研究主要的影像技术手段有：核医学的同位素分子显像技术（包括 SPECT 和 PET 等）、MR 分子水平成像技术（包括分子或基因标记探针、MRS、DWI、PWI 及化学交换饱和转移成像等）、超声分子成像技术（包括磷脂微泡造影剂、高分子微泡造影剂、液态氟碳纳米粒造影剂等介导超声成像）、光学成像（包括弥散光学成像、荧光分子成像、多光子成像、活体显微镜成像、近红外线荧光成像和表面共聚焦成像等）、介入分子影像技术（血管基因治疗成像等）、复合模式成像（包括 SPECT-CT、PET-CT、PET-MRI）等，在疾病的早期诊断、病变组织代谢的观测、细胞和分子示踪、基因的标记和分析等方面，将会发挥巨大作用。同时，随着影像检查空间分辨率的不断提高，细胞或细胞器的活体显示将会变成现实，加之分子影像探针免疫组化标记显影的临床应用，可在体进行组织、细胞甚至细胞器表面或内部的特异性标记物的观测，影像还能活体观察器官、组织甚至细胞的生理功能或病理生理功能的改变等。

影像医学进一步发展，其形态学观察能力的提高将能显示病变组织及细胞的形态改变，同时，分子影像学的发展也能进行疾病特异性分子的活体免疫组化标记检测、活体代谢生化检测甚至基因检测，病变组织及细胞生理或病理生理功能变化的观测，而且影像检查的手段明显多于临床病理检查。因此，我们有理由相信医学影像检查对乳腺癌的术前病理分类、分级和分子分型等的作用一定会越来越大，最终实现术前影像病理诊断的精准医学发展目标，同时还可以进行细胞或药物的分子影像介入示踪的精准化治疗。影像病理学的发展具有广阔的前景。

（吴金亮　黄晓蕾　赵江民）

参考文献

1. Wu JL, Fu R, Liu Z, et al. Cell proliferation downregulated by TGF-β2-triggered G1/S checkpoint in clinical CAFs [J]. Cell cycle, 2017, 16 (2), 172-178

2. 薛杨，黄晓蕾，蔡伶伶，等. Fth1 基因标记对 MSCs 生物学特性的影响及体外 MRI 研究 [J]. 第二军医大学学报, 2016, 37 (7)：841-845

3. 吴金亮，许艳，黄晓蕾，等. 肿瘤相关成纤维细胞的代谢重编程及其在肿瘤发生、发展中的作用 [J]. 医学研究杂志, 2016, 45 (11)：11-14

4. 葛畅. 应用超声引导自动活检术在乳腺癌术前病理诊断中的价值分析 [J]. 中国现代药物应用, 2016, 10 (1)：105-106

5. 田新华，康志臣，刘建华. 分子影像学研究进展 [J]. 中国实验诊断学, 2013, 17 (8)：1543-1544

6. Tan J, Xu L, Yao W, et al. In vivo post-contrast 1H-MRS evaluation of malignant and benign breast le-

sions: a meta-analysis ［J］. Tumour Biol, 2015, 36 （1）: 345-52

7. Zhang D, Wang Y, Mi J. Metabolic reprogramming of cancer-associated fibroblasts by IDH3α downregulation ［J］. Cell Reports, 2015, 10 （8）: 1335-48

8. Yang X. Interventional Molecular Imaging ［J］. Radiology, 2010, 254 （3）: 651-654

9. Wang Y, Liu M, Jin ML. Blood Oxygenation Level-dependent Magnetic Resonance Imaging of Breast Cancer: Correlation with Carbonic Anhydrase IX and Vascular Endothelial Growth Factor ［J］. Chin Med J （Engl）, 2017. 130 （1）: 71-76

10. Mori N, Mugikura S, Takahashi S, et al. Quantitative Analysis of Contrast-Enhanced Ultrasound Imaging in Invasive Breast Cancer: A Novel Technique to Obtain Histopathologic Information of Microvessel Density ［J］. Ultrasound Med Biol, 2016, 12 （29）: 1-8